産婆と産院の日本近代

大出春江
Ohde Harue

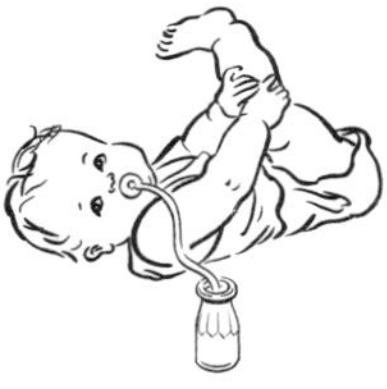

青弓社

産婆と産院の日本近代　目次

第5章 出産の戦後史

カバー装画——著者蔵
装丁——神田昇和

まえがき

出産を通してはじめて自分が産む身体の持ち主であることに気づいた。新大陸の発見といえるほどの驚きだった。自分が身体の持ち主でありながら、その身体に埋め込まれたメカニズムに出産を通してはじめて気づくという経験だった。頭で考える自己や意志とは別に身体そのものが独自の思考や決断を下していることへの驚きが、現代社会と身体を考えるきっかけを与えてくれた。

それとともに妊娠から出産、出産後の身体の回復に関わる助産婦の仕事を知った。産む身体がもつ力をできるかぎり生かし、子どもを安全に、そして産む女性が健康に出産することができるように援助する仕事がなぜこれほど世の中で知られていないのかという素朴な疑問が、本書の出発点となっている。

初めての妊娠を確認するために東京都内の大病院を訪れた。受け付けをすませると、下着をとって高めの幅が狭い診察台に乗り医師の診察を待つように指示された。しばらくすると腹部の上にカーテンが引かれ、そのカーテンの向こうで医師と看護師の会話が展開された。病院側にとっては通常の妊娠の確認作業であり、その後に医師から診察結果を話されているはずなのだが、当時のわたしはそのことをまったく覚えていない。ただ、生まれて初めて味わう屈辱的な経験としての記憶だけが残った。

助産婦だった義母・大出ツルから申し出を受けたのはそれからまもなくだった。ありがたい気持ちというよりも、夫の母の申し出をあからさまに断ることはできない、という消極的な受諾だった。

義母の助産院は駅から商店街を五分ほど通り抜け、横に少し入ったところにある、生け垣がある民家のような木造平屋だった。玄関を入ると真ん中に廊下があり、その突き当たりに分娩室があった。玄関から見て廊下を挟んだ右手に五室の入院室が並び、左手に待合室、その奥に診察室、新生児室と並んでいた。窓から自然な光が入るこぢんまりした診察室に入ると、低めの診察台が窓際にあった。糊がきいたシーツがかかった診察台に横になり、薄いタオルケットをかけてもらった。目を合わせて体調や食欲について会話をしながら義母はメジャーを使って計測し、腹部を触診し内診をした。静かな環境のなかでおこなわれるその手つきが安心感を与えてくれ、ここなら大丈夫だと思った。

出産は未明だった。まだまだと深夜まで自宅で様子を見ていたために、川崎にある助産院に到着するまでの最も厳しい陣痛をタクシーのなかで経験することになった。タクシーを降り、夫に支えてもらいながら数十メートルの距離を助産院まで歩いてたどり着いた。出産したのは分娩台に乗って三十分後だった。

出産が終わると、身体は日常に戻る努力を始める。出産後、子どもに乳を飲ませると腹部が痛くなるのはそういう生理的な収縮痛なのだと、助産院で朝食後、授乳をしながら義母から教えてもらった。旅行から帰ってきてガイドブックを読むようなものだった。事前の周到な準備と学習を怠ったわたしにとって、未知との遭遇続きだった。新大陸の発見とはそういう意味である。

二回目の出産ではテープレコーダーを持ち込み、義母の時間が空いたときに話を聞かせてもらうことにした。関東大震災で母を失ったことや、女学校卒業後に経済的に自立していくために銘仙を着て「ゲームとり」として働いたこと、いとこと夜店をしたことはそのときに聞いた。序章ではその頃の話がもとになっている。

義母の話を聞くのはとてもおもしろかったが、親族の話を公開することには躊躇もあった。なにより目立たないことを好む義母や親族のことを思うとどこまで活字にしていいのか、遠慮も含めて決断がつかなかった。その間にも出産をめぐる環境は激変していった。それらの変化が重要だという認識をもちながら、もう少し長いスパンで助産職の変遷を捉えたいと思っていた。大阪で産婦人科医として活躍した緒方正清が創始した緒方助産婦学会発行の学会誌「助産之栞」を読み始めたのは二〇〇〇年頃だった。

本書の第1章「明治期日本の助産婦に向ける医師の統制と期待——出産の正常と異常の境界をめぐって」から第4章「産師法制定運動の興隆と終焉」ではこの「助産之栞」を読み進めるなかで気づいたことをヒントにしている。第2章「性と出産の近代と社会統制——雑誌メディアからみた衛生観念・家族規範・国民意識の形成とその回路」では「雑報」として採録された当時のめずらしい出産や事件の対象となる出来事などをできるだけそのまま資料として提示し、第3章「産婆の近代と出産の医療化——「助産之栞」を口述史料として読む」では出産の医療化の具体的水準を示すために症例報告を編集して示した。いずれも分量が多くて煩瑣にさえ思われるかもしれないが、わたし自身が「助産之栞」の何をどのように読んだかという解釈を資料とともに提示し、それによって解釈の根拠を示すことを意図した。

「助産之栞」を通して産婆(助産婦)の近代を理解し、それを経由したことで義母が生まれた時代とその後の産婆になる過程と社会的文脈を多少は理解できたように思う。義母が助産院を呼ぶときに使っていた「産院」という呼称の重要性に気づいたのも、義母が亡くなってからである。「産院」は戦後、慣用語としてしか存在していないが、戦前期には内務省下の警視庁の取締規定に登場し、戦時中に成立した国民医療法に病院、診療所と並んで用いられるなど、公式の組織名称だった。にもかかわらず、戦後には「産院」という言葉が否定され、助産所や助産施設という、日本語として区別がつかない組織名称が生まれた経緯については終章「「助産」という実践を見えなくさせたもの——助産所と助産施設の違いを中心に」で述べている。

詳細は本文に譲るとして、序章「産婆・助産婦・助産師の近代」では、大正期に生まれ、戦中から一九八〇年代まで地域で助産所を開業し、産むことと産めないことを含め女性や家族を支えた助産婦ツルのライフヒストリーを紹介している。現代の多くの人々はおそらく助産師という職種も、助産所の存在も知らないだろう。あるいは、かつてのわたしがそうだったように、近くにいても気づかないかもしれない。産婆になったある女性のライフヒストリーと助産所での仕事ぶりを読んでいただくことで、第1章以降へと橋渡しができればと思っている。

序章　産婆・助産婦・助産師の近代

はじめに

かつて産婆と呼ばれた助産職は戦後日本で助産婦に名称を変更し、二〇〇二年からは助産師と呼ばれるようになった。保健師・助産師・看護師の三師のなかでは最も古い歴史をもつ。産婆という呼称について、産婦人科医の緒方正清（一八六四―一九一九）は、近代的な専門職の呼称として「助産婦」に改称されるべきだとして、十九世紀末には自らが創設した学会名にその呼称を加えて緒方助産婦学会とした。半世紀続いた学会の月刊誌「助産之栞」ではほぼ一貫して「助産婦」を使用した。しかし、公的にこの名称に変わったのは彼の提案から半世紀後だった。

戦時中、国民医療法（一九四二年）によって産婆は助産婦に名前を変えるが、実際には敗戦後、

GHQ（連合国軍総司令部）の占領下におこなわれた医療制度改革で登場した保健婦・助産婦・看護婦法によって広く定着していくことになった。改称の理由は、産婆の「婆」という文字が近代的助産の専門職にふさわしくないと考えられたためだろう（もっとも、この名称は「お産婆さん」というふうに親しみと敬意を込めて呼ばれてもいた）。

産婆資格には、道府県ごとに与えられる方法と内務省によって与えられる方法とがあった。経験的に技術や知識を身につけて地域の女性たちのお産を介助していたトリアゲババは、免許をもつ「新産婆」に仕事を奪われていった。教育を受けた新産婆が大勢になっていくこの変化を、「朝日新聞」記者だった藤田真一は「第一次お産革命」と呼んだ。第一次お産革命は十九世紀末から二十世紀中頃にかけて、日本各地で地域差を伴って起こった。さらに一九五〇年代後半から出産の状況は大きく変化する。藤田が「第二次お産革命」と呼んだ変化である。従来、異常分娩に限って出産に立ち会っていた医師が、正常・異常の境界に関係なく立ち会うことになった。その結果、産家に出かけては出産を介助していた開業助産婦の多くは急速に仕事を失っていった。産む女性や家族からみれば、出産は病院でするものに変わったのである。もっとも、病院出産が戦後になって初めて登場したのかといえば、そうではない。東京や大阪などの大都市では病院に入院して出産するスタイルが二〇年代から三〇年代に定着しつつあった（詳しくは第4章や第5章「出産の戦後史」を参照）。

産婆という職業は女性が生涯にわたってその能力を生かせる仕事として知られ、地域では家族単位で事情によく通じた存在として、出産に限らず産家との長期間の付き合いが続いた。

しかし、現代日本では「助産師」という存在を知らない人や、病院や診療所で働く看護師と区別がつかない人も多いだろう。保健師・助産師・看護師のなかで圧倒的多数を占める看護師が二〇一六年現在で百四十七万人あまり（准看護師を含む）であるのに対し、助産師の数は約三万六千人と看護師の二・四％である。

『医制八十年史』[1]によるとその数が最も多かったのは一九五二年で、九万九千人を超えていた。そのほとんどが開業し、出張分娩をおこなっていた。ところが現在、助産師が家庭に出張し、あるいは助産所で立ち会う出産は、よほどの条件がそろわないと実現困難な出産スタイルになっている。こうした変化がなぜ戦後日本のわずかな期間に起こったのだろうか。

助産師教育の問題、すなわち自信をもって出産を介助できる助産師が育つ環境がない、という指摘がある。また、助産師は適切な介助をおこなう技術をもっているにもかかわらず、助産師だけで出産を介助することには危険が伴う、という人もいれば、出産は常にリスクを伴うものだから、母子いずれかまたは両方の異常が予測された場合、助産師だけでは対処できない、という人もいる。出産は病院で診察を受けて医師の立ち会いのもとにおこなうものであって、それ以外の選択肢などないとする女性も多い。子宮収縮剤を使用した出産日時の調整や帝王切開は、病院のスタッフに余裕がある曜日や時間帯を選ぶことができ、急な変化に迅速に対応できるから安心だと考える。なかには、硬膜外麻酔は女性たちを出産の痛みから解放する技術だとして、「医師が立ち会わない出産は自殺行為」とする医師もいるという。

全国の入院分娩を扱う有床助産所は二百十五カ所である。[2]その数は年々減少傾向にあり、地域の施設としてその存在を一般の人が認識する機会はほぼない。

それでもまだ一九九〇年代あたりまでは、日本の各地で助産師立ち会い出産は望めば可能だったといえるだろう。この時期までに出産した女性たちは、その価値がどのようなものか知っていた(3)。

二〇一六年に筆者が話を聞くことができたある助産師は、一九七〇年代から八〇年代にかけて助産師として大都市の総合病院の産科病棟に勤務した経験をもつ。病院勤務時代に会陰切開の一つである「側切開」を数多くの産婦におこなったという。もちろん、医療行為だから医師の指示のもとにおこなった。経験豊かな熟練助産師として医師や同僚助産師からその技術は信頼され、研修医には現場で会陰切開の技術や知識を教えることも多かったという。

この助産師は、自らの第一子出産は自分が勤務する総合病院でおこなった。会陰切開のときは痛みは感じない。しかしその縫合後の痛みがつらかった。出産の痛みは出産が終わればそれで消える。しかし会陰切開の縫合後の痛みは入院中ずっと続き、特製のドーナッツ状のクッションが手放せないほどだったという。

第二子を出産するときは、夫の故郷で開業する助産婦に依頼することにした。夫が生まれるときに取り上げた人だった。そして第二子は「ウンチをするように産むなんて、知らんわ」と実母からあきれられるほど簡単に生まれた。「〔会陰切開をせずに産むと〕なんと楽なのだろう、自分はいままで何をしていたのだろう」(〔 〕は筆者の補記。以下、同じ)と思った。出産がまったくわかっていなかったことに気づき、それを機会に病院を辞めることにしたと語った。

筆者もまた助産婦の介助による出産を経験した一人である。第一子の出産経験がわたしにとって重要な転機であり、出産や身体、そして助産職の仕事や医療を考えるうえでの基点になっている。

ここではわたしの出産を介助してくれたある助産婦の個人史を紹介し、序章に代えたい。先にも述べたとおり、助産婦は現在、助産師が正式名称だが、本章では、この女性が仕事をしていた時代の文脈に即して産婆・助産婦というかつての呼称を互換的に用いる。

日本各地でたくさんの産婆・助産婦たちがお産を介助してきた。ここに紹介する助産婦ツルもその一人である。彼女は戦中に開業し、いち早く有床助産所を開設し、戦後の急速な医療化と少子化という変動のなかで、出産だけでなく産むことに悩む女性たちや産めない女性たちを支えた。この開業助産婦の個人史を通して、大正期生まれの一人の女性がたまたま選び取った職業を通じて地域の信頼される助産婦になっていくプロセスと、助産所が地域でどのような機能を果たしていたのかを跡づけておきたい。

特定の個人の数十年間の過去を振り返る語りをそのまま社会的事実としてほかの歴史的事実と同様に扱うものではないが、その時代を生きた個人の認識と解釈もまた一つの事実にほかならない。語られたライフヒストリーに加え、業務上、記載を義務づけられた助産録とは別に記していた日誌も参照できる。劇的に変化した戦後日本の女性の出産行動を考えるとき、産む、産まない、産めない事態も含め、助産所という場で観察された記録という意味で、ほかの地域に残された資料とも比較し、助産所と助産婦（師）が果たした役割を伝えることができるだろう。(4)

1　大正期生まれの開業助産婦ツルのライフヒストリー

子ども時代

ツルは一九一三年（大正二年）、東京市神田区神保町に二男一女の長女として誕生した。父親（一八七九年〔明治十二年〕生まれ）は神奈川県の中堅地主の四男で、一旗あげたいとアメリカへの渡航を試みたが、上陸がかなわず日本に送還された。その後、奉公先でビリヤード台を製作する技術を身につけ、神田に工場を兼ねた自分の店舗をもった。子飼いの職人とともに、ビリヤード台を製作して全国に納品していた。母親（一八八四年〔明治十七年〕生まれ）は父親と結婚するまでは日本赤十字社の看護婦として働いていた。神奈川県（横浜市）の旧家の生まれだった。父親を早くに亡くし、一人娘でもあったから、母は職業的自立のために当時としてはまだ珍しい看護婦の資格を取った。ツルには三歳年上の兄と三歳下の弟がいた。弟は母親の実家の養子になって家督を相続した。ツルは、母親が仕事の合間に授業参観に来ていたことや健康への関心が高かったことを記憶している。しかし関東大震災（一九二三年〔大正十二年〕）によって自宅兼工場が全焼し、逃げ遅れた母親は死亡した。三十九歳だった。病気がちの父親は、水戸に転地療養していたため難を逃れた。

母親は夫の仕事の事務処理や対外的な仕事一切をおこなっていたから、父親にとっても家業にとっても大打撃だった。子どもの教育に人一倍熱心だった母親を十歳で失った経験は、ツルにとってはそれ以前の記憶が曖昧になるほどのショックだった。

妻と店舗兼工場を失った父は茫然自失状態だったが、親しい「お得意先」の援助によって一家は新宿・若松町に引っ越し、父親は工場を再開することができた。ツルによれば、その頃の職人と顧客の関係は商売を超えた付き合いがあったという。数年後、父親は再婚した。仕事上の事務作業は母親が亡くなってからもっぱらツルの仕事になっていた。

ツルは東京府立第五高等女学校に進学した。同級生の半数は高等師範学校や専門学校などに進学したという。ツルの父親は女学校卒業後は花嫁修業をして結婚するものだと考えていたから、ツルは就職活動を親に内緒でするほかはなかった。ところがこっそり履歴書を出したことが父親の知るところとなり、結局、就職を諦め、家業の手伝いをしながら和裁の学校に一年通った。さらに、技術を磨くため仕立て物屋で働いた。給料はもらえなかったが、裁縫の技術を磨くことができた。

父親は一九三二年（昭和七年）、五十三歳で死亡した。弟がその翌年、十七歳で結核になった。兄とツルは、弟の治療費を捻出するために、工場二階にビリヤード場を作ることにした。兄は父の後を継ぎ、すでにビリヤードの腕前は確かだった。ツルもそれなりの腕前をもち、客の玉突きゲームの相手を務めることができた。当時は「ゲーム取り」[5]と呼ばれ、着物を着て接客する必要から、銘仙の着物を自分で仕立てた。

いとことの共同生活と産婆の免許の取得

父方のいとこで同い年のトメは、ツルが女学校を卒業した頃からツルの家によく遊びにきていた。

保険局に勤務するようになってからは、ツルの家から通勤していた。兄が結婚した後、しばらくしてツルは家を出てトメと蒲田で共同生活を始めることにした。トメと一緒に飯田橋のビリヤード場で「ゲーム取り」として働いた。ツルはジャンケンで先攻すると、客に一度も玉を突かせないうちに勝ってしまうほど腕を上げていた。とはいえ、「ゲーム取り」として働くことは実家や取引先などに内緒にしておきたかったから、店では偽名を使った。しかし半年ほどするうちに、客の一人にそのことが知られて店を辞めた。和裁と「ゲーム取り」が生活を支える収入源だったツルは、「食べていくために」知人の口ききでトメと一緒に夜店を始めることにした。売り物も知人の勧めで絵本、惣菜、と変えていき、夏に金魚、冬に「お焼き」(今川焼き)を売った。しばらくすると、戦争のあおりで小豆が不足して「お焼き」が作れなくなった。折よく、道路拡張のため夜店が買い上げられることになり、補償金が手に入った。ツルはトメと相談し、そのお金で資格を身につけることにした。産婆になることはその選択肢の一つだった。「[母と子の]二人の命を助けるから、いいんじゃない」と二人の意見は一致し、神田の産婆学校に通うことにした。定期乗車券と教科書は一人分購入し、トメが昼間、ツルが夜間の部に通学した。半年間の学修期間だった。

神田にある産婆養成学校で所定のカリキュラムを終えた後は、道府県単位で実施される産婆試験に合格する必要がある。ただし受験資格として実習経験がなければならない。ツルとトメは知り合いの「藤原のおばさん」に実習証明を発行してもらった。実際には二人とも研修らしい研修をしていなかった。

「藤原のおばさん」は、ツルの亡くなった母親の日赤看護婦時代の親しい友人の一人だった。[6] ハワイで働いていた経験があり、産婆として小石川で開業していて、入院施設をもった「アメリカ帰りの産婆さん」として知られていたという。出張分娩が当たり前の時代に入院施設をもつスタイルは、のちにツルが開業する際の手本になった。

ツルは東京で産婆試験を受けて合格したが、トメが不合格だったため、トメが合格するのを一年待った。トメは比較的合格しやすいとされた地方で受験し、一年半後に合格した。トメよりも半年早くツルは中野組合病院に勤務することにした。

東京医療利用組合の思想と中野組合病院での研修

中野組合病院は東京医療利用組合によって一九三三年（昭和八年）に創立された病院である。東京医療利用組合は「医は仁術なり」という考えのもとに、当時の医師会の猛反対に遭いながらも三二年に設立された。初代組合長は新渡戸稲造、二代目組合長が賀川豊彦である。この東京医療利用組合の設立に関わった人の半数は牧師だった。ツルが中野組合病院で働くことになったのは病院創立後七年目だったから、この頃の病院スタッフには医療のミッションに対する創設時の考え方が深く内面化され共有されていたと推測できる。

東京医療利用組合は一九三二年（昭和七年）に新宿診療所を開設し、翌年十二月に中野組合病院を開設している。新宿診療所は赤字のまま閉鎖になり、「約二万円」の負債はすべて賀川豊彦の寄付で返済されたと『東京医療生協五十年史』[7]には記されている。

中野組合病院は、現在のＪＲ中野駅から徒歩五分の敷地百八坪（約三百五十七平方メートル）の土地に延べ床面積百五十八坪（約五百二十二平方メートル）の木造モルタル二階建て（一部三階）二十一床の病院として建設された。急増する来院者に応えるため、一九三五年（昭和十年）には敷地を三百二十一坪（約十一アール）に増やし、延べ床面積四百八十九坪（約十六アール）、五十一床の病床に拡充した。専任の医師十二人、看護婦と産婆を合わせて二十三人という構成だった。(8)

ツルとトメはキリスト教を信仰していたわけではなかったが、東京医療利用組合や賀川豊彦の医療活動に対する共感から中野組合病院を選んだようだ。

一九四〇年（昭和十五年）に産婆として中野組合病院で働くことになったときツルたちは二十七歳になっていたが、周囲は二十歳未満の女子がほとんどだった。彼女らの多くは高等小学校を終えた後に産婆学校に進学し、研修を積んで産婆資格を取って就職した。ところがツルとトメは年齢は上でも実際には実習経験もないままに産婆になったため、病院の分娩室で「お産」を初めて見た衝撃は大きかった。「ああ、こんな恐ろしい仕事ができるかしら」と思った。戦時体制下にあった当時、魚の代わりに鯨肉が配給されたのだが、それが後産（胎盤）を思い出させるために、しばらくは食べられなかったという。

中野組合病院の産院では「お産は百（例）やらないと一人前じゃないよ」と言われていた。ツルは初産と経産を合わせて百例の研修を積んだ。百例のうち初産の数は半分という規定もあったと記憶する。初産のほうがはるかに難しかった。

中野組合病院でツルが学んだことは、産婆としての仕事に対する姿勢だった。それらは、①母子二つの命を大切にすること、障害の有無にかかわらず生まれたすべての命を大切にすること、②分娩の正常と異常の境界は経過をみている産婆が主体的に判断し、医師を呼ぶタイミングを決定すること、③病人や産婦を大切にし、骨身を惜しまず、ほかの人がいやがる仕事を率先して黙々とおこなうこと、だった。

ツルが就職した頃は産婆が二十人くらい勤務していた。産院の階の上に寄宿舎があって全寮制だった。二交代制で勤務は厳しかったが、とても楽しかった。産科部長はクリスチャンの医師で、産婆を臨床で鍛えてくれる上司としてツルは心から尊敬していた。「人間って、こういうふうに働くんだな」と学んだ病院であり、中野組合病院で仕事ができることに大変満足していた。しかし、産院内部の政治的対立のために産科部長のO医師が退職することになった。ツルはO医師と対立していた産科婦長から優遇を条件に慰留されたが、親友の母親の知人でもあり尊敬するO医師が退職するのであれば自分も病院にとどまることはできない、と決断した。一方、トメはツルより半年遅れて中野組合病院に就職し、ツルより一年ほど長く勤務した。

中野組合病院を退職してから結婚まで

産婆として初めて勤務した中野組合病院を一年半で辞めることになったのは不本意だった。またこの頃、トメと共同生活をしていた蒲田のアパートで、出征したトメの友人の本を預かったことが理由でツルは警察に捕らえられて、半年間、勾留された。トメも同じ理由でその後、勾留された。ツルの反戦意識や人権意識はこの体験によってさらに強化された。一九四二年（昭和十七年）、ツルは当時、新宿・若松町にあった実家に戻り、自分の生活を支えるために派出看護婦（当時は付添看護婦と呼ばれた）として働き始めた。釈放後はトメを含む周囲の友人たちが次々に結婚し、ツルも知人の紹介で外国航路の汽船会社勤務の無線士と結婚することにした。四三年八月、ツルは三十歳だった。

新居は横浜だったが、空襲が激しくなり川崎市北西部の柿生に疎開した。一九四二年には、川崎市の全戸数の八〇％は農家だったが、五五年の農業人口は稲田地区で男性の二八・八％、女性の四二・二％（川崎市全体では男性の五・三％、女性の一〇・七％）に減少していた。[9] 戦後、川崎市北部は農地を残しながらも、小田急線の延伸によって都市化が年ごとに進む地域だったのである。ツル夫婦が疎開した四四年当時の柿生はその過渡期にあり、農家が多い地域だった。

トメの姉が付添看護婦として柿生の地主の娘の看護をしていた縁で、ツル夫婦は屋敷の一角にあった物置を借りて住むことになった。トメの家族もしばらくして疎開してきたから、二人は再び近接して暮らすことになった。トメ家族とツル夫婦は二棟の物置を改修した家屋にそれぞれ住み、産婆として仕事を始めた。移動の手段は自転車だった。山坂が多い地域だったので、「たどり着いたら生まれていたお産」が大変多かったという。そこで二棟の物置の中間に「診察室と収容室」を作ることにした。一九四九年（昭和二十四年）八月のことである。有床助産所（ツルたちは「産院」と呼ぶ）の始まりである。ツルによると、当時、「産院」は珍しかったから、取材されたこともあったという。

疎開先で助産所を開業する——一九四四―五四年

①産婆がいないお産

疎開先の柿生の周辺は農家がほとんどだった。農家の女性たちは出産ぎりぎりまで農作業をする。産気づいたと家族の人が産婆を呼びにくる頃はすでに相当進行している。しかも電話もなく、徒歩である。産婆は自転車で駆けつけるのだが、間に合わないお産が半数くらいあったという。病院で学んだ看護や助産とはほど遠いものだった。

柿生へ行ったらね、たどり着くと、ほとんど生まれてんでしょ。「こういうお産もあるのかしら」って私、最初、本当に驚いちゃって。「あ、これじゃ助産婦、産婆なんていらないじゃないか」って思ったけれどもね。〔産家の人が〕呼びにくるでしょ、電話一つないんだから。で、自転車があればまだいいけど、むこうはテクテク、テクテク歩いて、〔こちらは〕自転車で行くでしょ、そうすると生まれてるわけよ。昔の人は早くから騒がないの、そんなに〔結果として間に合わない〕。そういうのが〔入院施設を〕作ったきっかけですよね。

生まれちゃって、〔家族が赤ちゃんを〕きれいにしてね「産婆さんよ、目薬だけさしてってくれよぉ」なんて。

昔、お産ていうとね、〔近所の人が〕お米と麻糸をもってお見舞いにいってきたのよね、お産婦さんに。その麻糸で私は〔産婦さんの髪が乱れないように〕頭を縛ってやったんだけどもね。で、どこの家でも麻糸いっぱいあるのよ。〔お産で駆けつけてみると〕その麻糸でお臍〔の緒〕

がギュッと結んであってね、そばに血のついた裁ち鋏なんかが置いてあることがあって。それ〔裁ち鋏〕でポンと切るのね。そういう操作はね、〔産婦か産婦の夫の〕お母さんがやったりね、〔産婦の〕ダンナがね、ちゃんと〔麻糸で臍帯の二カ所を〕縛って〔真ん中を〕切る、いきなり切らないで。その当時は消毒こそしていないけどもね、ちゃんと〔切断後の臍帯を〕保護してあってね、お臍の緒も麻糸で縛ってあってね、切っても後ね、ガーゼかなんかでちゃんと包んであったの。

神奈川県の小田急線沿線は戦後急速に都市化されていく。しかし戦中は、若い夫婦の親世代が生まれた児を取り上げる最低限度の知識を身につけていた様子がわかる。その一方で若い夫婦だけの出産に呼ばれる場合もあり、親世代からの知識が伝わっていない場面に遭遇する機会も増えてきた。

〔準備がないまま赤ちゃんが〕出ちゃった後のお産てもっと大変なの、始末が。その蒲団の上に血があるでしょ。その蒲団皮むいたりね、〔そういう作業は〕人がなけ〔れ〕ばやってきてやるしね。〔お産の介助より〕よっぽどそのほうが大変。〔だから〕とにかく、もし間に合わなかったらっていうんで、大方〔事前に産床の準備を〕させたのよ、こういうことになるからっていうんで、そういうふうに教育しなくちゃならないわけよね。下のほうに油紙を敷いて、ボロを敷いて、その上にきれいなボロを置いて、その角を留めてね。「お尻を出して寝てなさいよ」って。お姑さんでもいればね、そういうことはやってもらえるんだけど。

②出張分娩のかたわら自分も子どもを産む

戦時中は金物が不足し、産湯を使わせるたらいどころか洗面器もなかった。一九四一年（昭和十六年）九月、日本政府は軍需資材確保のために金属回収令を公布し、川崎市では四二年から四四年まで金属の「非常回収」がおこなわれた。『川崎市史』によると花器、茶釜、神仏具、火鉢などの使用中の家庭用品まで供出の対象になった。[10] 産湯をつかうのにすり鉢が出てきたことにもツルは遭遇した。また産着の準備がないまま出産することもあり、あわててツルたちの家に取りにいかせたこともあったという。柿生での開業は苦労も多かったが、そのかたわら、ツル自身も三十三歳で第一子、三十六歳で第二子を出産する。トメは三十一歳で第一子、三十四歳で第二子を出産した。

とにかくお産婆さんがお産してるんだから大変なのよ。〔私とトメさんが〕代わりばんこに、おなかが大きいでしょ。「お産婆さんよぉ、おめえのほうが大きなおなかして出ちまうんじゃねえかよぉ」なんて言われてね。

でも〔その頃は〕いまよりお産も骨が折れなかった。〔産婦さんは〕キリキリまで我慢するのよね、お産で騒ぐもんじゃないって〔考えを〕植え付けられちゃって。お産のとき、声出すなんてみっともねえぞ、なんてみんなに言われてきたのね。だから、〔お産のとき〕タオルくわえる人もいたしね、もう本当に汗はいっぱい出すけど、声は出さないとかね。枕がねびっしょりになっちゃう、汗でね、でも声は出さなかったわね。〔仕事を〕キリキリまでやってるし、〔普段から〕重労働はしてるしするからね、お産は〔いまほど大仕事ととらえられていなかったのではないか〕。

③有床助産所を作る

疎開先の柿生は山坂ばかりで、通信手段もなく移動手段は自転車か徒歩に限られていたから、出張分娩は本当に大変だった。産家にたどり着く頃にはすでに生まれてしまっていた新生児に点眼だけして帰ってきた話や、分娩が長引いてトメが二日がかりで産家に泊まり、薪割りをしたり風呂焚きをしてきた話も登場する。

柿生はことに地区的に大変なのよ、山坂でね。で、たどり着いてみると生まれてるなんていうのが半分あった、半分以上あるのよ、そのぐらいにね。物置が二カ所あったところを、一カ所ずつ借りて〔住居にしていて〕、その〔二カ所の〕空間に診察室と収容室を作ったの。お金は、蒲田で夜店を開く際に世話になった知り合いのDさんに借りたの。十万円だったの。一年くらいで返せたと思うのよ。

開業五年目で入院施設を作ることにしたのは、小石川の「藤原のおばさん」という入院施設をもった産婆のモデルが身近にいたこと、そして産婆としての研修を中野組合病院の産院で経験していたことによる。さらに、中野組合病院の産科部長だったO医師に開業することを相談した際に、

「もう昔のような形（個人の出張分娩）でやってもだめだから、新しい経営方針（施設分娩）」で、しかもそれは「個人でやるべきじゃない」と忠告されたためである。

一九四九年（昭和二十四年）八月に入院施設が完成した。ツルに第二子の長男が生まれたときとほぼ同じ頃だった。この入院設備は当時の雑誌に掲載されたという[11]。

ツルとトメが交互に二人の子どもを産み育てながら仕事を継続できたのは、同じ敷地に二世帯で暮らし（ツルの夫の友人家族がこれに加わるから三世帯で）、子育てを共同でおこなうことができたうえに、職住が一致していたからである。

戦後の食糧難の時代には、産婆の仕事のほかにミシンで衣服を作って食糧に換えた。婦人用自転車はツルが十八歳（満州事変が勃発した一九三一年）の頃、「自転車がなくなる」というので兄が「二百円位」で買ってくれた。またミシンは義母が知人から入手したもので、ツルが十四、五歳の頃、義母からもらった。「このミシンと自転車でもって、私はずいぶん、食糧を働いた〔稼ぎ出した〕のね。お産のないときは、このミシンを動かして、〔近所の農家の〕みんなのモンペを縫ったり、洋裁も知らないのに格好だけ見て、バンバン縫って、子どものセーラー服縫ったりね。ブラウスなんて、しょっちゅう縫ったわ〔そのようにして米や野菜と交換した〕」

こうして、義母からもらったミシンと兄に買ってもらった自転車がツルの仕事と家族の生活を支えた[12]。

④戦時中の開業医との関係と戦後の変化

柿生では医師が近隣にいなかったために、出産に異常があったときはもちろん、出産以外の緊急時にも対応が求められることがしばしばだった。

〔呼ばれて行ってみると〕赤ちゃんが真っ青になっていたりしてね。だから、即座にカンフル〔注射[13]〕打ったりなんかするわけですよ。そんな医者を呼んでから、委ねるなんて言ったら、てんで間に合わない。だから、やたらと〔注射することは〕私たちには法律的には許されないけど、〔現場では〕ことに病院育ちだから注射を使うわけなのよね、普通の産婆さんよりね。そして、〔こうした注射などの医療行為に〕だんだんやかましくなってきたのは、戦後ですよね。〔それまでは〕「あそこの人が死にそうだから、行ってやってくんなよ」なんつって〔迎えにきた〕駐在のおまわりさんの〔自転車の〕後ろに乗って〔行ったり〕、病気〔の場合〕でも柿生は無医村だから、行ってカンフルなんか打ってきた。

戦争中なんか、お医者さんのほうから私たちに、お中元やらお歳暮が届いたわね。医師のほうから「よろしくお願いします」って具合に。柿生にいたとき、よく登戸のI先生からも遠くから町田のほうから〔も季節の贈答品が〕よくきていたけど。

だんだんとね〔医師が〕指導権握ってね、いまは〔助産婦が〕医師にヘーコラヘーコラしてるでしょ。まぁ〔戦後は〕嘱託医がなかったら〔助産婦が〕開業できないっていうふうになったでしょ。〔一九四八年医療法の施行以前は助産婦が〕開業するときはね、〔医師のほうが〕「嘱託医になんかしてもらう」って喜んでいたの。T先生〔一九六一年から八七年までのI助産院の嘱託医〕だって商売になるもの。こっちの患者さん向けたり、〔分娩中に〕異常があれば来てもらったり〔仕事を紹介した〕。

開業医から産婆（助産婦）に季節の挨拶が届くのは、妊産婦とその家族については産婆（助産婦）が知っていて、郡部では産婆（助産婦）を通じて開業医は妊産婦を紹介されていたためである。そのような関係が変化するのは戦後になってからである。

一九四八年（昭和二十三年）には、戦時立法で成立した国民医療法が廃止され、新しく医療法が同年七月三十日に成立、十月二十七日に施行された。この医療法によって、「助産所」が新たに定義されて制度として誕生した。[14] 助産所の開設にあたって嘱託医師を置くことが医療法で義務づけられた（診療科目に関する限定はなかったから、産婦人科を標榜しない医師も嘱託医になることができた）。

お産はね、戦前は九〇％くらいは助産婦の手で取り上げられていたの。それが、だんだん戦後、アメリカ式になって〔助産婦としての〕私たちの立ち直りが悪かったんでしょうね。すっかり、お医者さんに正常産までもっていかれたから。正常産は助産婦が取り上げるのが普通だったし、異常の場合は医者のところに行くっていうんで、出産の場合の異常は一〇％ぐらいのもんだった。

戦争が終わってからよね、やかましく助産婦は注射行為をしてはならないと。〔保健婦助産婦看護婦法の助産婦の項には〕ただし書きがついてね、緊急の場合はその限りにあらず。でも、大方、助産婦の場合は緊急なのよね、待ったなしですよね。

助産婦の注射行為が問題になり、家宅捜索を受けた知り合いの助産婦もいたというエピソードも語られた。ツルの本格的開業の少し前ということだから、一九五五年前後だと思われる。

〔嘱託医で産婦人科医師の〕T先生から「もし必要だったら、僕が責任をとりますから」っていうふうに言われたときから、慎重になったわね。……でも〔緊急時に〕いちいちね、医者に頼んでたらね、とにかく大変なことになっちゃうのよね。

戦後になってから、いっぺんに変わったわけなの。そのときは私もがっかりしたの。でも、実際に異常〔産〕が取り扱えないし、公然と注射もできないとなるとね、お医者さんに頼むほかはないわね。

〔当時、助産婦として自立的な仕事ができた理由の〕一つは多産の時代だったから。「子どもはどうでもいいから、〔母〕親を助けてください」っていうのが多かったのね。でも、〔中野〕組合病院っていう病院は事故があってはならない、〔二つの〕命は本当に尊重しなくちゃならない、両方助けなくちゃならないっていうふうな思想だったんですよね。

いまは、親も子どもも助けなきゃならないからね、もう子どもが難産で死んでも、私たちが責任を負うっていうことになる。その〔ようにしない〕かわり、前もって〔異常を予測し〕「この赤ちゃんは難しいから、お医者さんに入院しましょう」とか〔進行の具合によって私たちがやりましょうとか〔妊産婦や家族に伝える〕〕。

先輩助産婦の「地盤」を引き継ぐ——自宅兼有床助産所の開設（一九五四—六一年）

川崎市のなかでも柿生は町田市と隣接する農村地域だった。山坂が多い場所だったから二床の入院設備をもちながら、出張分娩中心の開業助産婦として働いていた。数年後、稲城市や調布市に隣接する川崎市北部の稲田地区（現在の多摩区）で開業していた年長の助産婦から「地盤」を譲りたいと声をかけられる。ツルは転居して、助産所を兼ねた自宅を作ることに決めた。

一九五四年（昭和二十九年）当時の稲田地区には六千二百五十八世帯、三万千三十八人が住んでいた。その人口密度は、川崎市のなかで最も高い川崎地区の二十分の一程度だった。しかし地理的には平坦だったから、柿生の人口のほぼ三倍だった。従来は農業中心の人口が少ない地域だったが、六〇年代前後から急速に人口が増加しつつあった。その一方で、五五年の産業別人口でいえば男性の二八・四％、女性の四二・二％が農業従事者だから、「地盤」という言葉に示されるように、地域や人間関係が具体的に意識される社会的環境にあった。

ちなみに、川崎市全体でみると、一九五一年当時、人口一万人に対し医師九・四人、助産婦八・三人だった。また助産所は百八十七施設と記載されている。[15]

助産婦会が〔現在よりも広域の〕一つのグループだった頃、Aさんていう助産婦が〔柿生で仕事をしていた私に〕「こっちへ出てきなさい、こっちへ出てきなさい」って前から〔声をかけてくれた〕。Aさんから「私は六十歳になったから〔これ以上〕この商売をするのがいやだから、あんたに全部お得意、地盤をあげる」と言われ、〔稲田地区稲田に〕来たときから忙しかったの。Aさんが手広くやってたところを、すっかり権利金も払わずにいただいて、その点はずいぶん恵まれてたのね。来るといきなり忙しかったの。

登戸からここまで昔の稲田地区〔現在の多摩区〕、その地区の出産数が〔年間約〕三百だったとき、そこの半数をやってたんですよ。お産婆さんが十人くらいいたのよ。この〔稲田〕地区以外へも行ったし、東京のほう〔調布市、稲城市、町田市をさす〕まで〔行った〕。それAさんのおかげだと思うのよ、温和で人に好かれる人で、私に〔地盤を〕譲ってくれてから、一軒も行かなかったのですよ。〔近くの同業の〕Qさんがすっかり暇になってしまって、Qさんにはずいぶん不義理したのね、私が一手に引き受けたような格好になって。

『川崎市衛生年報 昭和26年度版』によると保健所の管轄区ごとの人口一万人あたりの助産所数は、川崎市のなかで最も人口が多い中央地区が七・七、その次に稲田地区が七・〇と二番目に多かった。開業助産婦の多い地域だったのである。しかし、先輩助産婦の「地盤」を譲り受けたツルの仕事は忙しさを増し、近隣に住む助産婦と調理担当を一人ずつ雇わなければならなかった。

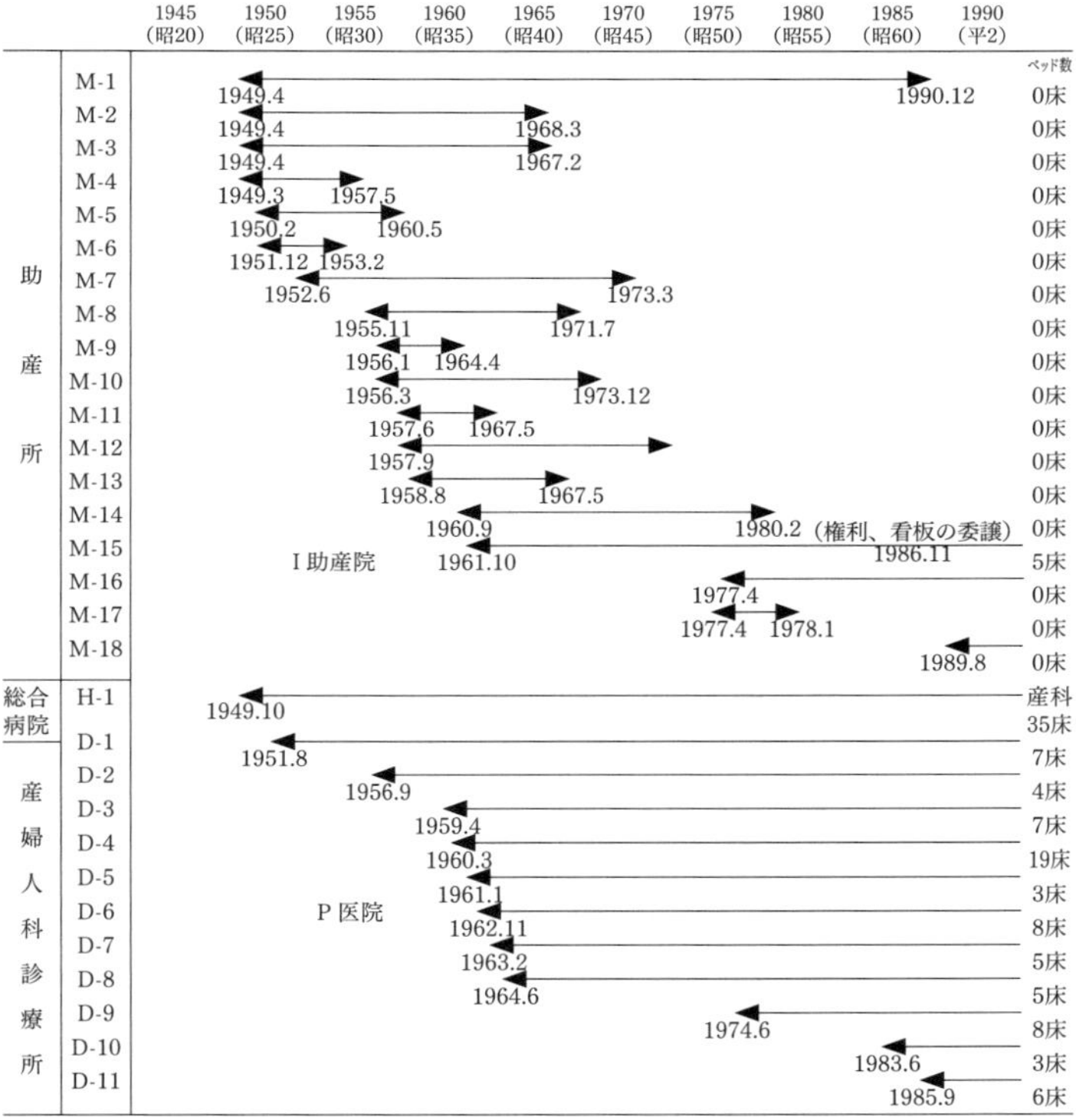

図1　戦後の多摩地区での助産所と産婦人科診療所の開設・継続・廃業状況
（出典：多摩区保健所保管資料「助産所台帳」と診療所「開設届」から作成）

当時の日本の都市全体でみると、助産所分娩の割合は一九六一年から六三年あたりでピークを迎え、減少し始める頃にさしかかっていた。神奈川県の助産所分娩の割合も六二年が最も高く、出産数全体の約一〇%を占めていた（この数字は自宅分娩と有床助産所分娩の合計）。東京都の場合、五九年に全出産数の八%を占めたのを最後に、以降は減少する。しかし分娩実数でみると、ピークは数年後にずれている。東京都は六五年に一万三千四百四十三件、神奈川県は六七年に九千三百五十二件がそれぞれの実数のピークである(16)。

ツルの自宅を兼ねた助産所はベッド二床の入院室を除くと台所と三部屋で手狭だったことと、一人では地域の需要に応えきれなくなっていた。そこで職住を分離し、独立した有床助産所を建設して共同で運営することをトメにもちかけた。この時期に柿生で開業していたトメの仕事はすっかり減っていた。理由は、内科医院を営む医師の妻が助産所を開業し、自院の設備（一床）で入院分娩ができるようにし、妊産婦の入院費を無料にしたことによる。そのためトメが扱う分娩はまたたく間に減少したのだという。この件を契機に、ツルは助産婦会として入院分娩の協定料金を取り決め、これを遵守することを会に申し出たと語っている。

このエピソードは一九六〇年代頃、有床助産所への入院分娩が定着しつつあったことと、その一方で助産所への入院が付加サービスのように考えられていたことを示している(17)。

参考までに、川崎市多摩区の助産所と産婦人科診療所の開設と廃業の状況を確認してみる。図1は川崎市多摩区保健所が保管する「助産所台帳」と診療所の「開業届」から助産所と産婦人科診療所の開設・継続（または廃業）状況を一覧にしたものである（一九九〇年十一月現在）。ほとんどの助産所は無床である。一九八六年十一月にツルがI助産院の開業権を後継者に委譲するまでの間、I助産院ともう一つの助産所を除くとほかはすべて無床助産所だった。これに対し、産婦人科診療所はすべて有床診療所であり、これらは五一年から十一軒開設され、このうち八つの診療所の開設が五〇年代から六〇年代前半に集中している。こうしてすべての産婦人科診療所が有床の時代に五床のI助産院だけが、六〇年代以降も出産施設として継続していったのである。

ツルの新しい助産所はJRの駅まで徒歩五分足らずの立地にあり、しかし商店街から数十メートル入った目立たない場所に建設された。診察室、分娩室、新生児室、待合室、調理室、そして入院室五部屋からなる木造の平屋だった。トメとツルのほかに地元の開業助産婦一人を加え、本格的な共同助産所が一九六一年十月から始まった。しかし、この三人態勢は一年あまりで終わり、六三年後半から八六年までトメと二人の助産所として続けられた。

助産所には助産録と日誌が保管されていた。共同で助産所を開設した二年目（三人態勢）の一九六三年の日誌を読むと、地域の開業助産婦がどのような社会関係を結びながら出産を中心に女性たちや家族に向き合っていたのかをみることができる。

一九五〇年代から六〇年代は、産婦人科診療所が全国で次々と開設されていく時期だった。川崎市も同様だった。ツルらの助産所（I助産院）が開設された一年後の六二年十一月には、ベッド数八床の産婦人科診療所（P医院）がI助産院から徒歩五分ほどの場所に建設された。六三年は助産所にとって「P嵐」として認識される試練の年になった。

2　戦後の有床助産所の経験——一九六三年のI助産院日誌から

助産所と地元診療所医師・病院との関係

I助産院の初期の日誌には、緊急時の往診や酸素ボンベの借り出しなど近隣の診療所が四軒、未熟児（現在は低出生体重児という）、ハイリスクの妊婦の搬送先として大学病院や公立病院が八軒登場する。嘱託となっているT産婦人科診療所（T医院[18]）とは緊密な関係にあるが、電車で九駅先の十キロほど離れた距離にある。このため、妊産婦の状態が急変したり応急の処置が必要な場合は、T医院ではなく近隣医師に連絡していたことが日誌に記されている。往診の要請は産婦人科診療所（P医院）だけでなく、しばしば整形外科や内科の診療所医師にも及んでいた。

では、嘱託医であるT医師とは仕事上、どのような関係性を維持していたのだろうか。日誌によると、定期的にI助産院に来院して診療をおこなうT医師に助産所を提供したり、ツルがT医院の「応援」にいったりしている。

助産所を嘱託医師に定期的に提供する

この当時、産む女性だけでなく望まない妊娠に悩む女性たちが、相談のためにしばしば訪れている。たいていは夜間に訪れ、ツルもトメも根気よく相談に応じ、産むように勧める。しかし、相談にくる多くの女性たちは産まない決断を下したから、その際には嘱託医のT医師を紹介した。

Ｉ助産院の日誌には、月に一日または二日「婦人科の日」が登場する。この日はT医師がＩ助産院で診療をおこなう日だった。地域の女性たちにとっては、Ｉ助産院は心安く訪問したり相談しやすい場所だった。電車で二十分以上かかるT医院まで通う必要もない。一方、T医師にとってはあらかじめ女性たちの来院が準備された場所に移動するだけだから、使い勝手がいい診察環境が整ったＩ助産院は出張所としての機能を果たしたことになる。ツルらは女性たちの便宜を図る目的で場所を提供していたのであって、T医師には「商売をさせてあげて」いるという認識だった。

嘱託医のT医院とは、医師だけでなく、ベテランのS勤務助産婦との協力関係が非常に重要だった。ツルが手術を受ける必要があった入院期間中は、S勤務助産婦がＩ助産院の「応援」にくる。ツルの代理を務めるのである。S勤務助産婦が休暇の際にはツルがT医院に応援にいく。日誌にはT医院が休診の際に、入院者がいたために留守をツルが預かることもあったことが記載されていて、また連絡があれば駆けつけられる態勢でＩ助産院に待機することもしばしばあった。このように、両者は仕事を通じて相互に補い合う関係にあった。

助産所の日常はどのようなものだったのか、日誌からみていくことにする。助産録には入院や診察の記録が残されるが、これとは別に日誌にも出産が記録される。そのほとんどは入院・分娩の日時、妊産婦の氏名、新生児の性別、体重だけである。記載がそれだけなのは分娩が滞りなく進行したことを示している。記述量が多いのは、予想と異なる事態が起きたとき、その出来事への対応やその後の結果について書き留めるからである。

ここでは、助産所の日常を揺るがす出来事に着目していくことにする。日誌の書き手からすると、こうした出来事のほとんどは緊急事態である。出産が正常に進行しない場合は嘱託医に連絡をする、一刻も猶予がないときは近隣医師に往診を依頼する、搬送先を確保するために総合病院や大学病院に連絡する。しかし、それでも解決されないときは、さらにほかの対策を求められることもしばしばである。

また産む・産まないをめぐる地域の女性の相談にも乗る。経済的困難を抱え、支払いが期待できない妊産婦の出産にも対応しなければならない。ときには妊産婦に代わって福祉事務所の窓口にも行き、公的扶助の対象になるように交渉するなど、ソーシャルワーカーの役割も担っていた。これらはほんの一部だが、助産業務以外のこうした場面では、怒ったり悲しんだり、仕事の先行きに対する不安を抱えることもある。それでも仕事を続けていくために、自分たち自身を奮い立たせる。これらの感情をコントロールする役割を日誌は担っていたようだ。

正常に進行しない出産とその対応

ツルの日常生活での姿勢は、事態を予測して物事への対応を考え事前の準備を周到におこなうというものである。仕事に対する姿勢も日誌から読み取ることができる。計画的で慎重な行動によって出産で予測される危機を回避し、乗り越える。判断を一歩誤れば、生命の危険を伴う。したがって細心の注意を払って観察し、事態が悪化する前に、嘱託医や病院に連絡をして搬送する。生まれた子どもの状況によっては保健所を通じて公立病院や大学病院に連絡して搬送する。

周到な準備にもかかわらず分娩が当初の予想と異なる進行をみせたとき、すべての精神力と体力を傾けてこれに臨まなければならない。次の日誌は、一九六三年という時代を背景に、どうにか危機を乗りきった出産を振り返って記録したものである。当直していた別の助産婦から深夜、電話で呼び出されたツルが記載している。

〈一九六三年四月二十七日〉

前二時、w氏分娩進行のため、ツル呼ばれ待期《ママ》。後〇時三十五分　w氏女児分娩。仮死三度。児頭排臨、発露に長時間かかり心音微弱となり、側方切開にてようやく娩出。強度の仮死にて絶望かと思われたが必死の蘇生術にてどうやら一命を得る。全く紙一重の生命の危険を思うと仕事の容易でないことを痛感し、年を重ねて行く我々が耐え得て行けるかどうか。今日はまずまず好転したものの、これが死の転帰をみたならば、今朝は意気消沈で、ますます今後の職業に対する情熱を失うことだろう。桑原！桑原！

側で泣いているw児をみると今更に薄氷を踏む思いがする。この児に生命力が有ったのか蘇生術が良かったか、ほんとうに取りとめた命を拝みたくなる気持。いくらでもいくらでも泣いてくれ！

このときツルは五十歳前である。「側方切開」は小規模だが医療介入だから、原則として医師の業務範囲になる。深夜から翌日昼過ぎまで長時間にわたる出産になった。順調には進まず、胎児の心音が「微弱」になったために会陰を「側方切開」した。やっと生まれた子どもが仮死状態だったため必死の蘇生術を試み、どうにか命をとりとめることができた。助産という仕事がどれだけの緊張と精神力を必要とするものかが、ツルの記述から伝わってくる。

〈一九六三年十月十七日〉

后六時ｓさん陣痛五分おき、浣腸中破水。后八時三十頃、突然、分娩子癇(19)発作。トメ臨時出勤しており、何より幸い。花をいけに来た〔知人の〕Hさん〔が〕P先生を呼びに行く。〔手伝いの〕Cちゃんを動員しX診療所よりサンソを借用（丁度サンソを使いはたした後で手落ちなり）。P先生、鉗子をはかるも分娩にならず、やむを得ずHさんに運転頼み、トメとP先生が付添いN病院に入院九時。十時頃Hさんより無事N病院に到着の連絡有。まづまづ一安心すると開口器の代わりに〔ｓさんの〕口の中に入れた左拇指が噛まれて〔いたため〕づきづき痛みを感じる。

たまたま在庫を切らしてしまったため酸素ボンベを借りにいったのは、P医院よりもさらに近い外科診療所である。一刻を争う事態ではこうした物品の貸借が診療所と助産所の間で起こりうる。さらに、嘱託医ではないがP医師の来診を依頼し鉗子をかけてもらってもいる。結局、その後、大学病院に搬送することになり、P医師とトメが病院まで付き添った。P医院との関係は次の日誌にも登場する。

〈一九六三年十月二十八日〉

hさん、血圧一九〇、蛋白＋＋でP先生に診てもらうよう紹介するが、P先生も重症はいやという事で、R病院に入院したとのこと。

トメが記載した日誌である。hさんがI助産院から紹介されたP医院で診察を受けた後にR病院を薦められたのか、I助産院からP医院に連絡した段階でR病院へ行くように指示されたのかは日誌から確認できないが、異常な出産はP医師が担当せずに病院へ転送されることが多かったようだ。

医師の立ち会い分娩を選好し始めた地域の女性たち

ツルらは広告は商業主義だと捉え、助産所に必要なのは地域での信用や人々の信頼であり、そのための助産婦としての技術とサービスだと考えていた。しかし、徒歩五分の場所にP医院が登場したことによって、こうした信念が大きく揺さぶられることになった。I助産院で受診していた近所の女性が途中から来なくなり、P医院で出産したことが後からわかる。

〈一九六三年二月五日〉

前の〔川向こうの〕mさん、P医院にて入院分娩せしと。十二月より来診もせず変とは思ったが目の前の当院を通り越してP医院に入院するとは。覚悟のことながら不愉快千万。こちらにも反省せねばならない点もあろうけど、nさんの事といい、またまたmさんのでまったくひどく傷つけられた思いがする。だんだんとP〔医院〕嵐が吹きまくる。少々のことでは動じない筋金を持たねばならない。その度に傷つけられてへたへたになってしまってはたまらない。tさん〔嘱託医の〕T先生にて帝切〔帝王切開〕、退院する。帰途、赤ちゃんを見せに寄ってくださる。母子共々御健全。されど蛋白＋＋＋と。

I助産院での出産予定は黙ってキャンセルされていた。この事実は、ツルらの助産婦としての仕事を真っ向から否定するものだった。このような事態が「P嵐」として捉えられている。しかし、翌日の日誌には自分たちの方針が間違っていないと自負する気持ちをトメは記している。「一喜一憂とはこのことで今日は新患が三人来て嬉しくなる。sさんはhさんの近所でhさんの紹介、uさんはV地区の方、aさんはtさんの妹さん。私達は仕事に誠実であり親切であれば知る人ぞ知るで何とか食えると思う」

知人の紹介やI助産院の出産経験者からの紹介など、いずれも近隣ネットワークを通じて女性たちは助産所分娩を選択している。病院・診療所分娩は新たな選択肢として浸透していく一方で、地域のネットワークに根ざした「評判」「信頼」によって、I助産院も新たに出産する女性たちを受け入れていた。帝王切開のためにI助産院で出産はしなかったものの、T医院を退院する帰途ツルらへ挨拶に寄った母子は、地域の人間関係の継続をよく示している。

しかし、病院分娩の波は確実に女性たちに浸透していく。病院や診療所で出産を終えて自宅に帰った女性たちは、I助産院に沐浴の依頼をしてくる。二月三日には、沐浴の依頼を受けたトメが「話し下手で（略）断り切れず」行くことを約束しながらも「お産はよそで、沐浴はこちらへと考えられたのでは腹が立つ」と記している。ツルもまた七月二十五日に「mさんP医院にて出産。沐浴のみ隔日のこと」と短く記すが、気持ちはトメと同じだろう。出産後も自宅を訪問して沐浴をしながら生まれた子どもの健康状態をみることが一連の仕事として認識されていたものが、肝心の出産だけ病院や診療所でおこなわれるようになっていく。

緊急時の地元医師・保健所・搬送先病院との関係と連携

「P嵐」によってI助産院には出産後の訪問沐浴だけを依頼する女性たちも登場するが、とはいえ妊産婦や子どもの一刻を争う事態もあるため、P医院を含む地元の診療所との連携は不可欠である。日誌に次のような事例がみられる。産後に発熱した女性に朝、抗生剤を服用させるが、夕方になっても熱が下がらない。近隣医師に連絡をとるが、不在ということで往診もかなわない。夜十時頃になってようやく、「P先生、T先生代理がかけつけて下さる。〔P〕先生の意見でN病院へ入院。N病院は救急車にてP先生、ツル、T先生代〔理〕婦長が付き添っていく。最後の危険を感じつつ」（一九六三年七月六日）とツルが記載している。

翌日の日誌には、朝十時にN病院に電話し、入院した女性の状態が「稍小康を得た」ことを確認している。その後には「P先生に挨拶に行く。X診療所にサンソをお返しする。昨夜の大嵐の後始末に稍忙しい」と、結果報告と挨拶に回ったことが記される。

生命に関わる事態に直面した際には、近隣の診療所医師と嘱託医師の両方に連絡をとり、その後に病院へ搬送するか否かの意思決定がされている。ツルらは入院した女性の様子を気遣い、無事であることを確認した後、その結果を各医師に報告して礼を述べている。

入院女性の子どもはI助産院で預かり、食欲や消化の具合、便や体温を時間ごとに記している。体調不良のために頻繁に泣き、そのたびに当直のツルは起こされ、午前二時過ぎにやっと寝るのだが、その一時間後に電話で呼ばれて産家に赴いている。

〈一九六三年七月八日〉

〔午〕前三時eさんに呼ばれ直ちに出かける。前三・二八女児分娩二千七百五十グラム。非常に早くお産がすみ助かる。急いで帰院すると前五時wさん陣痛起こるとのことですぐ入院。二指開大、陣痛三分おき。前六時飛び入りのuさんに呼ばれ朝食中〔uさん宅へ〕飛んで行く。陣痛強度、破水前、準備全くなし。待たした車に無理に乗せて入院さす。前八時、千六百四十〔g〕、女児分娩。正に未熟児なり。〔未熟児〕センターを探したがベッドなし。仕方なくM産院にKさん〔I助産院スタッフの一人。一年あまり勤務〕が付き添って入院。入院後二十分にて死亡。もう少し早く入院させたら或は良かったかもしれぬ。

未明に産家に呼ばれ自宅分娩をすませ、すぐにI助産院に戻る。が、一時間後に次の女性の入院があり、さらにその一時間後には「飛び入り」の女性からの連絡で自宅にタクシーで行き、その女性を乗せて再び助産院に戻るという慌ただしさである。「飛び入り」とは「飛び込み」とも記され、出産まで一度も診察に訪れたことがない場合をいい、一九六三年には五件あった。

「未熟児」が生まれた場合、一九六三年という時代は搬送先の確保が難しかったようだ。直接に確保できなかった場合は保健所を経由していた、と日誌には記載がある。

〈一九六三年四月十七日〉

t未熟児（千三百十グラム、後七時三十分）チアノーゼ強く心配。一時間毎看視。

〈一九六三年四月十八日〉

t児チアノーゼ強く、前九時三十分稲田保健所へ電話をして、未熟児センターへ送るよう手配を頼む。カンフル処置をする。が、チアノーゼがますます強く、ついに呼吸困難。児小さく生活力弱し、今年度第二の死亡者なり

低体重で夜間に生まれると、朝になるのを待って保健所に連絡し、それから未熟児センターの受け入れが確定すれば、保健所を経由して子どもを搬送する。病院への搬送がスムーズにいく場合もあった。「稲田保健所迄Kさんが送り、保健所よりB保健婦さんが市立病院迄付添う。無事、入院終了する。千八百グラム。無事に大きくなってほしい」とツルの記載がある。

「未熟児」の搬送は受け入れ先の確保で苦労したことをしばしば日誌につづっている。未熟児ではなくとも、母親に比べて子どもの命は相対的にまだ軽視されていたのかもしれない。一九六八年六

月の日誌には出産後三日目に入院中の母親が子どもの不調を訴え、ツルが同乗して救急車で隣接する区の中堅病院に連れていくが、「病院医師心配ないと入院を断る」。結局、嘱託医療機関のT医院に入院させるが、翌日死亡してしまった。

〈一九六八年六月二十三日〉

h児死亡せりと連絡、T医院より有。思わず昨日の中央病院の日直医の横柄な顔が目に浮かぶ。hさん〔夫〕と〔ツルが〕T医院に死児引き取りに行き、帰路火葬場により后五時帰院。hさん〔妻〕トメより児の死亡を知らされ泣き泣き帰宅する。まことに痛々しい。若い母親の姿、遂《（ママ）》目頭が濡れてしまう。原因でも分かれば幾分諦められると思います。

妊産婦の搬送については病院で断られたという記載は見つからない。そのかわり、入院先との関係を円滑にするうえでツルらも折々に挨拶にいく。

〈一九六三年十月十九日〉

午前中N病院産婦人科に深夜度々お世話になる故、挨拶かたがた〔ケーキ二折持参〕tさん、sさんを見舞う。tさんは既に退院、sさんは予後順調。産婦人科の人員、旅行中のためK先生、Mさんにはお目にかかれず残念。

後出の十月十一日、腎臓結石が疑われて入院したｔさんと、前出の十月十七日に子癇発作を起こした女性ｓさんの見舞いを兼ねて、搬送先病院スタッフにお礼と挨拶をする。病院とI助産院との継続した関係に向けて贈答の品が準備されている。

地域からみたI助産院の機能

日誌には、明らかに出産とは関係がないのだがI助産院を訪ねてくる人たちがみられる。例えば、近所の商店主の家族が診察のために来院した記載がある。ツルは「盲腸なり。直ちに入院、手術か」（一九六三年八月八日）と記している。診断だけして、その後は商店主たちが病院に連れていったのかもしれない。

I助産院で生まれた近所の飲食店の子どもが「午後十一時大泣きして止まらず来る」。浣腸して様子を見、少量の薬をその後与えて静かになった様子が記録されている。助産所は二十四時間訪ねていける場所と認識されていたのだろう。また、子どもの体調不良や成人男女の健康相談に応じることは日常的だった。

なかには、近くの診療所がI助産院に患者を連れてくる場合もあった。「ａさん〔の分娩が〕終ってやれやれのところ、前十時X診療所よりｔさんかつぎこまれる。大分の腹痛だが陣痛ではない。P先生、Y先生の御来診の揚句、N病院に入院。腎臓結石の疑い」（一九六三年十月十一日）

少なくとも商店主の場合は、気安い専門家という位置づけのようにみえる。医師に相談する前に見立ててほしいということだろう。しかし、腹痛を訴える人をX診療所からI助産院に運び、その人をP医師やY医師、X医師が囲んで病名を相談し、病院に搬送したという事態は奇異にもみえる。X診療所医師は診断がつかなかったのか、それとも婦人科系の痛みだと考えたのだろうか。そのいずれにしても、プライマリーケアの機能をもつ助産所だからこそ、複数の医療者が一堂に会して病名を考える対応を可能にしたのかもしれない。

小さな悩みごとや病気の心配など、診察のために受診するのではなく、相談するということがI助産院ではしばしばおこなわれていた。その最も大きな機能が望まない妊娠に対する相談であり、育児援助サービスだった。

〈一九六三年二月五日〉
mさん、yさん、tさん、kさん、それぞれ妊娠に悩みかけこんでくる。一番正しい解決は生む《ママ》ことだ。妊娠やお産を至極ノーマルに考えた昔が懐かしいし、中絶が平気で行われることがのろわしい。街の彼の事、此の事に踊らされているような自分達。今夜はこれでもう誰も来ないだろう。正に十二時。

ツルの当直の深夜、次々と相談にやってきた地域の既婚女性たちのほとんどは、人工妊娠中絶することを半ば決めてきたのかもしれない。手術を受けると決断していない女性や夫にはなるべく産むように勧める（一九六三年二月十四日、トメの記録）。最終的には人工妊娠中絶を受ける決断をするにせよ、一人で悩みを抱え込まずに相談できる場があったことは、女性たちにとって大切な役割を果たしていたことだろう。

経済的に困難を抱えた女性たちにとって、助産所は食事とケアと宿泊付きのサービスを期待できる場所だった。そのために、理由をつけて子どもを預けにくる女性たちもいた。以下はトメの記録による。

〈一九六三年一月二十一日〉

f児、〔午後〕三時頃あずかり。十時までという約束なれど十一時半になっても迎えに現れず。ツル一緒に寝る。〔深夜〕一時迎えに来る。ツル帰る。

〈一九六三年四月三十日〉

二十八日后〇時fさんの児預かるも其の夜つれにこない。二十九日も又一日預かり。三十日になってしまった昨夜はお産で〔手伝いの〕Cちゃんが一緒にねむるが、どうも夜は寝ないで困る。寝ないものだからCちゃんはミルクばかり飲ますので消化不良等の心配も考えられる故、事が起こらないうちに、〔児の預かりは〕ことわった方が良い様思はる。

この後、ツルの日誌として「f児やっとやっと夜六時に迎えに来てくれる。やれやれ」とある。三日目にして親が迎えにきた様子である。文脈からしても親の側は、出産した助産所のサービス（アフターケア！）として利用していたのかもしれない。

助産所で出産する妊産婦のなかには経済的困窮者も少なくなかった。ツルたちがI助産院を長年続けていたのは、公的扶助の対象となる女性たちの出産を引き受けることに対する社会的意義を認識していたからである。しかし、その一方で、入院助産制度を活用する女性たちに「振り回される」ことも多かった。日誌は、これらの「振り回される」経験によって湧き上がる感情をコントロールする機能を担っていたのである。

「振り回される」経験と感情のコントロール

「産婆は常に待ったなし」とツルはしばしば表現する。日誌からわかるのは、出産に限らず、地域の助産所はさまざまな人々が駆け込んでくる場だということである。I助産院で出産した女性が子どもを預かってほしいと連れてきて数日間迎えにこなかったり、警察から電話で「お産で出かかっているからすぐ来いと迎えのパトカーにて行く」（一九六三年二月十六日）こともあった。

先述のエピソードでもみたとおり、地域のパーソナルな関係を背景に、二十四時間いつでも気軽に身体の相談をもちかけられる、必要なら宿泊や食事も提供してくれる公共的な場に近い感覚で地元の人々は捉えていたのかもしれない。

そのために心安い同性の医療専門家として職務以上のサービスを期待されたり、支払いをいつまでもしようとしない妊産婦に「振り回される」ことがしばしばあった。そのつど、これらの人々に怒ったり不愉快な気持ちにさせられるが、職務上はどうにかしてこれらの感情をコントロールしなければならない。

一九七〇年前後の日誌では、「いきませ」てもなかなか自分で出産する姿勢を見せない女性や、

「終夜ベルをならしつづけ」る女性、大騒ぎして四十時間近くかかる妊産婦の出産に立ち会うといった記載が多くなる。ツルは、「一生懸命お産をする人が少なくなり遂《（ママ）》、吸引〔器〕を利用する様になり近頃のお産はつまらない」（一九七一年二月二十六日）と記している。

送迎をさせる妊産婦も登場する。Ｉ助産院に深夜一時半に団地の住人から電話があり、陣痛が五分おきだから車で迎えにくるようにという。トメの通勤用の乗用車で妊婦の親の家に寄り、住まいがわからないので親に案内してもらいながら迎えにいった。さすがにツルは、「深夜、不案内の処にて迎えに行く困難は老いの身に耐え得るものでもないのに乞はれるままに迎えに行き、まことに大変の様なり。今後は救急車を利用する様、指示することにする」（一九六八年十月二十日）と書き留めている。同年五月にも朝四時半に車で迎えにきてほしいという要請があり、トメに迎えにいってもらっている。ツルは「電車で充分間に合うのに助産婦を心易く使うｑさんに好感が持てぬが、商売にさえなれば良いと思って商売気を出してやれば腹も立てぬ《（ママ）》」と記し、どうにか感情をコントロールしている。

最も苦労するのは支払い能力がない妊産婦への対応である[20]。一九六三年六月十日に「ｙさん」が来院し診察を受けた後、入院準備をしてくると家に帰ったが、女の子を連れて準備もなくＩ助産院に戻ってきたことを記載している。母子は二人で泊まり、深夜、母親が出産する間、入院室の子どもがベッドから落ちないか心配している。ｙさんは出産後、六月十二日には「明日支払いをする」と言って退院するが、翌日来る様子もない。この女性の件で近所の八百屋からＩ助産院に電話があった。この女性に未払い分を精算してほしいということだった。「こう方々にかけ〔掛け買い〕のある人では入院費も分娩料も払ってもらえそうにない。明日は安定所〔福祉事務所の誤記と思われる〕に行って頼んでみよう」（一九六三年六月十三日）とある。

この件でツルが十四日に役所に行ったことをトメが日誌に記している。

〈一九六三年六月十五日〉

〔ツルが〕福祉事務所へいってMさんに〔公的扶助の適用を〕頼む。然し生〔ま〕れたのには保護を適用させず、中絶には適用さす、とはなっとくのいかぬ話。ツルはおこってRさん〔市会議員〕にでも話してみるといっている。金は始めからあきらめているのでしかたないとして、生活保護にかけてやれたらと思う。皆に迷惑をかけているのも生活が苦しいからだとおもうけど、あのずうずうしさには、むかむかする。

「金は始めからあきらめている」というトメの記載からは、出産費用を支払わない事態がyさんに限らず、少なくなかったことがわかる。トメの率直な感情の吐露とともに、ツルが公的扶助の対象になるように福祉事務所にはたらきかけている様子が記される。翌日にツルは市議会議員のR氏に相談にいくが、R氏は「人生に対して真面目に努力する良心を失っている人に他からの救いなぞ無駄だと思う」と回答したうえで、福祉事務所には聞いてみると約束してくれた。これに対し、人工妊娠中絶は公的扶助の対象とし、生まれた子どもにはそれを適用しないという行政の矛盾に対する怒りだけでなく、行政に関わる市議会議員のR氏にも理解されていないことへの残念な思いをツルは日誌に記している。

〈一九六三年六月十六日〉

安定所〔福祉事務所〕自体の矛盾については〔R氏は〕あまりぴんとこない様で意見なし。私の方はむしろ安定所のやり方を憤慨《(ママ)》して居るのだけど。何かの折に一度社会に訴えてみたいと思って居る。〔役所は〕生命を断つには金を出し、生命を護るには一文の補助もしない。

I助産院は川崎市の助産施設（児童福祉法第二十二条に定められた社会福祉施設の一つ。詳細は終章を参照）として登録されていて、経済的困窮者の入院や出産を受け入れていた。この公費負担による入院助産制度は、制度を必要とする人が出産前にその利用申請をしておく必要がある。ところが一九六〇年代は制度の存在が知られておらず、妊婦が出産のためだけに突然、助産所を訪れて出産し、未払いのまま新生児を連れて帰宅してしまうということがしばしばあった。七一年の日誌にも入院・出産費用の未払い問題に関する記載が登場する。二人目を出産したいために六年前の分を支払いにきたり、「児童手当欲しさに」三年前の出産費用の一部を払い子どもの出生証明書の発行を依頼にくる女性たちのエピソードである。未払いが予期されるからといって妊産婦からの診察や助産の依頼を断ることはできなかったのは、医師法にある応召義務に近い認識を助産婦としてもっていたためだろう。こうした未払い問題は、日本各地の診療所や病院、助産所で経験されたことにちがいない。

地域の医療とのこうした共通性をもちながら、日誌を通じて読み取れるのは有床助産所の地域で果たした固有の役割である。それは女性の身体に関する同性の専門家として、心安く相談できる立場にあり、また施設としては病院・診療所・保健所・市役所とのつながりをもっていたからプライマリーケアとソーシャルワークの機能を同時に担っていたということである。I助産院でいえば入院規模が五床という小規模だからこそ多機能であり、そのためにサービスを求める地域の人々に「振り回される」こともしばしばあり、出産に関わる他職種の専門家への連絡や連携に細かな配慮が求められていた。

次に本章のむすびとして、地域における有床助産所と産婆・助産婦が果たした役割についてまとめておく。

3　有床助産所と地域の助産婦が果たした役割

ツルが産婆として働き始めたのは一九四一年、中野組合病院勤務からである。そこで学んだことは、産婆が出産の進行をよく把握し、待機する医師を出産の場に呼ぶか呼ばないかは産婆が判断するというものだった。そのような産婆の主体的判断とそれに基づく助産行為は、戦後のGHQ占領下に作られた医療法以降、激変してしまったとツルは捉えている。

有床助産所としてI助産院は、一九七〇年代前半まで多忙を極めた。すでにみてきたとおり、川

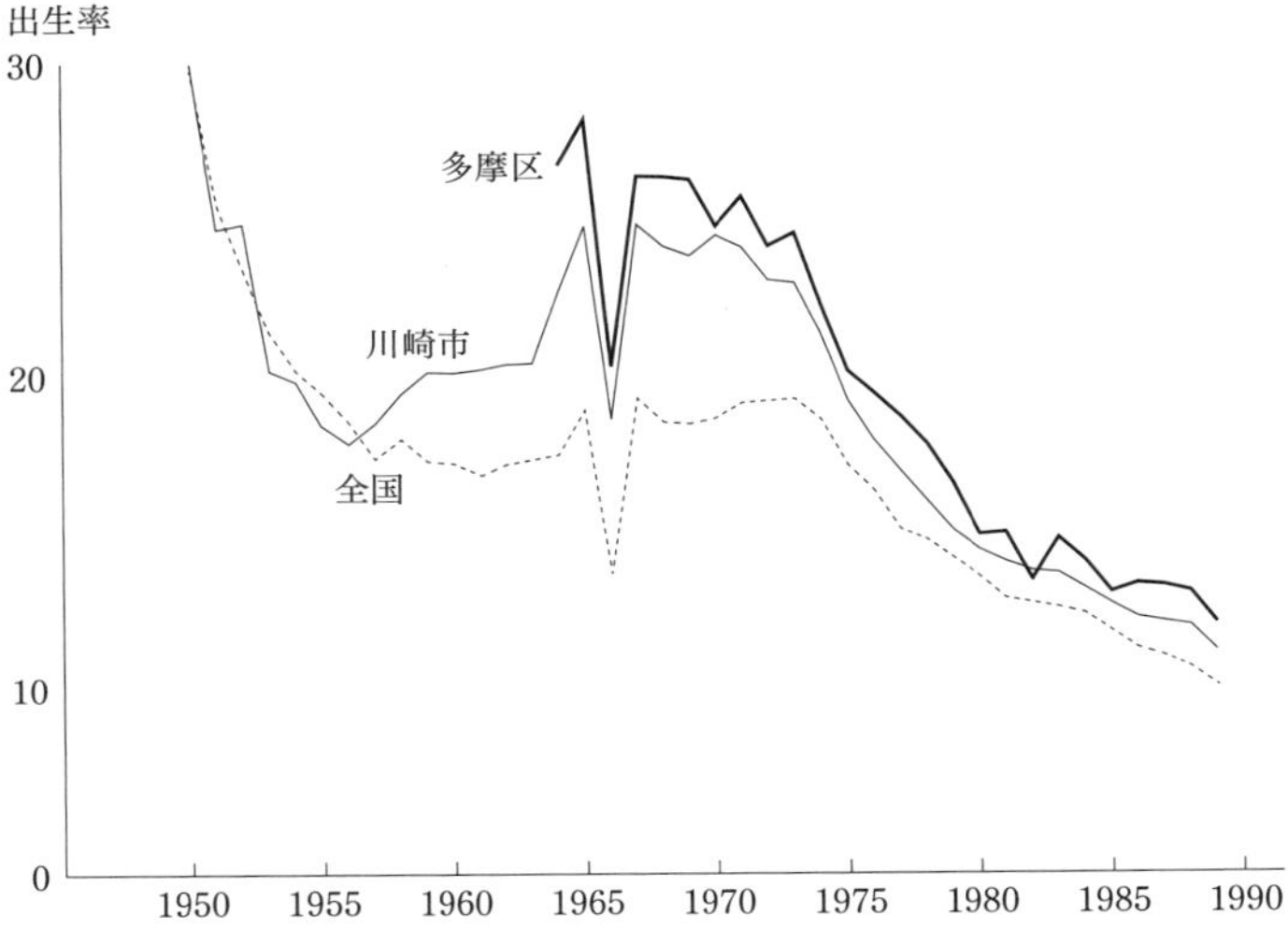

図2　全国、川崎市と多摩区の出生率の変化
(出典：1984年から89年までの川崎市衛生局編『川崎市衛生年報』〔川崎市衛生局〕から作成)

崎市が日本全体の平均出生率をはるかに上回っていたことと、Ｉ助産院があった多摩区が川崎市の平均をさらに上回り、その傾向が七〇年代中頃まで続いたという人口上の要因が基本にある。しかし、五〇年代から六〇年代前半にかけて産婦人科診療所も次々と開業していたことをふまえると、人口による説明だけでは不足である。

日本全体でみると、大都市での助産所分娩は戦後すぐに始まって十年前後続き、その後、病院分娩に代わっていくのに対し、地方ではむしろ一九六〇年代半ばから後半にかけて増え続けた。中山まき子が指摘するとおり、公設助産所としての母子健康センター・助産部門の設置は六〇年代以降の施設化に貢献した。ただし、これだけでは都市での施設化が郡部よりも数年早かったことを説明できないと中山も認めている。[21]

都市での出産の施設化は、戦前日本の都市で「産院」が社会事業の枠組みで始まったことによる。出産の施設化は当初、貧困女性を対象とするものだった。ところが、入院して出産ができるスタイルは、利用者側にとっての利便性の論理（出産のための自宅での事前準備や手伝いの確保が不要）に応えるものであり、さらに産院には母乳や育児相談など専用のサービスも追加されていったから、社会事業がはじめに対象とした貧困層だけでなく、新中間層をも取り込むことになった（第4章を参照）。社会事業から始まった病院組織による「産院」に加え、産婆による小規模な入院分娩施設も「産院」と呼ばれた。入院分娩というスタイルが都市で定着していったのである。このように戦前、都市を中心に広がった「産院」の形式が、戦後、都市から地方へ、市部から郡部へと伝播したとみることができる。[22]

藤田真一の報告によると、山梨県上野原町に母子健康センターが一九六五年に開設された際には八人の開業助産婦が集められている。[23] 西川麦子が報告した石川県門前町の竹島みいの場合は五七年に助産所を開設しているが、六四年に町が依頼してきた母子健康センターの管理・運営を引き受けるにあたり、自らの助産所を閉鎖している。その際に、みいが声をかけた個人開業していた六人の助産婦全員がセンターに勤務することになった。これらはいずれも、地方では母子健康センター・助産部門の開設を契機に開業助産婦が自らの助産所を閉鎖するか、出張分娩専門の個人開業をやめた例である。

ツルが開業した地は当初、農村地帯だったが、戦後、私鉄の延伸によって東京の郊外地として人口が急増した地域だったことは、四十年以上にわたる有床助産所の運営にとって有利にはたらいた。しかしそれだけでなく、前節でみてきたように、地域の助産所として妊娠・出産だけでなく、育てられない子どもの相談や産めない事情にも二十四時間対応してきたのである。産む身体であるがゆえに悩む女性に関わる専門機関として、当事者の女性や家族の相談に応じ、しかもその秘密を厳守し、そのようにして地域の信頼を形成してきた。有床助産所は地域の目立たない場所で、女性たちの産む身体を支えてきたのである。

「七十歳を過ぎたら産院をやめる」というのがツルの口癖だった。しかし、実際はやめずにさらに二年間、助産所を続けた。働くことが好きだったし、収入に結び付くことも張り合いになったにちがいない。しかしおそらくはツルにとって助産行為そのものが仕事であると同時に楽しみになっていたようだ。八十歳になっても助産所の後継者から「お産が始まった」と連絡が入ると就寝中でも「うれしくって飛び起きちゃう」と語っていた。後任にすべてを譲ってからも無償で出産の場に駆けつけていたのである。

ツルにとって助産するという行為はどういう意味をもっていたのだろうか。ライフヒストリーでみたとおり、ツルには産婆になることの必然性も直接的な動機もなかった。あくまで経済的自立のためだった。しかし二十七歳から産婆として働き始め、半世紀に及ぶ仕事を通じて、ツルにとっては助産という実践は身体化され、睡眠中でも電話を受けると起きて助産所に駆けつけるという喜びに結び付くまでになっている。

子どもの誕生の瞬間、その瞬間を産む女性とともに迎える喜び、無事に出産が終了したことに対する感謝のいずれもがツルに深い満足を与え、励ましになっていたにちがいない。助産所が地域にしっかりと根ざしていた時代を生きたツルやトメが記した日誌からは、産む女性や家族の喜びだけでなく、持っていきどころがない秘密や不安を打ち明け相談する場として助産所があり、助産婦が地域の大切な存在として人々に認識されていたことがわかるのである。

注

(1) 厚生省医務局編『医制八十年史』印刷局朝陽会、一九五五年

(2) 「日本助産師会」(http://www.midwife.or.jp/index.html)［二〇一八年五月三十日アクセス］

(3) グループSUN編『それにしても楽しいお産だったなぁ――自由なスタイルで産む』学陽書房、一九九三年

(4) 国立歴史民俗博物館には、ツルと同時代を生き、東京都墨田区で長年にわたって助産所を営んだ間宮うら(一九一四―二〇〇二)が残した資料が保管され、伊賀みどりによって整理・分析が進められている(国立歴史民俗博物館編『助産院・助産師資料目録』〔「国立歴史民俗博物館資料目録」第十二巻〕、人間文化研究機構国立歴史民俗博物館、二〇一八年)。

(5) 「ゲーム取り」とは「玉突きゲーム取り」の略であり、撞球場(ビリヤード場)で働く「資格を要しない」女性の職業と説明されている。「ゲームの数取り(カウント)を主とし、来客への挨拶から、キューを取らせる斡旋お茶汲みお勘定と、主人に代って球技場一切の日常の経営に携わる」仕事をいい、若い女性が多かったという。収入は「〔住み込みの場合〕食費を店持ちで二十円位、キューが持

てれば三十五円位まで、一人前に〔玉が〕突ければ百円近い収入を得る」ことも可能だったとある。要するに撞球場を営む店に雇用され給与制だが、玉突きにくる客の相手を務め、プレーヤーとして上手になると、その分給与が上がる仕組みだった。和田博文監修、久米依子編『職業婦人』（「コレクション・モダン都市文化」第四期第七十巻）、ゆまに書房、二〇一一年、二八―三〇ページ

（6）亀井美知子『近代日本看護史1――日本赤十字社と看護』ドメス出版、一九八三年、三一ページ。「日赤看護婦の誕生」によると、一八九〇年（明治二十三年）四月に第一期生（十人）が入学したとあるから、ツルの母の入学は開学から十三、四年あたりと考えられる。入学者が少なく、開学期と同様に「午前中は学科教授、午後は病室で実習」の日課だったとすると、かなり濃密な人間関係が形成される環境にあった。ツルには、母の日赤時代の友人に博物館などいろいろな場所に連れていってもらった記憶がある。

（7）東京医療生協五十年史編さん委員会編『東京医療生協五十年史』東京医療生活協同組合、一九八二年

（8）菅谷章『日本医療制度史』（「明治百年史叢書」）、原書房、一九七六年）二〇二―二〇五ページには、一九三八年（昭和十三年）現在で総建坪九百二十三坪（約三十アール）、百一床の総合病院になったと記されている。前掲『東京医療生協五十年史』には三五年以降の増築、増床の記載はないが、ツルの語りでは産婆が二十人いたというから、菅谷が記載するように、産科を含め百一床に増えたと考えるほうが妥当かもしれない。そうだとすると、わずか六年間に建坪が六倍に、ベッドも五倍に増えたことになる。

（9）川崎市総務局総務部統計課編『川崎市統計書 昭和33年版』川崎市、一九五九年

（10）川崎市役所『川崎市史』川崎市役所、一九六八年、五一六ページ

(11)ツルの話では日本看護協会の機関誌「看護」(日本看護協会出版会、一九四九年創刊)に掲載されたということだが、該当箇所はなかった。代わりに国立国会図書館に所蔵されている雑誌のなかで「保健と助産」第七巻第八号(保健と助産研究会〔日本助産婦会出版部の前身〕、一九五三年、三〇—三三ページ)にツルが取材された写真付きの記事があった。補足だが、一九四九年から五六年まで閲覧した範囲でいうと、「看護」の記事の分量が多い順は、①看護婦関連、②保健婦関連、③助産婦関連となっている。①に対して③は極端に少ない。GHQ/SCAP(連合国軍総司令部/連合国軍最高司令官)占領下に誕生した日本看護協会では助産職が周辺的な位置づけをされていたことが雑誌から明確にわかる。

(12)当時の柿生から三駅か四駅目にあたる登戸在住の女性産婦人科医師I先生が嘱託医だった。非常に穏やかな女性でツルの話によれば、出産の異常時にだけ来てもらい、仕事上のすみ分けが徹底していたようだ。

(13)カンフルはクスノキに含まれ、古くから医療に用いられた。「血行の改善、消炎、鎮痛、鎮痒の目的で外用される」が現在は中枢興奮や強心の目的では用いられない、と説明されている(伊藤正男/井村裕夫/高久史麿総編集『医学大辞典』医学書院、二〇〇三年)。一九六〇年代にカンフルは強心剤として用いられた様子である。

(14)戦前から、出張分娩だけでなく有床助産所をもつ産婆はいた。当時は、「産院」と呼ばれていた。本書の終章を参照。

(15)川崎市衛生局編『川崎市衛生年報 昭和26年度版』川崎市衛生局、一九五二年。百八十七施設の「施設数」とは出産専用の施設数のことではなく、届け出された開業助産婦数を示している。出張分娩専門すなわち無床で開業する助産婦も有床助産所と同様に「施設」として数えられていて、百八十七施設のほとんどはこの無床助産所が占めている。

(16) 表1から表4は川崎市の出産の場所別と立ち会い者別の割合を示している。資料は川崎市衛生局編『川崎市衛生年報 昭和32年度版』(川崎市衛生局、一九五七年)を用い、一部改変して転載している。

表1　川崎市施設別出生児数とその割合（1957年）

		病院及び診療所	助産所	自宅	その他
出生児数		4,167	625	3,961	400
川崎市全体割合（%）		45.5	6.8	43.3	4.4
地区別	中央	43.1	8.3	43.7	4.9
	中原	53.0	4.1	39.1	3.8
	高津	41.5	6.4	48.5	3.6

表2　川崎市立ち会い者別出生児数とその割合（1957年）

		医師	助産婦	その他
出生児数		4,209	4,938	6
川崎市全体割合（%）		46.0	54.0	0.0
地区別	中央	43.6	56.3	0.1
	中原	53.3	46.7	0.0
	高津	42.3	57.6	0.1

この時期に川崎市は三つの保健所によって管轄されていて、稲田地区は高津保健所の管轄となる。表1を施設別（出生の場所別）にみると、都市部の中央保健所管内では助産所分娩が相対的に多かったこと、川崎市内では高津保健所管内の自宅分娩が多かったことから、中央保健所管内と高津保健所

表3　川崎市施設別出生児数の割合（1954―57年）　（%）

	病院および診療所	助産所	自宅	その他
1954年（昭和29年）	23.5	4.2	67.3	5.0
1955年（昭和30年）	29.3	2.9	61.1	6.7
1956年（昭和31年）	36.8	5.2	52.4	5.6
1957年（昭和32年）	45.5	6.8	43.3	4.4

表4　川崎市立ち会い者別出生児数の割合（1953―57年）　（%）

	医師	助産婦	その他
1953年（昭和28年）	19.2	80.6	0.2
1954年（昭和29年）	24.4	75.5	0.1
1955年（昭和30年）	30.4	69.4	0.2
1956年（昭和31年）	37.9	62.0	0.1
1957年（昭和32年）	46.0	54.0	0.0

管内では助産婦立ち会いが医師立ち会いを上回っていた時期だった。これを過去四年間さかのぼってみると、表3と表4にみるとおり、短期間に施設分娩が自宅分娩に取って代わり、一九五八年以降に病院と診療所での分娩が全体の半分以上を占めるようになっていることがわかる。

(17) トメの助産所とライバル関係にあったこの助産所は一九五六年一月に開業したが、八年後の六四年三月には廃業届を出している（川崎市多摩区保健所保管「助産所台帳」）。

(18) T医院が嘱託医になる前の一九六一年までは二駅隣の女性の産婦人科医師が嘱託医であり、ツルも深い信頼を寄せていた。しかしこの医師が診療所をやめることになり、I助産院設立を契機にT医師が嘱託医になった。

(19) 子癇とは「妊娠中毒症によって起こった痙攣発作」のこと。「発生時期により、妊娠子癇、分娩子癇、産褥子癇に分類」される（前掲『医学大辞典』）。多くの場合痙攣発作を伴い、母子の生命に関わる場合があるとされる。

(20) 「〔昭和〕四十三年十一月に分娩して未払いのsさん。子どもの児童手当欲しさに未払い分一万六千二百〔円〕の内、六千二百一円丈《（ママ）》入金する。残りは貰った児童手当で支払うとか。〔出生〕証明を出す。四年前の出産なり」（一九七一年十二月二十日）。この短い記述からは支払いをすでに諦めている様子であることが推測され、またこうした女性が少なくなかったようだ。

(21) 中山まき子『身体をめぐる政策と個人――母子健康センター事業の研究』勁草書房、二〇〇一年、一五六―一五七ページ

(22) 厳密にいえば、戦前期の愛国婦人会がおこなった社会事業のように、産院の設置は都市だけとはいえない。一九三五年に出版された愛国婦人会『愛国婦人会より見たる婦人を対象とせる社会事業』（愛国婦人会）には「愛国婦人会が大正十年社会事業施設を始めて今日約二百七十、農繁託児所の如

き本会関係のみにても約二千五百の施設を見るに至った」(二ページ)とある。「施設」としては「産院」のほかに「助産券の交付、巡回委託産婆、産具の配給、産時用品の消毒、産時用具の貸与、出産保険、妊産婦健康相談、出産保険組合」を挙げていて、かなり広範囲の内容を「施設」に含めている。「産院」については次のような記述がある。「地方の習慣に依り特種の経済事情に基く産院を要する地方がある。岩手県支部が先年釜石町に設置した産院は之である。此の地方では産婦を出したる家は挙家汚れたるものとして一週間家に立て籠もり職業に従事することの出来ぬ習慣がある。従って中産以下の日雇稼人、漁夫、小売商人等には大打撃である。之を救済する為めに産院を設置したことは特例ではあるが伝統に依る慣習打開上又経済保護上有意義の企である」。釜石のほかには「門司、久留米、金沢、京城等」にも設置したのだという。「汚れ」としての「出産」を「産院」が隔離したことで、「汚れ」から自由になった男性が妻の産前・産後も自由に職業活動を維持できたというのである。

(23) 藤田真一『お産革命』朝日新聞社、一九七九年、一二六ページ

第１章　明治期日本の助産婦に向ける医師の統制と期待
——出産の正常と異常の境界をめぐって

1　問題関心

医療の対象としての出産が大衆化するなかで、女性によって伝統的に担われてきた助産職は、戦後急速な勢いで社会的に見えない存在になっていった。その理由は助産師の数そのものの減少以上に、その九〇％近くが病院や診療所などで働くようになり、地域で開業する助産師がほとんど消失したためである(1)。

こうした変化のなかで、出産は病院に行ってするものという考え方が大半を占めるようになった(2)。しかしその一方で、近年、都市部でごく少数だが、助産所や自宅で出産することを選択する女性が増えつつある。産む立場からいえば、この傾向は医療化への反発という側面とともに、「わたしらしい出産」「お産へのこだわり」といった表現にみられるように、産み手の側が自分の価値観や志向を大切にする結果としての選択でもある。自己実現としての出産といってもいいだろう。[3]

高度消費社会での商品やサービスは、それ自体の使用価値以上に付加価値が消費の鍵を握る。このことを出産に関わるサービスについての産む女性からの期待という文脈で表現するならば、①医療的介入を阻止もしくは最小限にしながら安全な出産に導くこと、②産む側の安心感を可能なかぎりサポートしてくれること、③「自分で出産した」という産む女性自身の達成感と「人間らしいお産」という満足感を与えてくれること、といえるだろう。

以上のように考えた場合、サービス提供者である助産師は、この期待に応えうる状況にあるのだろうか。戦後日本の助産婦（師）教育は、一貫して看護婦（師）養成を基準におこなわれてきた。[4]とりわけ一九九〇年代以降、全国各地に広がった看護系大学に助産師教育も取り込まれることで教育の内容が大きく変容した。九六年の保健師助産師看護師学校養成所指定規則の改正によって、分娩介助実習はそれまでの「十回以上」から「十回程度」に変わった。大学やその他の養成所で正常産を介助する経験は十例程度を目安にすればよくなった。その結果、正常産の介助経験が十例に満たないまま（鈴井江三子によれば平均四・五例という大学もあるという）、正常産の専門家として病院に就職することもしばしば起こる。[5]この点で、前記の①から③のような役割期待の実現と助産師の社会化過程とは大きな隔たりがあるといわざるをえない。

学校教育後の現場教育もまた、助産師の社会的性格を決定づけるうえで極めて重要である。しかし、養成課程での正常産の介助経験がこれほどに少ないまま、医療をおこなう組織である病院に就職した助産師たちが、出産の正常と異常の境界について、はたしてどこまで自律的判断をもちうるのだろうか。

こうした状況に対する助産師自身の取り組みが近年登場している。正常産の専門家養成に向けて、開業助産師と病院勤務助産師を中心とした職能団体、日本助産師会（二〇〇二年七月までは日本助産婦会）は、一九九七年から開業助産師教育長期研修課程という研修制度を独自に設けて助産師の再教育を図っている(6)。

この研修制度が一年間にわたるものであり、講義・演習と助産所（助産院）での長期研修が二本柱になっていることから、正常産の介助ができることと開業に伴う地域および産婦や家族との関わりについて学ぶ重要性が強調されていることがわかる。このような質的な変革への動向を念頭に置いてみると、戦前の助産婦（産婆）教育はどのようにおこなわれ、助産婦（産婆）たちはどのようにして正常産の専門家でありえたのだろうか、という問いが生まれてくる。

戦前、産婆資格を取得し、戦中から戦後にかけて病院と地域で活躍した、大正生まれの開業助産婦のライフヒストリーをかつて聞いたことがある。そのときに、開業の助産婦はもとより、病院のなかにあっても、戦前期の助産婦（産婆）たちは出産への対処について極めて自立性が高く、医師もまたその判断を尊重したという話がたびたび語られた(7)。

もし実際に、彼女の語りのとおり戦前の助産婦（産婆）たちの自立性が高かったとするなら、それはどんな局面でそうだったのか。助産婦（産婆）たちの自立性を促進するような産科医による教育がおこなわれたとすれば、それはどのようなものだったのか。

こうした問いから、本章の目的を以下の三つに絞ることにする。第一に、出産の近代化を担った戦前期の助産婦(産婆)に対し、産科医がおこなった教育はどのようなものだったのかを記述する。資料として、産科医・緒方正清が創始した緒方病院助産婦学会(のちの緒方助産婦学会)の設立と同時に創刊した月刊誌を用いる。第二に、その記述を通して産科医と助産婦との間にある関係を「対立をはらむ補完というアンビバレントな関係」として捉え、これを明らかにしていく。第三に、これらの作業から明治期の助産婦(産婆)教育の特徴と、助産婦(産婆)の社会的性格を明らかにする(次節以降は明治期を対象とするため、助産婦あるいは産婆を用いる)。

2 出産の医療化論の空白と「助産之栞」を読む意味

出産の近代化は出産の医療化と国家による管理統制の過程だというのは、日本の出産の歴史をマクロに捉えるうえで重要な視点である[8]。しかし、その担い手に着目すると、単線論的な理解が役に立たないことがわかってくる。

一九五〇年代以前は、産家のほとんどの出産は助産婦立ち会いでおこなわれていたから、出産の場をめぐる助産婦と医師との関係は、正常産は助産婦に、異常産を産科医(ほとんどが男性)にというすみ分けがあったと考えられている。このため出産をめぐっては旧産婆と新産婆の対立や葛藤が顕在化しがちだった。近代化のエージェントとしては医師と助産婦は同じ立場にありながら、医

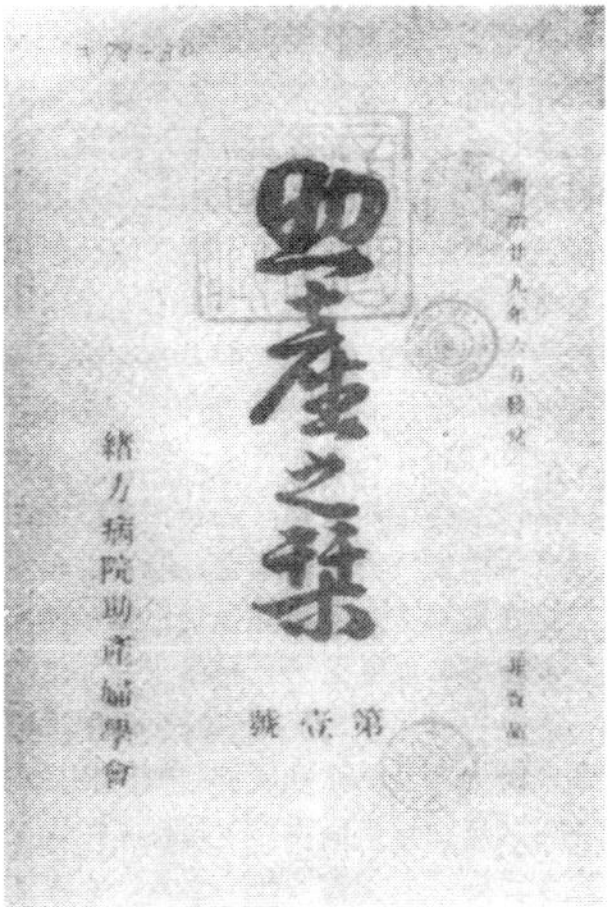

図3 「助産之栞」第1号、緒方助産婦学会、1896年、表紙

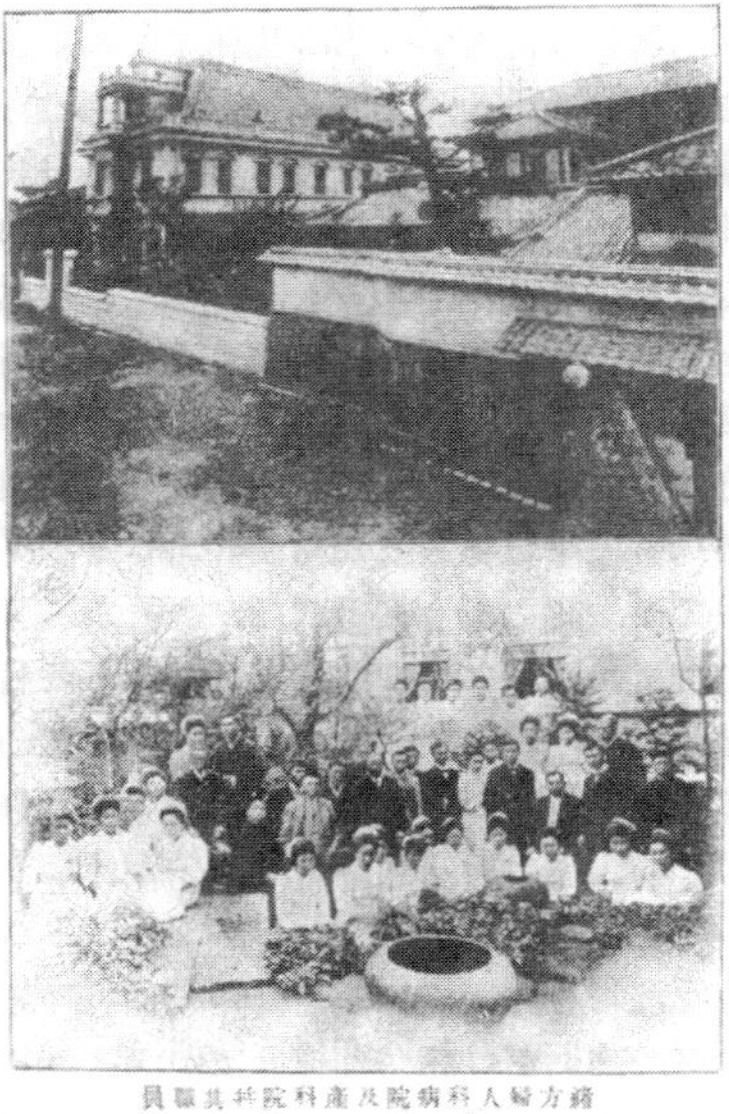

図4 上 緒方婦人科病院と産科院・下 同病院職員
（出典：「助産之栞」第100号、緒方助産婦学会、1904年）

療化論では両者は中心―周辺、あるいは基幹的―補助的というステレオタイプな関係で捉えられる傾向がある(9)。結果として、両者によって出産の医療化がどのように進められたのかが具体的に論じられることはなかった。そもそも出産の医療化という言葉の意味するところも実に多義的である。

本章では、これらをふまえて、出産の医療化

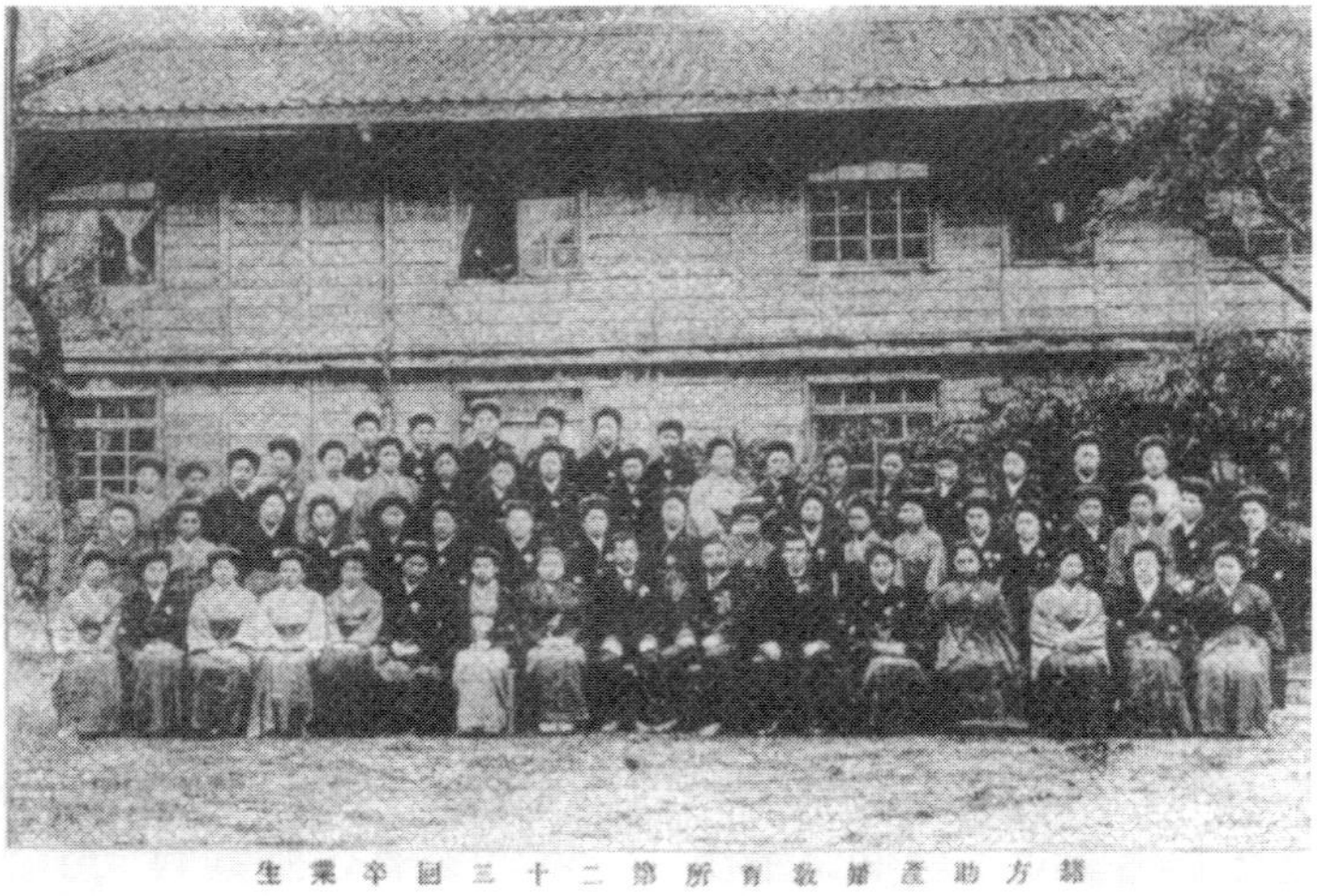

図5　緒方助産婦教育所第23回卒業生
（出典：「助産之栞」第121号、緒方助産婦学会、1906年）

の具体的局面を一八九六年（明治二十九年）六月創刊の月刊誌「助産之栞」から読み取っていくことにする。この雑誌は直接には西洋医学に基づく妊娠・出産・育児に関わる医師から助産婦に向けた、また熟練助産婦からほかの助産婦に向けた知識の伝達や啓蒙を中心としたものだが、それらを通して医師と助産婦が互いの関係をどのようにみていたのかをうかがい知ることができる。本章では、両者の協力と葛藤の関係のなかで、どのようにして助産婦たちが相対的には自立性を確保しえていたかを探っていく。

　明治期助産婦の教育をめぐって、産科医が書き記したものに比べて、助産婦が助産婦教育に言及したものはほとんどない[10]。助産婦の養成が医師主導であったことがその理由だろう。本書で取り上げる「助産之栞」は明治期の助産婦教育を目的とした通信教育教材として、また学会誌として日本で初めて出版され、一九四四年（昭和十九年）までほぼ半世紀にわたって月刊誌として発行された。明治期にはこのほかに日本産婆学協会発行「産婆学雑誌」（一九〇〇―一四年）や新潟産婆学校発行「日本助産婦新報」（一八九八―一九〇七年）という雑誌もあったが、出版継続期間で「助産之栞」には遠く及ばない。

「助産之栞」を取り上げた理由も、したがって第一に、助産婦のための日本で最も古い雑誌であり、しかも戦中期までほぼ五十年近く刊行され続けたことが挙げられる。第二に、雑誌発行の母体となった緒方病院助産婦学会は日本で初めての助産婦学会であり、創始者の産科医・緒方正清は当時の日本の（特に関西地方とその以西にわたる）助産婦教育に極めて影響力が強い存在だったことによる。第三に、この雑誌には産科医だけでなく助産婦の講演録や投稿が掲載されている。そして第四に、当時の医療、衛生をはじめとして、離婚や婚姻統計を含む社会に関する情報が得られるためである。(11)

3　緒方正清の助産婦教育と基本的姿勢

「助産之栞」創刊号の冒頭には緒方正清の「助産婦の改良に就て」（口述筆記）が掲載されている。以下その一部を引用する

抑も助産婦の業と云ふ者は、学問と実地と、どちらも必要なることは言ふまでもありませぬ

が、取分け実地の熟練は肝要であります。近頃医師の喋々と申して居ります、彼の防腐、消毒の二法の如きは、助産婦たるもの、一日片時も等閑にしてはなりませんもので、いと厳重に行はねばなりませぬ。（略）今日医学なり助産婦教育なり、大に進んで居る欧州の国々ですら、尚此の伝染病毒を十分に予防することが出来ませぬ。況んや学理にうとく、実験に乏しきのみならず、斯る伝染病毒の如何なるものなるか、夫さへ弁へぬ、我国の助産婦におきましては、実に剣呑の次第であります。然るに医師は是を軽々しく看なし、政府も亦厳重なる法令を出さず、随て世人の注意を喚び起すことなく、殆んど無頓着なる有様は、殊に心外の事ではありませんか。

　私は我国の助産婦教育所なり、其技術なり、又は産后《ママ》に発する伝染病の様子に付ては、（略）頗る嘆かわしき弊害の沢山ある事を知りました。其原因は左の数項に洩れまいと思はれます。[12]

　緒方はこのように述べ、次の五点を指摘する。

　第一に助産婦養成の教育の方針と仕方が間違っている点。すなわち「養成者其人が産科的実施の演習に不馴なるが為め、助産婦に必要なる妊婦、産婦又は褥婦に対する所置《ママ》を僅に産科術の雛形同様の演習に止め置くのが通例であり」「臨床実験に至ては」ほとんどおこなわれていないと助産婦教育の不備を指摘。「解剖学だの、生理学だの（略）無用の学理を教へ、（略）其結果は実に判断も出来ぬ、丁度産科医と助産婦との間の子の様な、一種奇体なともがらを拵へ」ることになる。これでは「世人の信用を得ないのも至当」であり「故に、助産婦を教育するに付ては、課程の節度は勿論、唯学理のみに偏らず実地必要の点を授くる事が肝心の事」として、演習さらには臨床実習の必要を強く訴えている。

第二に、国家による助産婦に対する「取締りの方法[13]」がない点。

第三に、助産婦を希望する人の場合「普通教育を受けた人が少く」、それ以上に助産婦として仕事をしながら「自分で自分の技倆を磨かふと思ふ根性」がない点。これらのために助産婦として誤ったことをしてしまうことがある。

第四に、産婦は助産婦に出産を依頼し、医師を呼ぶことはめったにないため、「世の人は何もしらない助産婦の言葉を信じ」てしまう点。第五に「従来の助産婦（旧産婆）は他に生活の方法が出来ない、凡て無学の婦女子」であるために世間から社会的に低くみられることの弊害もあるという点である。

これらをふまえた緒方の提案は以下のようにまとめることができる。

1、「助産婦養成所を設けて教授法及教科書を一定して之れか監督をも厳重に」すること。それによって助産婦の知識・技術水準の標準化が必要であること。

2、資格を取ってから五年ごとあるいは十年ごとに試験をおこなうこと。そうすれば資格取得後も勉強を怠ることができなくなる。

3、助産婦取り締まりを厳密にすること。

4、医師による衛生教育をより世間に知らしめ、それによって助産婦の誤った対応を是正していく必要がある。

5、助産婦の品格を高める努力をする必要がある。

6、助産婦研究会を開き、助産婦同士が相互に情報を交換し、また「医師を頼んで演説或は講談」を聞く機会をもつこと。

一八七四年（明治七年）に発布された医制によって産婆の資格が規定されたが、この頃の産婆（助産婦）の多くは旧産婆であり、新産婆はそのごく一部だった。[14] 緒方がいう「助産婦」は文脈からするとこの両者を含んでいて、彼女らの助産や衛生知識の水準を上げる必要があると述べていると理解できる。

この論文の後に続く緒方の別の論文「分娩時に於ける小児の危険症を知るの法」（口述筆記）では、助産婦が出産に臨んで注意すべきことを箇条書きにして説明している。「危険症」とは、言い換えると正常な進行から外れ、異常分娩になることが予想される条件である。

分娩時に於ける小児の危険症は、助産婦の常に熟知せざるべからざる事にして、通常分娩といへども、助産婦は母体の腹壁より胎児の心音を聴き、其搏動の強弱と其数を換《ママ》し、胎児の生命に危険あるや否《ママ》を知らざるべからず。（略）其数を減するときは、小児の危険となれるものにして、之れを起すべき原因に種々あり。[15]

このように述べ、その原因として次の十二項目を挙げている。「1、狭き骨盤に由るもの　2、陣痛異常に由るもの　3、子宮の損傷に由るもの　4、顔面位に由るもの　5、前頭位に由るもの　6、其他の異常位置に由るもの　7、臍帯の異常即ち臍帯の下垂及脱出に由るもの　8、臍帯の裂傷に由るもの　9、臍帯の強き纏絡に由るもの　10、妊婦に起る痙攣に由るもの　11、分娩前の出血に由るもの　12、仮死に由るもの」

この十二項目はいずれも「胎児危険に陥るもの」であるという。ところが、これらは胎児の「危険症」に関わるといいながらも、その状況次第で助産婦自身が「通常分娩」の範囲内に収めることが可能であり、経過によっては異常であると早めに判断して、危機を回避するために医師を直ちに招聘する必要もあるという。

例えば「異常位置」の場合、分娩経過の長さによって医師を直ちに呼ぶべきだとしている。臍帯脱出の場合は、「臍帯の骨盤壁に圧迫せらるる時」、また「11」は胎盤の病気か前置胎盤がその理由と考えられる場合、すぐに医師を呼び、かつ止血法を施すべきだとする。

このように、異常分娩であるという事実（そういう判断）は、出産に立ち会っている助産婦がその進行を刻一刻と観察し、異常か正常かを判断していく過程で生まれてくるものといえる。そこで異常な進行と判断された場合にはじめて医師は可能なかぎり速やかに呼ばれなくてはいけない。

正常と異常の境界が産出されるものであるなら、助産婦の能力と資質として期待されるのは、起こりうる事態を想定して、妊産婦の身体的兆候や訴えを見逃すことなく詳細に観察し、それらを総合的に判断することである。そして異常と判断したなら、応急の処置をしながら医師の到着を待つことになる。そのときは原則として投薬や鋏やナイフを使用する手術をしてはいけない。また産む身体に対し、子宮への手指の挿入（内診）も、機器の挿入もおこなってはいけない。これらは医師の領域とみなされているからである。

4　助産婦に対する産科医の期待――新潟助産婦学校校長・高橋辰五郎の場合

「助産之栞」に登場する医師の論説は、近代医療に基づいた助産婦に対する啓蒙が中心である。その具体的内容とは「消毒法」「産科における一般看護法」「分娩の姿勢」「産科における衛生思想」「蘇生法」「小児の栄養」といったものであり、ドイツを主とするヨーロッパの方法をモデルにしていることが多い。

その一方で、正常分娩に関わる情報と同じかそれ以上に、分娩遷延、陣痛微弱などを理由とした鉗子手術による分娩、胎児の位置異常（足位、臀位、顔面位など）、前置胎盤、小児の眼疾などの症例が繰り返し紹介される。これには、医療介入が必要とされる分娩には産科医を呼ばなければならない、というもう一つのメッセージが隠されている。

一九〇一年（明治三十四年）におこなわれた大阪府産婆試験問題には第五問として「如何なる場合に於て産婆は産家をして医師を迎へしむるや」[16]という設問が含まれている。この設問は、助産婦が経過を観察し、そこで異常か正常かを判断することを前提とする。産科医はこうした経過観察と進行に応じた処置、的確な判断と対処ができる助産婦の養成を緊急の課題と考えていた。

新潟県出身の高橋辰五郎は緒方病院で研修を受けた後、新潟に戻って産科医として仕事に励むかたわら、産婆学校を設立して助産婦教育を積極的におこなった。高橋も緒方助産婦学会の学会員として「助産之栞」に何度も登場する。

初期の論説として「助産婦学校設立の必要を論ず[17]」を紹介する。高橋はこの論説で「第一に助産婦は人生重要の職務なり」として、約百二十万の出産に関わる助産婦の責任は重いと述べる。他方、「産児百廿余万の中、死産児の数実に十万八千人の多きに達す。これ助産婦の処置の其の当を得ざるの過ちに坐せずんばあらず」とドイツと比べて死産率が二倍以上も高い理由を（文脈からは）旧産婆の責任であると考え、早急に実地訓練主体の県立の助産婦学校を設立し、待遇を改善してその地位向上を図るべきだと主張する。

その四年後には、第二回新潟県六産婆学校協議会の模様が「雑報」として「助産之栞」に記録されている。それによると「旧産婆（略）は無智老朽にして（略）各産婆学校は（略）新智識ある産婆を養成せん」として「適当なる産婆就業生を得るの方法並びに卒業者をして開業の便宜を得せしむ可き方法」に関する提案が高橋によっておこなわれている。具体的には医会や町村長に生徒の選出を依頼し、「新規開業の産婆には町村にて補助を与えて開業せしむるを必要」といった提案である[18]。高橋辰五郎に限らず、当時の産科医は乳幼児と妊産婦死亡率の減少のために助産婦教育が必要であると認識し、助産婦の水準を上げることに極めて熱心だった。

新潟高等女学校で高橋がおこなった講演が県内の「日本助産婦新報」に掲載された。「助産之栞」にはその抄録が「女子の高等の職業として助産婦業を推薦す」と題して掲載されている。[19]時代は日露戦争（一九〇四―〇五年）の最中にあった。高橋は「助産婦業は甚だ高尚なものである」として「助産婦は（略）殆ど医師と同等の権利を持っている。（略）助産婦は看護婦と同一に医師の付属物で有ると思ふのは誤りで有る。助産婦はまったく独立の業務で自己の学術を以て産婦や小児が如何なる状態で有るかと云ふ事を判断する」と述べ、「ツマリ正規の分娩は助産婦の担任で疾病異常は医師の受持である。（略）助産婦は決して医師の付属物と考えてはならぬ」と重ねて強調している。

さらに「助産婦は国家の盛運を扶くるもので有る」とし、その理由として一九〇〇年（明治三十三年）の出産と死産の数字から死産が出産のほぼ一〇%を占めていることを挙げ、次のように述べる。

死産児の十三万七千即ち凡そ十四万と云ふ人数は驚く可き大数で有る。此度の日露戦争では我国から凡そ三十万以上の兵隊を出す事で有らうが、三十万人は大約二ケ年分の死産児の数で有る。其れ故に、今助産婦の力によりて、凡そ二ケ年半分の死産児を悉く救ふ事が出来、之れを兵隊と致して戦場へ出す事とすると、十分に露西亜に打勝つことが出来ると云ふ次第で有る。[20]

助産婦養成学校の生徒募集が目的でおこなわれた講演だったから、高橋は助産婦職が医師とほとんど同等の権利をもっと積極的にアピールしている。それに加え助産婦は仕事を通して国力増強に貢献できると、仕事の社会的意義を強調している。

高橋は、別の論説として「憐れむへき初生児！」と題する症例報告をおこなっている。そこでは母乳が出ない体調不良の母親と、生後四日目の新生児を往診したときの様子を記している。母乳の代わりに牛乳を飲ませるように指導して帰宅したが、それから三日後に往診してみると、到着する数時間前にその子どもが死亡していたという話である。湯屋を営業しているのだから財の問題ではなかった。「適当の助産婦」がいて身近に指導できていれば避けられた死だったと哀れんでいる。(21)

一人ひとりの生命を惜しむ気持ちと戦地に赴く健康な兵力を育成して国家に貢献する喜びは、高橋にあって矛盾なく両立し、医師として国家の人口管理の一翼を担うのである。

5　産む身体の区分をめぐる医師と助産婦の分業——医学士・古川栄の助産職観

初期の「助産之栞」に頻繁に登場するもう一人の産科医・古川栄は助産婦教育だけでなく、統計的情報を提供する論文をしばしば寄せている。高橋辰五郎のようにときとして過激な論調になることもなく、論文は没個性的で客観的な印象を与える。一八九七年（明治三十年）七月には「助産婦の心得」として、冒頭の論説に次のように書いている。「助産婦の任務は其名義の通り、天然の分娩を助くるにありて、破格〔難産〕の場合には必ず専門の産科医を聘して、之が指揮に従ひ、決して自ら投薬し（麦角）[22]或は鉗子を手にすることを許さざるなり[23]」古川は、助産婦の投薬や手術を禁止し、自然な分娩の進行を助けはしても、難産には手を出してはいけないとしている。

岩田帯を緩く〆るは妨あるべからず。内診は医師に任ずべし。分娩に臨み即、陣痛を発し子宮口を開張する期には、只天然自然に任せ「ラミナリヤ[24]」使用の如きは専門の産科医に譲るべし。但し「コルポイリンテル[25]」は此限にあらず。普通の胎児位置なれば天然の経過をまち、否らざれば素より之れを産科医に告ぐべし。（略）初生児の仮死には決して口にて息を吹込むべからず。（略）臍帯は法の如く結紮離断し後産をいそぐ為め、臍帯を引張ることは助産婦学の禁ずる所にして只按腹して後産を催進すべし。[26]

初生児仮死の対処法は特に記載していない。後産も自然に出てくるのを待つのであって、積極的に引っ張るなどしてはいけないという。いずれも自然なままでは順調に進行しない場合どうするべきかは記載せず、産科医を招聘すべきとする。また陣痛を促進する目的で器械を用いる場合も子宮に挿入するもの（ラミナリア）は使用を禁止し、膣内に挿入するもの（コルポイリンテル）は使用を認可する。

言い換えると、出産する女性の身体は子宮と膣との間に境界線が引かれ、それを境に医師と助産婦との職分領域が区別されている。このため、「内診は医師に任ずべし」となる。狭義の内診は内性器の触診をさし、[27]膣から子宮へと連続しているためである。

産婆規則が制定された一八九九年（明治三十二年）前後は、助産婦教育で消毒法や栄養知識の普及が重要な位置を占めていた。抗生物質が開発される以前、産褥熱は分娩に伴う恐ろしい伝染病だった。したがって古川は、内診に対して医師、助産婦を問わず慎重であるべきだとする立場をとっているとも理解できる。しかしあくまで、子宮と膣を医師と助産婦の分業の境界としていて、この点は注目しておかなければならない。

ではこの原則論に対して、出産の現場ではどんな対応がなされていたのか。一人の医師が「前置胎盤を有する斜位」[28]の分娩例を紹介している。経過としては、産婦が大出血を起こして患家に呼ばれた助産婦が、内診の結果、臍帯脱出を認め応急処置をした。そのうえで「第二の斜位」であると診断し、医師に往診を依頼した。医師は足位回転術を用いて出産させ、仮死で生まれた子どもには人工蘇生術を施したが、結局母体の命だけをとりとめたと報告している。この場合、明らかに助産婦の内診による診断とそれに基づく応急処置、医師の招聘が不可分の対応になっている。

緒方正清は「陣痛微弱並びに其処置」という口述の論説で、「助産婦は（略）陣痛の異常あることを認むるときは市内にありてハ直ちに専門の医師を招聘すべきハ勿論なれども、田舎の如く往復時間を要する為め、医（ママ）の来診すること速かならず或は専門家の欠乏或は少数なるとき、或は家計上之れ等の猶予なきときハ、助産婦は務めて患婦に忍耐を命ずると同時に腹圧を禁せざる可らず」[29]と述べ、続けてとるべき処置を箇条書きにまとめている。そのうちの一つは直腸や膀胱を空にさせるか、あるいは「羊膜破水法を行う」ことであるという。もちろん「軽率に破るべからず」という条件付きである。このように状況を判断したうえで、助産婦の手指が子宮口にいたる必要があることは、助産婦だけでなく医師もまた認めざるをえなかった。

助産婦は異常分娩時に医師を待つべきか、自らの判断で介入すべきなのか。足位分娩と認められ、しかも「臍帯の付着部まで分娩」が進行している場合は、「医師の来診を待つに及ばず直ちに人工挽《ママ》出法を施し胎児を救ふべきもの[30]」とする医師の症例報告がある。これなどは例外といってよく、多くの場合は経過を観察して医師の処置を待て、という啓蒙例が「助産之栞」には並ぶ。例えば次のような形がその典型である。

前置胎盤は非常に危険なるもので（略）不良なる転帰を取りたることが多ひ。（略）〔症例の報告にあるとおり〕助産婦の慎密《ママ》なる注意と医士《ママ》の適当なる処置次第で丸ッきり助からないものとは限らない。（略）助産婦諸君に於いては、斯る場合に処して必ずや其時期と注意とを怠らない様に願ひたいのです。[31]

この症例では、産婦のかたわらで経過を見続ける助産婦と、連絡を受けて駆けつけ処置をおこなう医師という相互補完的な分業がみられる。

これとは別の症例報告では医師が対処して一命をとりとめた三例が紹介され、「勿論分娩機転の困難なるに依るとは申せ畢竟助産婦が注意の足りないのに基づくと申さなければなりません[32]」というように、過剰ともいえるほど異常分娩に対する助産婦のまなざしが強化されている。そのうえで、医師を招聘せよというメッセージのなかに、急な場合は医師を待たずに医師の職域に踏み込むことがあっても適切な処置をおこなえ、というメッセージが入り込んでいく。これはまさにダブルバインドな状況というべきだろう。これを文字どおり引き裂かれた状況と読み取ることは可能である。しかし原則は原則として、臨床にあっては非常時に助産婦が手をこまねいて医師を待つのではなく、医療行為に踏み込んで命を守ることへの期待であると読むことができる。

6　正常と異常の境界がつくられるとき——助産婦が遭遇する難産と対処法

助産婦が医療行為をすることは許されていない。あくまでも正常分娩の介助が本業である。それを逸脱することは一八九九年（明治三十二年）の産婆規則以降は法律違反になった。「助産之栞」第六十三号には、胎児の異常を認めて助産婦自らが離断したことに対する罰金と営業停止の処分が報告されている。しかしながら、出産の異常と正常の境界は、これまでみてきたとおり、明確に決まったものではなく、刻一刻と変わるプロセスのなかで立ち会い者の判断によって構成される局面なのである。

次に紹介するのは若い助産婦・今石信子が美作《みまさか》という山村での異常産に経験浅くして出合った事例である。

妊娠九カ月くらいと思われる三十二歳の妊婦が転倒し、腹部を強打してしまった。陣痛もないまま羊水が流出するようになり、妊婦の具合が悪いということで産家に呼ばれた。今石が診察をしてみたところ「第二臀位にして胎動なく心音幽微漸く聴取すべし。其数百四十至を算す。内診上子宮口少しく開大す」という状況だった。「胎児生命の危険を諭し坐浴を施すの後、腰部を温包し安臥」させ、帰宅。翌日「大小便を排出せしめ都《すべ》て陣痛強勢にせしむることを務」め微弱な心音を聴き取りながら、分娩の進行を確認した。

臀部、腹胸、順次分娩せしも、頭部の娩出困難なり。即、傍人をして会陰を保護せしめ人工挽《（ママ）》出法を施し漸く目的を達せり。然れと《（ママ）》も臍帯極めて短く為に胎児を股間より遠くること能はず。止を得ず正規の結紮を施し換《（ママ）》するに小児は分娩障害の為、全く仮死に帰す。直ちに口内を清拭し冷水を浸したる布片にて胸腹を拭ひ更に胸上に冷水を散布し入浴後種々の人工蘇生法を施すこと凡そ一時間の后、大声啼泣せしむるを得たり。(33)

寸分の猶予もなく生命が危ぶまれる胎児を母体からどうにか取り出し、正規の方法では間に合わないと判断し、臍帯拍動停止をまたずに結紮、切断をおこなっている。仮死の子どもに一時間も蘇生を試みて母子の命を確保した助産婦の必死の対応を読み取ることができる。

「助産之栞」にこの症例を投稿した今石は、上阪し緒方病院助産婦教育所で教育を受け、内務省免許を得た後に、奈良県奈良市に開業の吉田小菊助産婦のもとで研修を積み、やがて帰郷して開業したとある。「浅学不熟練の故を以て」産家からの来診の要請を固辞したものの、産家の何度かの強い依頼を断りきれず、以上のような対応をして母子の命をともに安全に導いている。旧産婆による出産が中心の一千戸にも満たない山村で、「産科医並に内務省免許助産婦のあることなし」の地域だから、若い助産婦の開業はそれだけで珍しいことだった。しかも、産科医に連絡をとって呼ぶ時間的余裕もなく、分娩が進行するなかで、おそらくは家人と思われる者に会陰保護をさせ、母子の命を救っている。

出産をめぐって助産婦と産科医には職分の境界意識はあるが、それにもかかわらず現実の要請のなかで医療行為に踏み込まざるをえない助産婦の行動が、症例を通してみてとれる。助産婦は産科医の指導を受けながらも、その境界からはみ出していく。

それはまた正常出産しか扱えないという制約があるからこそ、逆にどのようにして異常を正常の領域に取り込むか、その格闘の姿としてもみることができるだろう。

産婆規則の施行によって、助産婦の資格は明文化され、その内容は国家あるいは地方自治体によって標準化されることになった。そのかぎりで、この産婆規則は確かに助産婦職の近代化の出発点といえる。

欧米型の衛生知識、栄養知識、仰臥姿勢の普及として、近代医学は社会に広められていった。従来の考え方によれば、出産の近代化はこれらの知識をもたない旧産婆を新産婆や産科医が周辺に追いやる過程であった。「助産之栞」には、妊産婦や子どもの死亡率はすべて旧産婆の無知によるものであるといった激しい攻撃がしばしば登場する。それは近代医療が正統であるという主張の裏返しでもある。

反対に、啓蒙を受ける立場でこの雑誌を読むと、旧産婆の無知に対する攻撃以上に、実は症例報告を通じた異常分娩へのまなざしを強化する過程であることがわかってくる。

助産婦は正常分娩が専門であると産科医はいう。しかし、「助産之栞」に繰り返し登場する位置異常、紺子手術、前置胎盤、多胎分娩などの症例報告は、正常分娩は常に異常分娩の危機にさらされていることを思い知らせる。異常と判断されたらすぐに産科医を招聘しなければならない。

しかしこうした原則にもかかわらず、産科医が遠方から来られなかったり、産家が貧困のために医師を呼べない場合や、出産の場に医師が来ることを拒否したり、なかには産科医自身が来診を断る場合もあった。こうした状況で急場を脱出するためには、立ち会う助産婦が対処するほかはなかったのである。

このようにして助産婦は、明治期産科医によって指導教育を受け、近代化の担い手として最新の知識を与えられる一方で、正常と異常の境界を判断することを求められ、医師の領域に手を出すことを禁止されながら、そこに入り込まざるをえない状況に絶えずさらされていた。

7　生命との対峙――自立性《オートノミー》が鍛えられる場

本章では「助産之栞」の創刊号から第百二十五号まで、およそ十年間の症例報告などを読むなかで、出産の近代化の始まりはどのような時代だったのかをみてきた。とりわけ産科医は近代化の担い手として分娩時の衛生・栄養・看護の知識向上と普及を説いた。それによって妊産婦死亡率、乳幼児死亡率、死産率を下げることを目指した。「国家的急務」を内面化した産科医たちは助産婦の養成に懸命に取り組んだ。ただし日本社会全体でみれば、道府県単位の産婆試験に典型的であるように、産科医の期待や教育内容もこの時期は一様ではなかった(34)。そのうえで共通するのは、助産婦教育には実習が極めて重要であるということだった。緒方正清をはじめとした産科医はこのことを繰り返し説いた。

他方で、すでにみてきたように、異常時に医師を呼べと啓蒙することを通して、医師と助産婦の職域について、その境界を明らかにしておくことも怠らなかった。そのようにして、助産婦を正常産の専門家として認めながら、産科医は異常を見極めるための教育もおこなった。結果として、近代の助産婦は分娩の経過を観察し判断することを委ねられ、多くの場合、自分の処置によって正常産の範囲に回収できるように異常のサイズを縮小していったのだと考える。それは、産科医を呼んで間に合うこともあれば間に合わないことも日常だったからである。その背景には、人口一人あたりの医療関係従事者数の少なさや運輸通信手段の未整備という構造的条件があることはもちろんである。

こうした状況と数多くの助産経験が、明治期の助産婦の自律的判断能力を培っていったと考えられる。そしてこれが助産婦の社会的性格を形成し、それは病院勤務助産婦にも開業助産婦にも大なり小なり共有されながら、助産婦がほとんどの出産の介助をおこなってきた一九五〇年頃まで継承されていたとみることができる。戦前期の助産婦の自立性《オートノミー》とは、そうした状況が生み出した女性たちの覚悟と決断によって構成されていたのではないだろうか。

注

(1) 二〇〇二年三月一日から従来の保健婦助産婦看護婦法が保健師助産師看護師法になり、この改正に伴って、助産婦という名称が助産師と改められた。就業助産師の数は一九五五年の五万五千三百五十六人から九二年には二万二千六百九十人まで減少したが、二〇一四年現在、三万三千九百五十六人まで漸増している。全国の助産所の開設者・従事者・出張専門は合計で千八百四人、助産師全体の五%あまりにすぎず、およそ九〇%の助産師は病院や診療所に勤務している。「厚生統計要覧(平成二十六年度)」(http://www.mhlw.go.jp/toukei/youran/indexyk_2_2.html)［二〇一八年五月八日アクセス］

(2) 出生の場所別でみると、病院と診療所で出生した割合は一九五〇年は八・四%、六〇年は四一・五%、七〇年は八五・四%、八〇年は九五・七%、九〇年は九九・〇%、二〇一四年現在九九・三%である。一九九〇年までは各年次の『母子衛生の主なる統計』(母子衛生研究会編、厚生省児童家庭局女子衛生課監修、母子衛生研究会)、二〇一四年は『母子保健の主なる統計』(母子衛生研究会編集協力、母子保健事業団、二〇一五年)。

(3) それぞれの出産体験を振り返り、人生の重要な経験として物語ることや、自己の存在を確認する行為自体が後期近代社会を生きる現代女性の特徴といえるだろう。「いいお産、みつけた」編集委員会編『いいお産、みつけた』農山漁村文化協会、一九九六年、ぐるーぷ・きりん編著『私たちのお産からあなたのお産へ――アンケート493人の声より』メディカ出版、一九九七年、助産婦を応援する会

／熊手麻紀子編『だから日本に助産婦さんが必要です』くまでつうしん、二〇〇一年

（4）大出春江「戦後の助産婦教育」、白井千晶編著『産み育てと助産の歴史――近代化の200年をふり返る』所収、医学書院、二〇一六年（本書第6章として所収）

（5）鈴井江三子「看護系大学の拡大に伴う助産師教育の変容」、同書所収

（6）日本助産師会・岡本喜代子事務局長（一九九七年当時）からの聞き取り、一九九七年十月。この研修制度は、開業助産婦の育成を直接的には目指しているが、開業を前提とせず病院のなかから助産のあり方を変革できるような知識と技術をもった助産婦の育成と意識改革もまた目指された。なおこの制度は二〇一一年度まで続けられた。その後、一時中断し、二〇年度から内容を一部変更して再開予定だという（日本助産師会、二〇一八年六月十一日聞き取り）。

（7）大出春江「産む文化――ある開業助産婦のライフ・ヒストリー（その1）」、上智大学社会学科編「上智大学社会学論集」第十号、上智大学社会学科、一九八六年、大出春江「産む文化――ある開業助産婦のライフ・ヒストリー（その2）」、東京文化短期大学編「東京文化短期大学紀要」第八号、東京文化短期大学、一九八九年

（8）落合恵美子「ある産婆の日本近代――ライフヒストリーから社会史へ」、荻野美穂／姫岡とし子／長谷川博子／田辺玲子／千本暁子／落合恵美子『制度としての〈女〉――性・産・家族の比較社会史』所収、平凡社、一九九〇年、藤目ゆき『性の歴史学――公娼制度・堕胎罪体制から売春防止法・優生保護法体制へ』不二出版、一九九七年

（9）新村拓『出産と生殖観の歴史』法政大学出版局、一九九六年、第七章

（10）笹川美寿『産婆十三戒』（私家版、一八九二年）は産婆の心得を産婆自身が記したものである。助産教育のために戦前期の産婆（助産婦）によって書かれた教科書やその他の著作をわたしは寡聞にし

て知らない。
(11) 創刊号（一八九六年）から第百二十五号（一九〇六年）の十年分はマイクロフィルム化されていて、先述の雑誌に比べて資料へのアクセスがしやすいことも重要な要因になっている（『近代日本婦人雑誌集成』第一期、日本図書センター、一九九二年）。
一八九六年（明治二十九年）の助産婦学会設立時の会員数については不明である。一九〇〇年一月現在、会員は名誉会員（男性産科医師十八人）、通常会員（大阪市内在住医師、助産婦、計百九十人）、遠隔会員（大阪市外全国各地在住医師、助産婦、計四百十九人）、合計六百二十七人で構成されている（第四十四号）。設立時、会費は通常会員が年間一円二十銭、遠隔会員が八十銭とされ、通常会員は月に一回、緒方病院で開催される例会に出席することが期待されていた。「助産之栞」は、会費が納入されていれば無料で送付された（第一号、緒方助産婦学会、一八九六年）。なお、「助産之栞」第四十四号によると、一九〇〇年現在の遠隔会員の地域別分布の内訳は以下のとおりである。大阪府（大阪市外）十八人、東京府五十六人、兵庫県四十四人、香川県三十七人、京都府二十九人、滋賀県十五人、三重県十五人、広島県十五人、台湾を含むその他の県百九十人。
(12) 緒方正清／柴山高子「助産婦の改良に就て」「助産之栞」第一号、緒方助産婦学会、一八九六年、一―二ページ
(13)「取締り」とは資格に関する規程の意味。
(14) 一八九六年（明治二十九年）一月一日現在、内務省免許をもった産婆は全国で二千百七十七人と報告されている（前掲「助産之栞」第一号、三八ページ）。
(15) 緒方正清／中村八重「分娩時に於ける小児の危険症を知るの法」、同誌一一ページ
(16) このほかの問題は「第一問　羊水の性状及び効用は如何、第二問　顔面産の分娩機転を記せよ、第

三問　正規産褥の経過、第四問　初生児臍帯脱落の状況及び其後の処置如何、第六問　分娩時出血の原因及び救急処置如何、第七問　初生児の黄疸に就て、第八問　産婦の消毒法如何」である。いずれも極めて実践的で基本的な問題である。この試験を受験したものは六十人。欠席一人、落第者二十九人とあるから、合格率はおよそ五〇%である(「助産之栞」第六十二号、緒方助産婦学会、一九〇一年)。

(17)高橋辰五郎「助産婦学校設立の必要を論ず」「助産之栞」第二十一号、緒方助産婦学会、一八九八年、四三―四八ページ

(18)「第二回新潟県六産婆学校協議会」「助産之栞」第七十六号、緒方助産婦学会、一九〇二年、六一九―六二〇ページ

(19)高橋辰五郎「女子の高等の職業として助産婦業を推薦す」「助産之栞」第九十六号、緒方助産婦学会、一九〇四年、一一一二―一一一七ページ

(20)同誌一一一四ページ

(21)高橋辰五郎「憐れむへき初生児!」「助産之栞」第五号、緒方助産婦学会、一八九六年、一六八―一六九ページ

(22)麦角とは麦角菌が麦類その他イネ科の植物の子房に寄生して、かつおぶし形の菌核になったもの。麦角から製した劇薬。アルカロイドを含み、子宮筋を収縮させる作用がある。子宮止血剤・陣痛促進剤などに用いる(杉山陽一/小柴寿弥『小産科書』〔Minor Textbook〕、金芳堂、一九七二年)。

(23)古川栄「助産婦の心得」「助産之栞」第十四号、緒方助産婦学会、一八九七年、二〇〇ページ

(24)陣痛促進のために子宮へ挿入する器具(前掲『小産科書』四四一―四四二ページ)。

(25)陣痛促進のために膣内へ挿入する器具(同書四四二ページ)。

(26) 前掲「助産婦の心得」二〇〇―二〇一ページ
(27) 前掲『小産科書』九七ページ
(28) 幽芳史「前置胎盤を有する斜位の一実験」「助産之栞」第六十三号、緒方助産婦学会、一九〇一年、一九九―二〇一ページ
(29)「助産之栞」第十九号、緒方助産婦学会、一八九七年、三五四―三五五ページ
(30)「助産之栞」第五十号、緒方助産婦学会、一九〇〇年、一五九ページ
(31)「助産之栞」第四十二号、緒方助産婦学会、一八九九年、二七七―二八一ページ
(32)「助産之栞」第五十七号、緒方助産婦学会、一九〇一年、四一―四二ページ
(33)「助産之栞」第十四号、緒方助産婦学会、一八九七年、二一三ページ
(34)「助産之栞」には各府県の産婆試験問題が掲載され、県によってはその問題が医師の試験問題であるかのようで的確ではないといった批判も匿名で添えられているものもある。

第2章

性と出産の近代と社会統制
――雑誌メディアからみた衛生観念・家族規範・国民意識の形成とその回路

はじめに

子どもが生まれ育つということは、ありふれた出来事である。にもかかわらず、この出来事は個別にみれば子どもの周りの社会関係に影響を与えずにはおかない。同様に、生まれる子どもの生命の長さや扱いも所与の環境に大きく依存する。

生まれる子どもの身体の状況や、望まれて誕生したのか予想外の妊娠によるものか、などの条件の組み合わせによっては、子どもが生まれることは当事者にとって人生の根幹に関わる決定的な転機になる。

国家の視点からみる子どもの誕生とはどのような事柄だろうか。国家にとって個別の出産は人口として数え、統制する対象になる。国家はそれらを俯瞰的なまなざしによって必要な形に量的に質的に操作する対象とみなしていく。

明治期の日本は西欧をモデルとした国家主導型の急速な近代化を進めた。第二次世界大戦敗戦後の復興ぶりもめざましく、一九七〇年代まではアジアで唯一、近代化に成功した国として海外の近代化論者の関心を集めてきた。国家の視点からみる日本社会の近代化のプロセスは、混乱が少ない極めて統制がとれた印象を与える。ところが、ひとたび視点を個別の人々においてみると、個人は従来の考え方の大きな変更を迫られ、さまざまな混乱や不安を経験することになる。国家の近代化が意味するところは、それまで国家意識、国民意識をもたずに生きてきた人々に国家の概念を、そして国民としての自覚をもつように教育することである。人々がそれまでもっていた郷土意識を日本国と呼ぶ領土にまで拡大することであり、さらには帝国領土としての台湾、朝鮮、満州にまで拡大することだった。

明治期以降の日本の近代化とは、この地理的な意味での領土の拡大を進めた時代ともいえる。領土の拡大にとって必要なことは、まず国家意識、国民意識を内面化した人々を増やすことである。こうして第二次世界大戦敗戦を迎えるまで、日本の国家は国民と「臣民」を増やすことを目標にし続けた。

富国強兵と殖産興業に重点を置いて領土拡大を目指したこの時代に、性や出産の統制はどのようにしておこなわれたのだろうか。また、その担い手はどのような意識をもっていたのだろうか。経済と軍事の両面で、人口の確保と増強は極めて重要な関心事だった。このような国家政策の対象となる人々は、近代化の過程でその変化をどう受け止め、認識し、新たな価値として受け入れていったのか。本章では明治後期から昭和期に発行された雑誌メディアをもとに、性と出産の近代を再構成し、国家による社会統制がどのような回路とプロセスを経ておこなわれたのかを考察する。

1　〈生命監視装置としての新産婆〉という視点の再検討

近代衛生行政は医制の布達（一八七四年〔明治七年〕）をもって始まりとされる。[1]しかし医制は東京・京都・大阪の三府にだけ通達されたため、産婆とは誰かという定義に関して、一八九九年（明治三十二年）の産婆規則成立までは事実上、各府県レベルの産婆取締規則によって定められていた。この意味で、明治期の免許をもった産婆は重層的な性格をもっていた。さらに一九一〇年（明治四十三年）には産婆規則が改正され、所定の学校・講習所を卒業すると無試験でも資格が取得できる制度も認めていたことによって、近代産婆の性格の重層性は一層増すことになった。したがって、新産婆あるいは近代産婆[2]を厳密に定義することは予想以上に困難になるが、本章では内務省によって登録された産婆のうち、「限地産婆」を除いて、近代医学教育を受けた産婆の意味で近代産婆と呼ぶことにする。ただし、本章では特に断らないかぎり産婆と互換的に用いることにする。

近代産婆の絶対数が不足していた時期に、内務省は限地産婆という名称を与えることで、経験的な知識をもとに各地で事実上産婆として活動していた旧産婆の営業を認可していた。お金を払って子どもを取り上げてもらう習慣などなかった地域では、近代教育を受けた若い産婆は遠い特別な存在だったからである。このように過渡的な方策として限地産婆を認める一方、試験制度を課して近代産婆を増やす予定でいたが、その数は思うように増えなかった。そのため、先に述べたように、一九一〇年の改正法で無試験でも課程修了によって産婆資格が取得できる道を設けたのである。そのようにしてまで当時は産婆を増やす必要があったのはなぜか。

試験に合格した産婆だけでは年々増大する出産に間に合わないというのが一つの理由だろう。第二の理由として、一向に減少しない死産率と乳幼児死亡率を改善することを国家の急務としていた背景がある。堕胎が犯罪として規定されたのは一八八〇年（明治十三年）に制定された刑法においてである。さらに一九〇七年（明治四十年）には改正刑法が公布され、翌年に施行されて以降、堕胎の厳罰化が進む(3)。

つまり内務省が目的としたのは、妊娠や出産の場に産婆をより多く介在させることだった。それによって第一に母親の命を、第二に子どもの命を守ろうとした。出産の場に近代産婆が介在することで、堕胎や嬰児殺しの減少が期待されたのである。

さらには、出産を通じて産家に関わる産婆が、一般の人々に衛生観念を普及し、育児に関する啓蒙を通して「健民」育成を推進することも期待された。この点をとらえて宮坂靖子は「「お産」の社会史」で、産婆を次のように性格づけている。

間引きは（略）お産同様トリアゲ婆が関与していた。（略）これに対し、新産婆にとっては、お産は、「新たな生命が生まれてくる神聖なもの」であり、間引きこそは撲滅せねばならぬ「悪習」であった。

彼女たちは（略）産《(ママ)》まれてくるすべての子どもの生存権確保に大きな貢献を果たした。しかし見方を変えれば、これは「妊娠の確認」を「産み育てることの宣言」にまで格上げし、妊娠確認以降の堕胎、間引きを監視する役割を果たしたことに他ならないのであり、確実な避妊法のない時代にあって、出生抑制への道を狭隘化することに荷担したのであった。(4)

ここに登場する新産婆（近代産婆）は旧産婆（トリアゲ婆）とは対照的で、かつ不連続の存在として類型化される。すなわち、新産婆は国家の意志を内面化した存在であり、堕胎や間引きを監視する存在になる。宮坂はこれをさして〈生命監視装置としての産婆〉と呼び、その典型例として笹川美寿(5)が著した『産婆十三戒』を挙げて、「国家の政策が末端の産婆教育にまで浸透していたこと」の例証とする。

いうまでもなく、近代産婆は性と出産の近代で重要な役割を果たした。強い職業的使命感をもって産家に赴き、放置すれば母体死や胎児死が起こる局面で母子あるいは母の命を救うなどして、人々の信頼を勝ち得ていった。(6)笹川の場合は初期の近代産婆教育を受け、医師が産婆学校を去った後、学校を維持するために自分自身が新潟で初期産婆教育に携わった。笹川が残した『産婆十三戒』には確かにストレートな国家意識を指摘できる。(7)しかし、産婆教育に携わった女性一人から産婆の性格を規定することには無理がある。

妊娠や出産の場に産婆が介在するためには前提が必要である。まず妊娠が明らかにされなければならないし、出産の場に産婆が招聘されなければならない。産婆は産家からの依頼があってはじめて産家を訪問する。それなしに、生命の誕生に産婆が立ち会うことはできない。産婆は「生命監視」をするのに有利な立場にあって、医師と同様に出産証明や死産証書を書いて届け出る義務を負うから、その意味では監視者になりうる。しかし、その業務の遂行を捉えて近代産婆の本質とみなすことは現実に基づいているといえるのだろうか。

本章ではこの問いを展開させ、妊娠・出産を監視し、性と出産の近代を統制したのは誰か、どのような仕組みを通してだったのかという問いに変換する。それを縦軸として、性と出産の統制とその回路を考察していくことにする。

2　近代産婆と医師の関係

藤目ゆきは『性の歴史学』で、明治政府による「助産業の国家統制」は人口政策の一環としておこなわれたものであり、「近代の産婆（「新産婆」）は、堕胎の禁圧・乳児死亡率の低減によって人口を増強しようとする為政者の意図によって成立し発展した職業であるといってよい[8]」と述べている。一見すると、宮坂による近代産婆の性格規定と重なるようだが、藤目は近代産婆の育成が国家統制としての「人口政策の一環」だと述べているのであって、産婆が実践したことに言及しているのではない。職業的に急速に発展する産婆は確かに国家の期待を背負っていたが、のちにみるとおり、実はその期待からはみ出すところに産婆の基本的な性格があったのではないか。

職業化した産婆（トリアゲ婆）は江戸時代にも存在していたとされるが、本書の冒頭で述べたとおり、国家が産婆に関する職能規定を初めておこなったのは医制においてである。医制は一八七四年（明治七年）に文部省から東京・大阪・京都の三府へ布達された。医制の第五十条から第五十二条で規定された産婆とは、四十歳以上であること、産科医の眼前で難産二人、平産（正常産）を十人取り扱ったことがあり、それを証明する医師が出す「実験証書」をもっている者とされた。第五十一条と第五十二条にはこのような能力規定とともに、次のような取り締まり規定がある。すなわち、医師の指示を得ずして勝手に手を下してはいけない、産科器械を使用してはいけない、薬を処方してはいけない、というものである。現場では医師の指示のもとで助産活動をおこなうことを原則とし、しかも助産技術の能力証明は医師によって与えられた(9)。

この医制による規定が、医師と産婆の社会関係での基本的性格を形作ることになる。医制から二十五年が経過した一八九九年（明治三十二年）、産婆規則が制定された。二十条からなるこの勅令は産婆だけを対象とした初めての国家的統一規則だった。近代助産の歴史の出発点を産婆規則の制定の年とするゆえんである。近代的教育に基づき、試験によってその能力を証明するという仕方で、経験的・技術的能力だけを産婆の条件とした医制と区別された近代産婆が誕生した。産婆規則では、産婆になるためには、二十歳以上の女子で産婆学を一年学んで試験に合格することが条件になった(10)。

産婆の養成を国家が官立病院付属産婆学校としておこなうだけでは明らかに不足していたから、

明治期には近代西洋医学を学んだ医師によって民間の産婆学校が設立され、そこからも近代産婆は数多く誕生し、徐々にその数を増やしていった。産婆規則制定時、登録された産婆はおよそ二万五千人程度（限地産婆を含む）だったが、その後、産婆の数は増え続け、一九四〇年代には約六万人を超えるにいたり、当時の医師総数とほぼ同程度になった。ところがこうした量的拡大の一方で、都市を中心とした医師による正常産への越境が起こり始めた。(11)

3　「助産之栞」からみる性と出産の近代

メディアとしての「助産之栞」――明治末期から昭和初期までの変化

明治期の国家主導による急速な近代化のなかで、人々はそれまで当たり前に思っていた行動様式や常識を変容させ、新たな価値や規範に適応していかなければならない。恋愛、親子関係、夫婦関係も同様である。では、生きられた現実という視点からみて、性と出産の近代化はどのように進行したのだろうか。近代化を推進する側はこれらの統制をどのように進めたのか。メディアはどのように機能したのか。性と出産の統制がおこなわれていく過程で、〈生命の監視装置〉は誰が担っていたのか。疑問はさまざまに広がる。

本章では、産婆の教育を第一の目的として半世紀にわたって刊行された雑誌「助産之栞」を中心としながら、統制していくまなざし、監視的介入に焦点を当てて、関連する記事を検討していく。

ここで対象とするのは、主としてこの月刊誌の「雑報」（時期によって「内外彙報」という名称に変わる場合もある）である。[12]広い意味で出産に関連した女性・子ども・皇室にまつわる記事を中心に掲載しているためである。

「雑報」のうち、明治末期と大正末期の二期についてニュースを比較する。前者は一九一一年（明治四十四年）から一四年（大正三年）の四年間であり、便宜的に第Ⅰ期と呼ぶ。後者については一九二三年（大正十二年）から二七年（昭和二年）の五年間とし、これを第Ⅱ期とする。この時期の妊娠・出産・子どもに関わる記事を取り出し、第Ⅰ期は表5に、第Ⅱ期は表6にタイトル一覧としてまとめた。

表5にみるとおり、第Ⅰ期は「助産之栞」で特異的に〈悪いニュース〉が頻出した時期であり、これが第Ⅰ期を本章の分析対象として選定した理由である。その特異性をより明らかにするために第Ⅱ期を対照させる。表6にみるとおり、第Ⅱ期でのニュースは第Ⅰ期から十年足らずの間に記事が驚くほど洗練されたスタイルに変化している。[13]

第Ⅰ期と第Ⅱ期の比較からわかることは次のとおりである。

・第Ⅰ期には〈悪いニュース〉が頻出し、それらは特に嬰児殺しと堕胎に関する記事に集中している。

・嬰児殺しと堕胎の現場には警察と司法が顕在化する。とりわけ取り締まり機能をもつ警察は事件当事者だけでなく、関与した医師や産婆に対してもその機能を発揮する。

・第Ⅰ期での〈悪いニュース〉と同一誌面には、皇族の妊娠・出産記事を掲載している。こうした

無免許産婆の拘引	大阪市医師会と施薬問題	香川県仲多度郡看護婦会規約
浄瑠璃会と相楽快会［緒方病院内懇親会］		
大阪市の出産と死亡数	無料の助産	プロイセンに於ける産婆報酬料
ウユルテンベルヒ王国産婆報酬料	新潟県下に於ける助産婦取扱ひ成績	新潟県下恩賜財団済生会の成立
産婆規則の改正	無免許産婆二組	お産で死ぬ人
ヘツセン大公国産婆報酬規定		
メクレンブルヒ、シユウエリン大公国産婆報酬料	前年中に於ける海外衛生の状況報道	毛髪の衛生
緒方婦人科学会同助産婦学会	杉山産婆講習会卒業式	神社内で出産
哺乳期双児を殺す	妊婦路頭に迷ふ――夫に別れて堕落した女［私通］	緒方拙齋先生の訃
嬰児を圧殺して大堰川へ沈める［私通］	炬燵と衛生	妊婦の水治法
児殺し決審	又もや乳房で圧迫	産婆会員中南区大火罹災者にして其の避難の場所

表5　「助産之栞」の妊娠・出産・子どもに関わる「雑報」記事一覧（1911－14年）

出版年月	号数	「雑報」のなかの妊娠・出産・子どもに関わる記事一覧		
1911年6月	181	緒方助産婦教育所第三十三回卒業式	緒方助産婦教育所新学期開始 大阪市産婆会例会	慈善愛生産院の設置
1911年7月	182	大阪市産婆会［緒方病院にて開会］	産婆の処罰［無免許者への名義貸し］	航海中の出産――悲劇中の喜劇
1911年8月	183	緒方助産婦学会同婦人科学会例会	紀念《ママ》祝賀会と余興	無免許で産婆営業
		緒方博士母堂の永眠と葬儀の盛観		
1911年9月	184	緒方助産婦学会、及び婦人科学会	バイエルン王国産婆報酬規則	ザクセン王国産婆報酬料
		志摩国出産奇習	二十四指の産児	大阪市産婆会［例会開会］
1911年10月	185	産婦を焼殺す	興味ある衛生談	胴と手とを産落とす
		大都市における出産減少（ドイツ）	緒方助産婦学会婦人科学会	バーデン大公国産婆報酬料
1911年11月	186	驚くべき悪産婆――堕胎さすこと二百五十名	西洋夫人と日本婦人とのお産の比較――西洋人は馬鹿に永くかかる	緒方助産婦会同婦人科学会例会
1911年12月	187	緒方助産婦教育所第三十四回卒業式	緒方助産婦教育所三十四回卒業問題	本年十一月内務省産婆試験問題
		不注意な母親	乳の出る男の乳房［私通］	第二回万国助産婦会議
1912年1月	188	当世の婚礼	大川に赤児の死体	嬰児殺公判［私通］
		緒方拙齋先生葬儀		
1912年2月	189	緒方助産婦教育所同窓会員の近松座見学	乳房で殺す	添乳で窒息
1912年3月	190	三児を分娩	曹長子を殺す	一人の子に二つの名
		緒方婦人科学会、並に同助産婦学会総会	さらけ会大会［院内懇親会］	

ぴか子［子どもをめぐる小話］	塵箱に棄児	初孫を殺す
無免許産婆	鬼のような親	哀れな嬰児殺し
嬰児の首を捻切る	無残の屍体（鴉群屍児を突き廻す）	産婆組合［兵庫県神崎郡・郡産婆組合立］
産婆試験［兵庫県立兵庫病院にて施行］	女工産児を殺す――不義の胤を宿した結果	妊婦殺は無罪か――近来に珍しき大惨劇
倫敦の結婚難――何所も同じ物価騰貴	日本婦人科学会第十会《(ママ)》総会	
結婚一ヶ月にて分娩――産んだ其の子を厠に捨つ	親の知らぬ子――嵐徳十郎の濡れ事	電車へ捨児
溝に嬰児の死体［分娩後圧殺し溝に投棄］	山中児殺し判決	臍緒の付し屍体
揚女官の分娩期	児童保護伝達［轢傷死者数増加と注意］	憐な嬰児殺し――堕胎を企つて果さず
押入から木伊乃《(ママ)》――五年前の嬰児の死体発見	第三十五回緒方助産婦教育所卒業式	京都産婆学校第二十一学年卒業式順序
さらけ会の記事［懇親会］		
子供の娯楽過多症――都会における子供の娯楽機関の得失	甲子会舟遊会［緒方正清門下の懇親会］	哀れな妊娠女――夫に棄られ《(ママ)》て轢死を図る
便所に赤児	継子の熱湯責め――妊娠四箇月の継母	嬰児を産み殺す

出版年月	号数	「雑報」のなかの妊娠・出産・子どもに関わる記事一覧		
1912年4月	191	妊婦人名簿（山陰特有の珍な帳面）	知らぬ間に死児	産婆林和歌の慈善金詐欺
		嬰児殺決審	嬰児を煮殺す	双子の堕胎
1912年5月	192	珍無類の乳房	箱詰の嬰児死体——又東京より長野駅に到着	産婆養成所開始［兵庫県揖保郡医師会経営］
		此子宜しく願い候［棄児］	他殺の女児死体	又もや嬰児の死体
		渋紙包の胎児［堕胎後、投棄］	妊婦の轢死	嬰児殺し有罪
		産科婦人科に関する講演［静岡県医学会例会］	晩餐会	
1912年6月	193	捨てた子拾た子——喜劇にありさうな珍談	産婆の毒薬自殺——医者の内で昇汞を嚥む	妊婦の情死
		嬰児殺し決審［内縁の妻の子を生計困難のため圧殺した大工］	産婆講習会［兵庫県揖保郡産婆組合事業］	捫着の嬰児
		乳房で圧死	産婆養成科新設［九州帝国大学医科大学内］	他殺らしき嬰児
		招魂祭中の出産——師団長へ命名を乞ふ	結婚法の改正	香川県仲多郡助産婦会規約
		緒方助産婦教育所第三十五回卒業生の内務省受験者	本年第一回産婆試験問題［兵庫県・京都府・奈良県・大阪府］	緒方婦人科病院の紀《ママ》年病室
1912年7月	194	八十一歳の犯則産婆	驚くべき棄児	産婆学校指定規則
		嬰児殺しの嫌疑——死因及び生月が疑はし	妊娠の妾を蹴倒す	鬼婆の堕胎

日本一の赤ん坊（顔は大人より大きい）	夫に隠した罪の子	幼児の横死
奔馬、少女を蹴倒す（妊娠の母は無事）	産婆試験成績（助産婦教育所成績）	懺悔の投身（二人の妊婦）
新博士六人	チン妙な畸形児	嬰児殺し検証
便所で御産	風呂敷包の嬰児の死体	孕み女房首を吊る
奉偲小録——御降誕と御産井［囲み記事4ページ］	緒方産《（ママ）》婆教育所課程改正	
珍な船中の子の命名	乳房で窒息	本誌満十五年記念号発刊
緒方婦人科病院十周年祝賀会	(囲み記事として宮中の出産、命名等「御慶事」４件)	
妊娠したる女水死［私通］	妊婦に暴行	淫奔娘の子殺し
兵庫県産婆試験問題	京都府産婆試験問題	喜多尾化学研究所
1) 堕胎と避妊	2) 多年の堕力	3) 多産主義団
無免許産婆	三つ児を産む	出産のレコード破り——何遍でも三つ児を産む
嬰児を贈物	結婚季節来る——婚礼調度のデパートメント	本会より北区火災・罹災者救恤として寄付

出版年月	号数	「雑報」のなかの妊娠・出産・子どもに関わる記事一覧		
1912年7月	194	妊婦、船より投身──不義した果の自殺か	寡婦と七人の幼児	お寺で堕胎
		果敢《（ママ）》ない子の死態《（ママ）》	故リスター卿追悼会	開業医なき町村
		便所で分娩	(一会員より)	
1912年8月	195	会頭送迎会［私立大阪衛生会］	但馬医学研究会	産婆証書授与式
		車庫前の棄児	堕胎犯の処刑	嬰児鼠に咬殺さる
		助産婦学会例会	改元三日目に双児──母子ともに健全で嬉しい	緒方洪庵先生五十回忌祭典
1912年9月	196	先帝陛下と中山寺の鐘の緒──御安産の御着帯を献す	サクセン国に於ける乳汁に関する注意書	緒方会長名誉賞牌を受く［ドレスデン万国衛生博覧会総裁から］
1912年10月	197	(助産之栞十五周年記念号)		
1912年11月	198	無料助産所を経営す	胞衣は何なるか──衛生課で丁寧に処分する	緒方婦人科病院十周年内祝宴
		五年泣通しの奇児	堕胎薬禁止	妊み女の轢死［私通］
		途方に暮れた妊婦	小児科学会地方会	緒方助産教育所卒業試験問題
1912年12月	199	緒方助産婦教育所第三十六回卒業式	現代医術マッサージ講技園開設趣意	堕胎避妊を痛罵して起った多産団
		4) 種族の絶滅	5) 救済方法	嬰児の窒息
		堕胎の弊風	蜜柑畑に堕胎児	胞衣取扱事業の概要
		緒方婦人科病院十周年記念祝賀会		

お多福の看板 ── 無免許の産婆	猫嬰児を咬殺す	嬰児の窒死
嬰児の窒息	出産及び結婚と広告	子孫延命の薬［囲み記事］
嬰児の窒息	便所で女の声	嬰児の死因
欧羅巴の病院と婦人観察の所見		
教員の不妊と過妊	炬燵で窒息	布団で圧死す
三ッ児を産む		
池田公爵夫人難産	堕胎児を売る ── 買手は癩病の資産家	絞殺した嬰児 ── 死体を解剖に付す
牛の児を産む	産婆自殺を謀る ── 原因は神経過敏	永《(ママ)》湯で子の死亡
疑はしい産児の死 ── 目下死屍《(ママ)》取調中	無類の畸形児	乳房愛児を殺す
赤児の首を打落して鮮血を啜る	初子を窒息	悪い産婆
乳房で窒息	体子鑑定［妊娠鑑定所］	助産之友第一号［広島産婆会］
緒方助産婦教育所卒業試験問題		
十人子持三児を産む（親子四人共壮健）	乳房で殺す	嬰児の屍体

出版年月	号数	「雑報」のなかの妊娠・出産・子どもに関わる記事一覧		
1913年1月	200	新らしい女と乳児科——竹野ドクトルの土産話（ドイツから帰国）	十六歳三ヶ月にして産婆試験に及第・産婆にあらで産穢也［囲み記事］	便所の出産
		赤子の窒死	炬燵嬰児を殺す	乳房で窒息
		緒方助産婦学会総会		
1913年2月	201	三ッ児を生む	棄児と死児［胎児遺棄・添乳圧死２件］	添乳中に死亡
		昌子内親王御懐妊［囲み記事］	不義の子の生埋	乳房で圧死［２件］
1913年3月	202	胞衣汚物取扱事業成蹟《(ママ)》（大正元年十二月中）	産婆の同盟罷業［ドイツ・ハルレ市］	［京都市］松原三業［鍼・灸・按摩］の総会
		同じく圧死（過失殺人罪に擬せらる）	如月の夜の棄児	乳房［窒息死］
1913年4月	203	兵庫県産婆試験	安産湯	次は安産護符の発売で名称は
		嬰児死体の解剖	雪隠で分娩——哀れ嬰児の絶息	県属の堕胎教唆——胎児は婦人科医の参考
		嬰児を窒息せしむ	又も小児の窒息	女医会設立
1913年5月	204	三児の分娩	五島沖で安産	全村堕胎犯——淫風猛烈なる飛騨の山奥
		腐乱せる嬰児の死体	炬燵で窒息	母の不注意
		助産の友第一号［小樽産婆研究会］		
1913年6月	205	緒方助産婦教育所卒業式	緒方婦人科レフエラド会	大正二年春期各地方内務省産婆試験問題
1913年7月	206	嬰児の怪死体（他殺の疑あり）	美人嬰児を毒殺す（淫奔で胎した因果の胤）	妊娠芸妓の投身

朝鮮妊娠郡［妊娠者の出来る土地］	内務省産婆試験問題	緒方婦人科レフエラート会
畸形児産る	十二歳の少女男女の双児を産む	
嬰児殺の結審	航海中十四名の出産——乗組中に産婆あり	珍な子宝村［八月十八日大阪毎日新聞］
乳房で殺す	人鬼（我が子を圧死せしめた母）	
嬰児の死体漂着	嬰児殺し発覚	孫を生埋にす
泉北の堕胎	妊婦二人の児と投身す	十一歳の少女妊娠す——易々と女児を分娩す
妊娠を知る新法——伝染病研究所の研究会	資産家胎児を堕さす——病院から犯罪の美人を引致	乳房の為に圧死
三日間を寝に嬰児	王女御命名式——高輪御本邸の御式［囲み記事］	乳房児を殺す——過失か故意か取調中
大阪府産婆試験成績（大正二年十一月）	緒方産婆《ママ》教育所第三十九回卒業者内務省試験成績	
男児子を産む——東西古今絶無の椿事	王女子御誕生［囲み記事］	王女御命名式［囲み記事］
朝香宮御命名式［囲み記事］	又復乳房の罪	大隈伯と子安観音——亡き母堂を追懐す
支那婦人嬰児を圧殺して棄つ	炬燵が危い	投身して安産——産婆二人手持無沙汰
産婦の投身	寒夜に児を棄つ	春は棄児が一番多いときだ

出版年月	号数	「雑報」のなかの妊娠・出産・子どもに関わる記事一覧		
1913年7月	206	嬰児を圧殺す	乳児展覧会［ニューヨーク］	受胎出産と其の季節［中外医報］
1913年8月	207	竹田宮妃御安産［囲み記事］	危険な無免許産婆	十歳の少女妊娠
1913年9月	208	八十一翁と十四娘	怪しき嬰児死体	男風した看護婦
		婦人科専門［和歌山］加太の淡島［大阪タイムス］	堕胎犯の逮捕［静岡按摩業］	福島産婆看護婦学校（福島刀圭界の美学）
1913年10月	209	産婦自殺を遂ぐ	堕胎の鬼婆	線路に這ふ嬰児
1913年11月	210	五年間に四十四の堕胎［男性・堕胎記録簿］	赤ン坊の生埋	畸形児生る――両足が後向きは珍らしい畸形児
		北白川宮御慶事［囲み記事］	罎詰の胎児を拾ふ	孕女の轢死［私通］
1913年12月	211	允子内親王御着帯式［囲み記事］	初産に三児――三色の珠を得たとの評判	鬼婆は三年
		主水翁の命名法――長女の名前は妙蘭子	緒方助産婦教育所第三十八回卒業式	壮健な子供は何月に生れるか［囲み記事］
1914年1月	212	稀有の子宮癌（遺言によって解剖す）	嬰児の窒息	産児を摑み殺す――十六娘が淫奔の結果
		雪隠から嬰児――誤つて産み落としたものか	緒方助産婦学会総会	
1914年2月	213	出産の新記録――電車の中で男の児	産婆逆児を引出す	窒息死［乳房］
		産婆も御間に合はぬ程の御安産――王男子御誕生の御事	緒方婦人科病院新年宴会	
1914年3月	214	三児を産む	嬰児の変死	塵箱に捨児
		嬰児の窒息	混血児の捨子	嬰児の窒死
1914年4月	215	西宮の嬰児殺	交番で安産――身二にして情夫へ引渡す	鬼の如き女嬰児を絞殺する

妊婦の為［富山赤十字病院無料で妊婦・産婦取扱］	産落した子を殺す	緒方助産婦教育所卒業問題（大正三年四月九日）
会告［緒方助産婦学会・「御留会願」囲み記事］	（本誌の改良について　小野利教）	
温泉で堕胎［私通］	福島産婆看護婦学校盛況	福島産婆復習会の近況
助産婦学会	木曜講演会	地方通信員
木曜講演会	緒方助産婦学会	問答欄［「ピツイトリン」注射］
木曜講演会	地方通信員嘱託	新著批評
児童学大会	和歌山県産婆試験問題	緒方助産婦教育所卒業試験問題
新著批評		

出版年月	号数	「雑報」のなかの妊娠・出産・子どもに関わる記事一覧		
1914年4月	215	ライオンの妊娠［囲み記事］		
1914年5月	216	後年の相続争を憂ひ嬰児を殺す──後妻との間に出来た男児	蒲団で窒息す	乳房で窒息
		産婆試験問題［和歌山県・京都府・兵庫県・奈良県］	第三十九回緒方助産婦教育所卒業式	木曜講演会
1914年6月	217	不埒産婆《（ママ）》な［無免許産婆の営業］	歌島村の堕胎（嬰児を便所に産落す）［私通］	小児嬰児を殺す［就寝中の６男が５男の足で窒息死］
		大阪府告示第九十七号［六カ月間業務停止の産婆］	内務省産婆試験成績	緒方助産婦教育所卒業生（今期各府県試験合格者）
		緒方婦人科病院レフエラート会		
1914年7月	218	角の生へた女児	［石川県］金沢産婆組合総会	［私立衛生会石川県支部］看護婦産婆実習
		日本小児科学会大阪地方会		
1914年8月	219	四足の畸形児	群馬県［産婆試験問題・成績結果］	産婆村営の実例［兵庫県・広島県］
		緒方博士誕生内祝会	問答欄	
1914年9月	220	緒方婦人科レフエラート会と助産婦学会［講演会要録］	新著批評	
1914年10月	221	木曜講演会（助産婦学会会員に限り参聴随意）［後援会要録］	嗚呼緒方婦人［死去・葬儀の模様］	新著批評
1914年11月	222	口のない嬰児	乳房で窒息	小女嬰児を殺す［私通］
		日本小児科学会大阪地方会	子安神社	緒方助産婦教育所卒業式

緒方婦人科病院冬至会		
子福者優待の請願		
北海道の産婆保護	墺国の産婆	大阪市の人口出産死産及び結婚数
五つ児の出生		
高野三男氏帰朝歓迎会	米国の母性及乳児の保護	
同窓会費収支決算報告	通信林登輪野	
列車内で分娩	母親の労働と子供	
子供を気にかける仏蘭西国		
大阪府産婆試験問題		
バラックと児童の健康	小学児童衛生通牒	
堺市の乳児死亡率	産婆の私為医業犯	
日本一の子福者		

表6　「助産之栞」の妊娠・出産・子どもに関わる「雑報」記事一覧（1923―27年）

出版年月	号数	「雑報」のなかの妊娠・出産・子どもに関わる記事一覧		
1923年1月	317号	電車の降り際に子を生む	学校衛生上の建議	大阪市内の死亡と出産数
1923年2月	318号	緒方婦人科病院新年宴会	内務省調査の乳児死亡	神戸市と嬰児
1923年3月	319号	英国に於ける産児制限運動	妊産婦相談所設置	産婆を訴ふ――生児を盲にしたと
		結婚数八千――前年に比べて三百組の減少		
1923年4月	325号	緒方婦人科病院の改築落成	高野医学士の帰朝	産児奨励団生る
1923年5月	326号	緒方助産婦教育所別科及看護科卒業式	緒方婦人科病院改築披露	大阪府産婆試験問題
1923年6月	327号	ジェンナー氏百年祭	男の三つ児	緒方助産婦教育所同窓会第四回例会
1923年7月	328号	緒方婦人科病院記念祭	四児の分娩	兵庫県下の人口と医師と産婆の割合
1923年8月	329号	仏国に於ける堕胎処罰令の改正	産婆試験に関する調査	乳児の死亡率
1923年9月	330号	緒方助産婦教育所進級試験問題	交番へ駆込んで安産	安産が二十三名
1923年10月	331号	緒方助産婦教育所卒業式	地震に因む子供の名	緒方婦人科病院職員の秋季遠足
1923年11月	332号	緒方助産婦教育所同窓会第五回例会	二度に三児を産む	各府県産婆試験問題
1923年12月	333号	産婦や嬰児に畏い《（ママ）》お言葉皇后陛下十一月十九日	光栄ある行子啓子	今年中に味はった人の世の喜び悲み
1924年1月	334号	皇后陛下御慈愛の御詠	緒方婦人科病院冬至祭	緒方婦人科病院新年宴会
1924年2月	335号	めでたい出産	新工場法施行令と母性保護	昨年中の神戸市死産児

短艇から嬰児		
尼崎市人口動態		
同上看護科進級試験問題	子どもの護神	四児産む
産婆看護婦と植民地	妊産婦保健増進施設調査	
緒方婦人科病院記念祝会	緒方助産婦教育所別科進級試験問題	緒方助産婦教育所別科第五拾九回卒業証書授与式
緒方助産婦教育所本科第十一回卒業	緒方助産婦教育所本科卒業試験	通信
看護婦会の根本的改革	緒方助産婦教育所本科前期生学期試験問題	
加奈陀信仰療法調査		
子福長者の楽しい旅	同仁園の助産院	子を生むやうに［福島県不妊夫婦に対する子を授ける儀礼］
東京市深川区の助産料金	模範産婆表彰	東京市産婆開院の運び
本年第一回大阪府産婆試験問題	モグリ産婆五十名	女教師の出産前後休養

出版年月	号数	「雑報」のなかの妊娠・出産・子どもに関わる記事一覧		
1924年3月	336号	大阪市の人口百三十六万人	サンガー女史結婚	兵庫県の産婆試験
1924年4月	337号	緒方看護婦教育所第五回卒業式	緒方助産婦教育所試験問題	緒方看護婦教育所現勢
1924年5月	338号	緒方助産婦教育所入学式には所長の式辞	大阪府第一回産婆試験問題	緒方助産婦教育所本科進級試験問題
		大阪府下の出生と死亡	小児死亡の原因調査	
1924年6月	339号	故緒方正清博士胸像除幕式	緒方正清先生胸像除幕式挨拶	減って来た大阪市の乳児死亡
1924年7月	340号	東京府産婆試験	警視庁看護婦試験	緒方助産婦教育所同窓会春季総会
1924年8月	341号	列車内で分娩	誤れる乳児の栄養法	大阪市内の棄児
1924年9月	342号	東京市に於ける生《(ママ)》産調査	西宮町の出生統計	
1924年10月	343号	緒方助産婦教育所同窓会と会旗	米国母親教育	本年秋季各府県産婆試験問題大阪府試験問題
1924年11月	344号	緒方助産婦教育所同窓会第七回秋季例会	産婆規則改正建議	愛国婦人会の産院落成
1924年12月	345号	京都府胞衣取締規則案の制定	大邸の助産婦卒業式挙行	全村を挙げて堕胎村
1925年1月	346号	緒方婦人科病院の冬至祭	山本ふく子女史表彰式	最近の帝国人口五千九百十四万人――内閣統計局
1925年2月	347号	子供の保健に全力を注ぐ欧州の近況	盲人は逐年増加	山形県下の出産率と産婆比例
1925年3月	348号	大正拾参年春期産婆試験問題	死産児は八、九月頃に多い	児童保護の婦人巡査［英国］
1925年4月	349号	東成郡産婆会より感謝状	大阪府産婆連合	産児制限反対
1925年5月	350号	緒方助産婦教育所同積会第八回例会	緒方助産婦教育所卒業式	緒方助産婦教育所本科前期進級試験問題

陰毛剃去に対する抗議（英国）		
産児調節説教［英国］	妊娠の強制届出［仏蘭西］	看護婦月経時の注意書［オーストリア］
産児制限に反対［米国］	印度の少女結婚	逓信女子従業員お産の保健
故松本需一郎翁の胸像除幕式	大阪市産婆会忘年会	
緒方婦人科病院新年宴会	緒方助産婦教育所別科卒業試験問題	静岡日赤支部産院建設
墺国産婆学校の閉鎖	驚愕が流産の原因（面白い損害賠償の請求）	よく生れよく死ぬる大阪の動き
緒方助産婦教育所本科進級試験問題	同本科卒業試験問題	

出版年月	号数	「雑報」のなかの妊娠・出産・子どもに関わる記事一覧		
1925年6月	351号	緒方婦人科病院改築記念日	子供が十九人	
1925年7月	352号	緒方助産婦教育所別科第六拾一回卒業式	多産奨励の仏国の懸賞	音響と消化不良
1925年8月	353号	恵まれぬ階級の妊産婦保護の為めに活躍する東京日々無料助産事業	有職妊婦の為めに	結婚と健康証明書［独逸］
1925年9月	354号	故緒方正清博士七回忌法要	大阪市産婆会役員更任	健康保険と結婚検査［和蘭］
1925年10月	355号	大阪府産婆試験問題	国際児童保護大会の開催	女教員の産前後休養調査
1925年11月	356号	産婆国際学会	大阪市産婆会の御安産祈禱	有職母性の保護［チリ］
1925年12月	357号	皇孫の御名にあやかる赤坊	公設の産婆	米国オハヨー州の出産（五十九歳で御産）
1926年1月	358号	緒方婦人科病院冬至祭	緒方助産婦教育所別科第六十二回卒業式	静岡日赤支部産院建設
1926年2月	359号	緒方婦人科病院新年宴会	産前産後休養の通牒	出産率の激減［ユーゴスラビア］
1926年3月	360号	母親の礼賛（フランス）	珍しい三ツ児（台北）	白人と邦人との胎児体重身長頭囲の比較
		珍しいお産（尼崎・三ツ児）	双児の多い地方［千葉］	故加納諸平翁追悼記念
1926年4月	361号	大阪市産婆会規約の改正	今橋緒方看護婦教育所進級試験問題	看護科卒業試験問題
1926年5月	362号	緒方助産婦教育所本科及看護科卒業式	緒方助産婦教育所同窓会第十回例会	今橋緒方看護婦教育所同窓会
1926年6月	363号	大阪市産婆会役員選挙	緒方婦人科病院紀《(ママ)》念日	四児の分娩［台湾・病院］
1926年7月	364号	緒方助産婦教育所別科第六十三回卒業式	緒方婦人科病院記念日	緒方助産婦教育所別科卒業進《(ママ)》
1926年8月	365号	乳児保護問題		

彼岸詣にお産		
教育参考品の寄附		
大阪市の病人調べ	全国医師の分布状況	
緒方助産婦教育所別科卒業試験問題	赤チャンの名	珍しい三ツ児［東京］
列車内で分娩	新潟県刈羽郡産婆会二月例会	大阪市の婚姻組数と出生総数
村営産婆の新設［大阪］	姫路の産児	財界好況時代と出産増加
大阪市産婆会会館買収	分娩前の出産手当	緒方助産婦同看護婦教育所卒業式
大阪府下の医師歯科医師看護婦助産婦鍼灸按摩数	双児分娩時の費用［保険部長より通牒］	緒方助産婦教育所別科試験問題
緒方助産婦教育所別科卒業式	ムッソリーニ氏と多産の祝辞［イタリア］	函館市の三ツ児
大日本産婆会の誕生	日本産婆学会講習会見学団	
大阪市北市民館保育児童身体検査成績		
お産の展覧会	お産の心得——大阪府産婆会	

出版年月	号数	「雑報」のなかの妊娠・出産・子どもに関わる記事一覧		
1926年9月	366号	大阪市の保健調査	帝国に於ける出生と死産の統計	女計《ママ》りの三ツ児（静岡）
1926年10月	367号	大阪府秋期産婆試験	新潟県刈羽郡産婆会	
1926年11月	368号	今橋緒方助産婦看護婦教育所同窓会秋季例会	新潟県刈羽郡産婆会例会	兵庫県下の結核死亡率と乳児死亡
1926年12月	369号	東京府産婆会成る	英国の出産率低下	新潟県刈羽郡産婆会十二月例会
1927年1月	370号	緒方婦人科病院の遥拝式	緒方助産婦教育所別科第六十四回卒業式	緒方助産婦教育所別科前期進級試験問題
		一族が八十七人（高知県）		
1927年2月	371号	緒方婦人科病院緒方助産婦教育所今橋緒方看護婦教育所の遥拝式	大阪市乳児死亡率の減少	静岡県の巡回産婆
1927年3月	372号			
1927年4月	373号	大阪府産婆会成立	緒方助産婦教育所本科進級試験問題	大阪市の初生児哺乳児の疾病調査
1927年5月	374号	出産が減って死亡の増えた仏国	英蘭及威爾斯の出生と死亡	大阪府産婆会設立総会及発会式
1927年6月	375号	古式に則らせらるる御着帯式	緒方助産婦看護婦各教育所同窓会記事	緒方助産婦同看護婦教育所卒業式の記事
		新潟県刈羽郡産婆会例会	東京市細民の出産と死亡率調査	
1927年7月	376号	近く行はせらるる御着帯式	御順調に渡らせらるる皇后宮の御近状	京都府産婆会連合会第一回総会及発会安《ママ》
		遠泳の記録を破ったふたごの米国少女	新潟県刈羽郡産婆会例会	大阪府産婆会理事会
1927年8月	377号	大日本産婆会規則	日本から米国へ答礼のお人形	「国際社会十五日間」の設定と児童保護
1927年9月	378号	米国の招かれたる荒木看護婦	佳き日に三つ子を生む［明石］	大人国の子供［神戸市］

全国九地方に亘って衛生調査の結果	大阪府秋期産婆試験問題	新潟県刈羽郡産婆会例会
都会児童と田舎の児童	可愛い答礼の送別	緒方助産婦教育所試験問題
新潟県刈羽郡産婆会研究発表	新潟県刈羽郡産婆会十月例会	
姫路市の市勢と出生	新潟県刈羽郡産婆会例会	堺市産婆会のお産と育児展覧会

誌面構成は第Ⅱ期にはみられない。

・〈悪いニュース〉に代わって、第Ⅱ期では多子・多胎に関連する記事がより多く登場する。

・統計情報と欧米中心の海外情報は第Ⅰ期にも登場するが、第Ⅱ期では情報量と回数が飛躍的に増える。

・キーワードに注目すると、第Ⅰ期と第Ⅱ期を通じて〈国民〉〈国家〉〈臣民増殖〉が〈台湾〉〈朝鮮〉〈満州〉とともに医師や知識人の言説に登場する。

・第Ⅱ期以降、展覧会や博覧会の都市開催記事が登場する。

以下では、これらが当時の人々にとってどのような意味をもったのかについて、メディアが報道した内容と手法、衛生規範・家族道徳・国民意識形成の牽引力としての医師と知識人、という二つの視点から考察していくことにしよう。

報道された〈祝福すべき出産〉と〈悪いニュース〉

「助産之栞」の「雑報」には、明治末期からおびただし

出版年月	号数	「雑報」のなかの妊娠・出産・子どもに関わる記事一覧		
1927年10月	379号	ムッソリーニ夫人と出産	大阪市産婆会館開館式	来年度から実施の児童扶助法
		結核疾患死亡十一万余	世界一の妻福者［西アフリカ］	市村長公益団体へ公営産婆制度の実施を当局にて講究
1927年11月	380号	ベルギー皇太子妃殿下女王御分娩	イタリーの独身税と子なし税	下条内閣統計長の人口談
		緒方助産婦教育所及今橋緒方看護婦教育所同窓会	助産婦同窓会第十三回（秋季）例会会計報告	看護婦同窓会（秋季）例会会計報告
1927年12月	381号	満お二歳の照宮さま	子福者を祝ふムッソリニ首相	世界一の子福者記録
		妊産婦保護協会	兵庫県と乳児死亡率	香川県産婆施行規則

い数の嬰児の死亡記事が登場する。事故によるものと故意におこなわれたものとがあり、乳房による圧死ないしは窒息死がそのほとんどを占める。妊娠・出産・子どもに関する〈悪いニュース〉がどの程度登場するのかを表7に再掲した。

これほどまでに類似の記事が繰り返し掲載されるのは第I期だけである。猟奇的事件を含む醜聞の詳細な記述の仕方は、現代の一部の週刊誌にも似ている。しかし第二百二十三号（一九一五年〔大正四年〕）からはわずかな例を除いてほとんど登場しなくなる。編集方針が変わったのであって、事件数の増減の反映ではないことは容易に推測できる。[14]

第I期に頻出する記事のうち、〈悪いニュース〉とここで呼ぶ記事をいくつか紹介する。

「妊婦路頭に迷ふ——夫に別れて堕落した女」（第百八十八号、一九一二年〔明治四十五年〕、五七四ページ）

表7　明治末期から大正初期の「雑報」に登場する女性・子ども・産婆をめぐる悪いニュース

件名	件数	備考（数字は登場する『助産之栞』号を示す）									
子どもの窒息死（窒死）・圧死	22件	189,193,199,200,200,200,201,202,202,202,203,203,204,204,206,208,212,214,214,214,216,217									
乳房による子どもの死	21件	188,189,189,190,193,196,200,201,201,201,202,203,204,206,208,210,211,213,213,216,222									
堕胎	17件	192,193,194,194,195,199（フランス）,199,199,203,203,204,208,209,210,210,217,217									
畸形児	10件	二四指の産児（第184号）	チン妙な畸形児（第199号）	無類の畸形児（第203号）	牛の児を生む（第203号）	畸形児産る（第207号）	畸形児生る――両足が後向きは珍しい畸形児（第210号）	畸形児現はる（第212号）	角の生えた女児（第218号）	四足の畸形児（第219号）	口のない嬰児（第222号）
産婆をめぐる事件と無免許産婆営業	8件	無免許産婆の拘引（第181号）	産婆の処罰（無免許産婆に名義貸し）（第182号）	無免許で産婆営業（第183号）	二組の無免許産婆（第185号）	詐欺産婆（第191号）	無免許産婆（第199号）	お多福の看板（無免許の産婆）（第200号）	危険な無免許産婆（第207号）		
女性の〈淫奔〉なる行為	4件	淫奔娘の子殺し（第198号）	全村堕胎犯――淫風猛烈なる飛騨の山奥（第204号）	美人嬰児を毒殺す――淫奔で胎した因果の胤（第206号）	産児を摑み殺す――十六娘が淫奔の結果（第212号）						
子どもの生き埋め	3件	不義の子の生埋（第201号）	孫を生埋にす（第209号）	赤ン坊の生埋（第210号）							

先月十二日午前十時二十分頃大阪市○区□野町街路に面褰れしたる一人の婦人が佇みて、深き憂ひに沈むものの如く、四辺を見廻しつつ、しくしくと泣て居るは、仔細のあることならんと、朝日橋署の巡査が取調べたるに此の女は鹿児島県△郡□村○田すゑ（二十三）といふ者にて、三年前所夫△田木（二十六）と共に神戸に来り、鐘淵紡績会社の職工に住み込み夫婦共稼ぎにて、纔に糊口を凌ぎ居たるに、去年一月中に夫に死別れたるより、気が気でならず、所変れば気も変るならんと、同会社より暇を取りて来阪し、北区天満の合同紡績会社へ住込み、男工の誰彼より最も親切に労り呉らるるが儘に、割なき交際を為し居りしに、何時しか誰の胤とも知ぬ子を孕みて、今は妊娠六月といふ身重になりて、職業も働けず、左りとて誰一人相手にして呉れる者のなきより、絶体絶命死ぬるより外なしと思案を定め、然るべき死場所を捜し居る旨を申立てたれば、同署に連れ来り其不心得を諭して、保護を加へ居れり。

みるべき産業もない故郷から夫婦で神戸に来て働き口を探す。当時の先端企業ともいうべき鐘紡に職を得て住み込みで働く。ところが、ほどなく夫に死別する。若い妻は頼るあてもなく失意のうちに職場を去る。いつまでも悲しみに暮れてばかりもいられず、別の会社に職を得た。心細い気持ちやさびしい気持ちを埋めてくれる心優しい言葉で近づいてきた職場の男たちとのやりとりに癒され十分な警戒心をもたないまま付き合い、そして妊娠する。妊娠したことがわかるや否や、遊ぶだけの気持ちの男たちは女のもとを離れていく。要領よく世渡りができない女は思いあまって死を覚悟する。あるいは藤目ゆきが読み解いたように「接客業の女性（略）、子守や下女として奉公する娘たち、（略）女工たちと工場主や監督といった関係のなかでの性的誘惑は、実質的には強制力」[15]が存在した結果としての妊娠だったのかもしれない。

記事にあるように女性の側の心細さによるものか、あるいは職場での男性からの見えない強制力によるものかはわからない。しかし、いずれにしても故郷を離れ夫とも死別し、地域や家族や親族から遠く離れ、都市の職場で働く生活のなかで起こった出来事である。明治期以降の近代化を支えた紡績工業をはじめとする工場労働者の間では、いくつもこのような出来事があったことだろう。「温泉で堕胎」（第二百十七号、刊行年は表5・6を参照。以下、同じ）という記事も地方から都市へ移動して職を探していた女性が、下宿先の家の男性と「私通」の結果、妊娠し、堕胎したという事件である。地方から出てくる未婚の女性たちが都市の男性にだまされるということなのか、強制力がある性行為の結果なのか。あるいは、この時代の男女にとって結婚と性関係の一致がそれほど重要な価値として認識されていなかったという解釈もありうる。

都市に仕事を求めてきた独身女性の望まない妊娠は、多くの場合、悲惨である。次の記事は、その女性を取り巻く地域に言及している。

「結婚一ヶ月にて分娩―産んだ其の子を厠に捨つ」（第百九十三号、一九一二年〔明治四十五年〕、七八二―七八三ページ）

大阪市◇区○堀五の二三莫大小注文取□本△三妻お米（二十三）が先月八日朝産気付き、厠の中に男の死体を生落とせる事件あり。他殺の嫌疑あるより九日午後地方裁判所より三島予審判事、棚木検事、大谷医師を従へ東署に出張し同署内にて死体解剖の結果全く分娩後殺害せること判明したるが、お米は奈良県○郡◇村△井×吉の一人娘にて我儘一杯に育てられしが、同村附近は淫風盛んなる地方にてお米も何時しか村の男数名と関係して其の胤を宿し妊娠九ヶ月になれるを隠し、元隣村にありて懇意にせる△区□町▽村※松方莫大小女工○川お△を便《ママ》りて来阪し、同人の世話にて去月十四日夜前記□本方に嫁入せるも此の頃に至りお米の様子何となく怪しきに△三は不審を抱き従来の素行を尋ねしに、お米は流石良心の苛責《ママ》に堪へ兼て《ママ》や数日前◇村の親里に帰り、二三日前帰阪せるが八日午前四時俄に産気付きたるも尚も其の発覚を恐れ△三に向ひ癪が起れりと称して最寄りの医師を呼びに外へ出でしめたる不在中自宅便所に入り故意に嬰児を糞壺の中に分娩し死亡せしめたること発覚し引続き取調中なり。

記事の書き手は、おそらくは自分が所属する階層の道徳観念から「淫風盛んなる地方」と形容する。性道徳の近代化とは結婚前の女性が男性と親密な関係をもつことの否定にある。その「地方」からみれば、当然であり習慣であったことが改善されなければならない悪習として、さらには犯罪の温床として非難されることになる。

妊娠九カ月の女性が嫁ぎ先で夫にどのように対処したかなど、記事の内容には不明なことが多い。望まない妊娠の結果、女性は便所にこっそり産み落として隠蔽を図った。それが発覚したことで、女性は犯罪者となった。

瀬川清子は日本の各地で思春期の男女が配偶者を決めるまでの間、どのような過ごし方をして結婚にいたるのかを聞き取りしている。そこでは若者たちは自由恋愛を楽しみ、結婚の自立性があったと瀬川は報告している。地域で盆踊りや若者宿―娘宿が制度化され、それらを通して配偶者選択の機会が与えられていた。当然のことながら結婚までの純潔は必ずしも重要視されていなかった。[16]

しかし、地方から都市に働きに出てきた女性にとっては相談相手になる同輩や事情がわかる年配者もいない。妊娠した女性が頼る人もなく一人で悩み苦しむ場合と、家族や地域の誰かに相談して対応策を講じる場合では、当事者である女性の人生はまったく変わってくる。[17]家族や地域の関係性から絶たれ、たった一人で人生の岐路に立たされた女性には悲惨な事態もしばしば起こりえた。

「妊み女の轢死」（第百九十八号、一九一二年〔大正元年〕、九七八ページ）

岐阜県▽郡○町製糸場工女、同郡□原△郎娘◇し（二十二年）《ママ》はある男と私通の末、妊娠三ヶ月となりしを悔いて六日夜中央線中津川鉄橋付近にて見るも無惨の轢死を遂げたり。

わずか数行の記事のなかに、汽車、鉄橋、製糸場、工女という近代化の装置が並ぶ。もう一つよく似た記事がある。

「妊婦の轢死」（第百九十二号、一九一二年〔明治四十五年〕、七四三―七四四ページ）

姫路駅を距《へだた》る東方三町余の姫路市△村字□踏切に去月二十四日午前二時頃轢死せる婦人あるを線路工夫が発見し、其の筋に急報したるより、姫路署より警官医師出張検視したるに、轢死せる婦人は、頭部腰部は粉砕され、左足は飛ばされて行方知れぬ上に、妊娠五箇月の胎児露出し居るなど、見るも無慙（ママ）の光景を呈し居り。年頃は二十歳前後にして所持品とてはなく、何者とも知れぬより、死体は姫路市役所に引渡したるが、風体余り卑しからず。何者かと私通の結果、両親に申訳なく、此の始末に及びしものならんと云ふ。

着物の様子からは中・上流層の家の女性だと推測されているが、本当のところはなにもわからない。しかし記事の書き手は親への申し訳なさを感じた女性の行為だと理解し、死んだ女性を貶める言葉は使わない。絶望して深夜、冷えきった線路に身を横たえ、近づく列車の音を聞きながら死を覚悟する女性はどのような思いでそのときを過ごしたのだろうか。この記事には憐憫の情さえ感じられる。しかしながら、私通による妊娠や出産に対する糾弾は、女性が自殺してしまったために表面化しないだけである。女性が生きていれば性道徳を逸脱したと非難され続ける。どちらにしても、望まない妊娠の結果は女性が引き受けざるをえない。

先の記事にあった「淫風盛んなる地方」として登場する村落は、おそらく明治末期から大正期にかけてあちこちに存在していたのではないだろうか。例えば宮本常一が訪ね歩いた地域でもエンブリー夫妻が滞在した九州地方でも、結婚だけを男女関係の聖域としない人々の様子を記述している。(18)

これらの村では望まない妊娠という事態を迎えたときに家族や地域ではそれまでしてきたように解決していたのだが、次第にそれらが公の監視のもとに置かれるようになっていく。これまで例証として挙げてきた記事にも繰り返し登場していたが、監視の直接の担い手となったのは警察だった。

具体的には巡査であり、警部補や警部だった。その視点からすれば、次のエピソードも性と出産を監視する警察の機能が見事に発揮された事例として読むことができる。

「妊婦人名簿△山陰特有の珍な帳面」（第百九十一号、一九一二年〔明治四十五年〕、七〇〇―七〇一ページ）

山陰道の各警察署備付の帳簿に妊婦人名簿といふ変梃なものがある。受持の行政巡査が戸口調査などに出掛けて妊婦を見ると先づ何箇月位と鑑定をつけて早速この帳簿に記入する。だから何処のお主婦さんは今年幾つで妊娠何箇月、その様子はどうであるなんてこまかい事がこの帳面によってあらはれて来る。かういふ帳面は日本国中山陰道を除いては見ることの出来ない至って珍な帳面である。これは大分以前に出来たもので堕胎者が多いからその犯罪調査の参考上、備へつけられたものであるそうな。鳥取、島根両県の統計表をみると、実際この種の犯罪が多い様であるが、教育が普及して来るのと風紀取締が厳重になったのとで追々少くなって今ではその必要も薄くなったとの事であるが、その効用はまだまだやまない。つい此の程鳥取県□郡△徳村の〇山▽蔵（四十二年《ママ》）と妻きよとが四十二の年に出来た子供は親泣かせだといふ迷信から、夫婦が共謀になって生れた子を圧殺して投棄した事が発覚しその筋に取り調べられて容易に実を吐かなかった時にも例の帳面をくって、たしかに妊娠であったことを知って警察官が承知せず段々問ひつめてとうとう白状させたとの事である。ともかくも行政巡査の妊婦鑑定とは頗る振つてゐる。

「四十二の年に出来た子供は親泣かせ」という古くからの信念はそのまま人々の常識である。これらの信念、常識、習慣が近代医療や衛生教育とはしばしば衝突する。注射や手術の拒否によって治療ができずに子どもや母親が死亡する事態も「助産之栞」には報告されている。「行政巡査」はこれらを監視し、妊娠鑑定をしてそれをノートに記録し、これをもとに取り締まりをしていたのである。

警察は望まない妊娠のゆくえだけを監視・摘発してきたのではない。最後に、妊娠が望めなかったばかりに引き起こされ、珍事件として扱われたニュースを紹介する。

第百九十一号、一九一二年（明治四十五年）、七〇二ページ

紀州□町の福原某は子なき中に妻を失くし、妾のおしげに子を生めと命じた。おしげは何うしても生めぬ。苦しまぎれの一策。丁度親類の炭焼の娘おさよが私生児を生み掛けて困ってるのを聞きコレ幸ひと俄に腹へ古綿を入れ肩で息しながら旦那を喜ばしてゐる中、一方おさよは美事《（ママ）》に生んでソレ身代りと夜中密に持って来た。心得たりとおしげ急いで産婆を呼びにやり未だ来ぬ中に手早く腹の古綿を棄てて旦那を迎へ此の通り旦那に似て玉の様だす。手品は綺麗に出来上がったが警察が承知せぬ。関係者一同一寸来い。妾商売これが辛い。

笑い話仕立てにタイトルもないまま「雑報」に掲載されているのだが、内縁の夫婦、未婚女性の

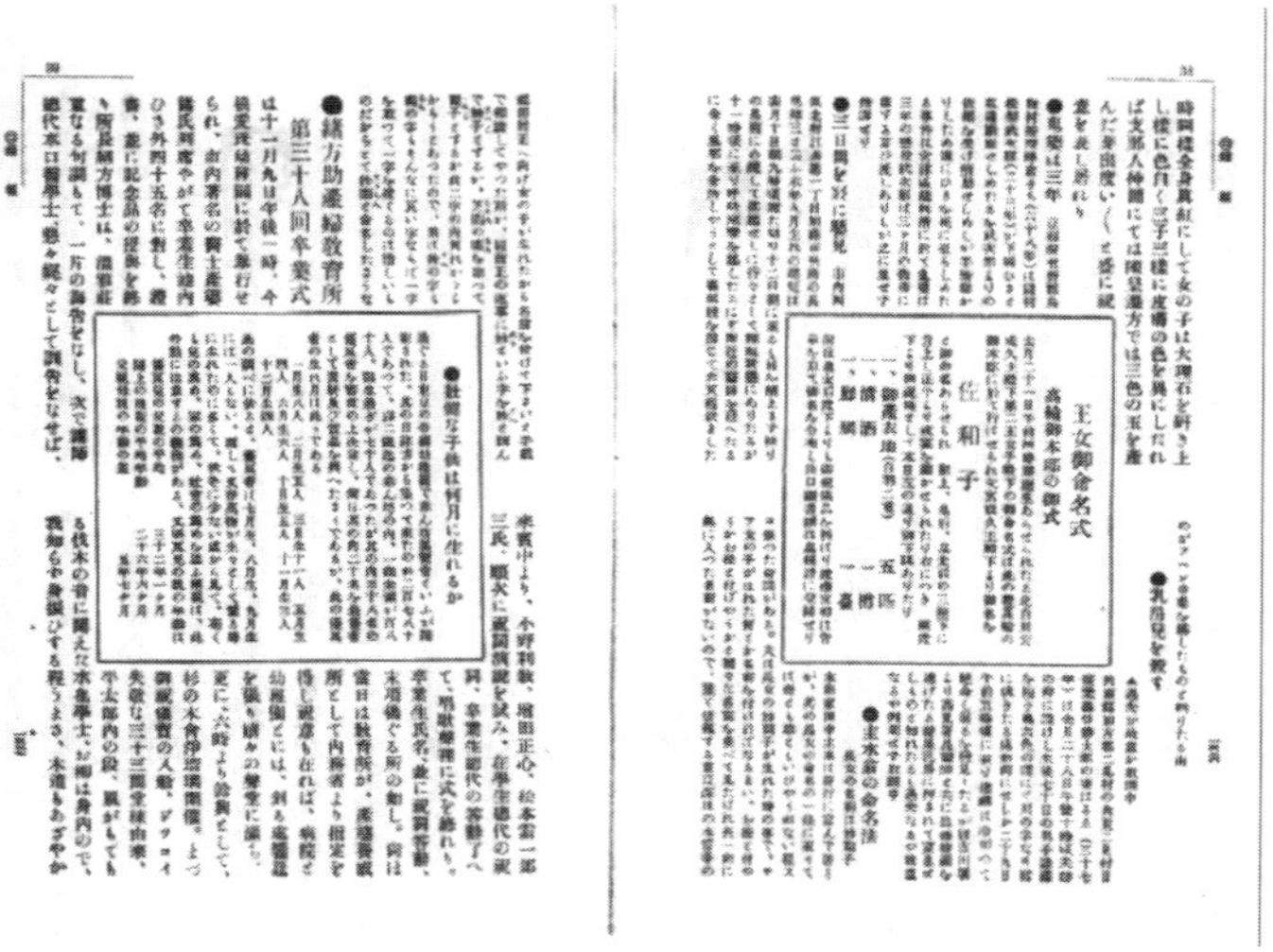

図6　囲みで登場する皇室記事
（出典：第211号、1913年〔大正2年〕、1536―1537ページ）

妊娠と出産、産婆にも協力してもらい自分の子どものように仕立てようとした失敗談は、現代の家族とは異なる親子観が反映されていて興味深い。現代からみれば犬猫の子のやりとりにも似た庶民の工夫さえ警察の監視の目は見逃さない。

記事紹介が長くなったが、繰り返される〈悪いニュース〉についての特徴をもう一度確認しておこう。望まない妊娠に対し、夫婦間であれ私通であれ、当事者やその家族、場合によっては「全村[19]」という地域単位でおこなわれていた嬰児殺しや堕胎を、警察が監視し摘発する。発見された嬰児の身体は検視の対象となり、監察医によって解剖される。

一方、これらの〈悪いニュース〉と対照的に、誌面構成上、区別された囲み記事として皇室の妊娠・出産記事が登場する（図

6)。

この聖と俗の視覚的対比は、読み手である当時の産婆にとってどのような効果をもちえたのだろうか。おそらく、俗なる記事のなかにあってこそ、聖なる出産は囲みによって一層その聖性を増し印象強く、ときには救いとして、あるいは理想的出産として受け止められたのかもしれない。しかし、頻繁に繰り返された〈悪いニュース〉報道は第Ⅱ期では消失する。聖なる出産は囲みから解放された報道となる。注目の対象となるのは汽車、電車、船、まれに飛行機で遭遇する出産である。代わって繰り返されるニュースは多子と多胎となる。

多胎への注目から多子・多産の礼賛へ

明治末期から大正初期にかけて生命の質に関連する記事はなく、対比的にいえば〈祝福された出産〉と〈祝福されなかった出産〉が登場するだけである。「畸形児」の出産は例外である。「助産之栞」では創刊当初から「畸形児」への関心は高く、しばしば克明な図とともに医師が症例報告をおこなっている。後期になると、産婆もまれに「畸形児」の出産例を報告している。

第Ⅰ期の記事には「二四指の産児」（第百八十四号）、「チン妙な畸形児」（第百九十五号）、「無類の畸形児」（第二百三号）、「牛の児を産む」（第二百三号）、「角の生えた女児」（第二百十八号）、「四足の畸形児」（第二百十九号）などのタイトルが並ぶ。

「牛の児を産む」（第二百三号、一九一三年〔大正二年〕、一二〇八ページ）

三重県△郡※田村中西▽吉妻すま（三十七年）は大吝嗇にして両親の食物すら惜み、二三日前産気附き産んだ子は男頭に二本の角はえ、産後四日で四つ這いに匍って啼く声は牛に似て居る由

親の因果が子に報い、尋常ではない存在としてこの世に生まれてしまった子どもという解釈である。生命をもった子どもである以前に、見せ物として露骨な視線が注がれる。同様に、次にみるのもその誕生が周囲を驚かせ、のちに死産児として届け出された例である。

「チン妙な畸形児」（第百九十五号、一九一二年〔明治四十五年〕、八八六ページ）

三重県鈴鹿郡○町※田△次郎（四十四）内縁の妻△部ふよ（三十五）は去る四月二十五日男の子を分娩したるが此の子不思議にも陰嚢ばかりで陰茎は陰も無き畸形児なるに、ふよ始め家内の驚き一方ならざりしが、畸形児は三日ばかりして眠つたやうに死んで了つたれば同家にては世間体を繕ふ為め産婆に依頼し死産として其の筋に届出でたれば警官出張検視の結果、全く虚弱の為の死と判明したり。

記事どおりに読めば自然死なのだが、「家内」の人々は「世間体」のために産婆に依頼し死産届を出してもらっている。先の子どものやりとりのときと同様、産婆は当事者から内密の相談を受けしばしばこのような形で協力を要請される。ところが、ここでも「警官」は死産届を受け取るだけ

ではなく、「検視」し、改めて嬰児殺しではないことを確認している。

こうした「畸形児」のほかに特別に注目されるのは極端に大きな子ども（「日本一の赤ん坊」第百九十四号、一九一二年〔明治四十五年〕）である。一歳半にして体重が「九貫余（略）男子ならば未来は横綱たるべき体質」の女児について紹介しているが、量的な側面への着目であって質に関する尺度は登場しない。

第Ⅰ期での注目はもっぱら多胎に対してであり、多子に関してはほとんどないといっていい。せいぜい「珍な子宝村」（第二百八号、一九一三年〔大正二年〕）という記事がある程度である。「珍な子宝村」とは「伯耆の国（現在の鳥取県）」山奥の六十二戸からなる村をさし、そのうち三十八戸の家は四人から十一人の子どもがいて、子どもがいない家は一軒もないという「大阪毎日新聞」の記者による報道である。記者はしきりに「どうして斯様に多くの子供が産れるのか（略）不思議でならな」いと述べるだけで、特別に称賛に値するニュースとしての扱いではない。

多胎についてはどうか。関連する記事が頻繁に登場する。列挙してみると、「三児の分娩」（第百九十号）、「改元三日目に双児――母子ともに健全で嬉しい」（第百九十五号）、「三つ児を産む」（第百九十九号）、「出産のレコード破り△何遍でも三つ児を産む［北アメリカ］」（第百九十九号）、「三つ児を生む」（第二百一号）、「三児の分娩」（第二百四号）、「十人子持三児を産む（親子四人共壮健）」（第二百六号）、「十二歳の少女男女の双児を産む」（第二百七号）、「初産に三児―三色の珠を得たとの評判」（第二百十一号）、「三児を産む」（第二百十四号）である。

第百九十号と第百九十九号の例は生まれた子の一人が死亡するが、一度に三人生まれるのは珍しいとしてニュースになる。三つ子でしかも三人とも全員「壮健」という記事も少なくない（第二百一・二百四・二百六・二百十一・二百十四号）。第二百六号を除いて、ほかは実業家や商業を営むなど比較的裕福な家の出来事である点は子ども数と経済力の関係という意味で注目されている。

第百九十五号の場合は双児なので、三つ子に比べてニュース性は低い。しかし「改元されて僅か三日目に産まれた児だから、「それぞれ梅一、竹一と名づけ」出世しましょうと、お父さんもお母さんも大きに喜んでゐるとは目出度い話」として双児の誕生を紹介している。

第Ⅰ期は、こうして最大でも三つ子の多胎がニュースとなる。また多子は注目されることも奨励されることもないに等しい。したがって第Ⅰ期で指摘すべきは、生まれ育つはずの生命を恣意的に途絶することを監視し、統制することが顕在化した点だといえるだろう。この点を第Ⅱ期と比べると、わずか十年あまりの間に記事内容とスタイルが大きく変化したことに気づく。

具体的には、第Ⅱ期では〈悪いニュース〉がほとんど消失し、代わりに出生統計や乳児死亡率、あるいは衛生調査結果としての統計報告、欧米を中心とする国際ニュース、さらに児童保護や母体保護に関わる記事が登場する。多子や多胎の記事も第Ⅰ期と同様に登場するのだが、珍しい存在である以上に、子どもを数多く産むことの価値が認められ評価されるようになる。「子福」という言葉に象徴的なように、子ども数は多ければ多いほど幸せだというイデオロギーが顕在化する。

一九二五年（大正十四年）の第三百四十六号には「本邦随一の子福長者松方老公はだしといふ、和蘭の実業界に有名な紳士」という見出しで十七人の子どもをもつ五十九歳オランダ人男性を紹介する記事がある。神戸に寄港したアメリカ汽船の乗船者だったことからニュースになっている。同年第三百五十一号には「子どもが十九人」という見出しで国内の「子福者」を紹介している。

静岡県社会課の調査に依ると、小笠原郡南山村と筵原町に十九人の子福者が各一人宛あった。此外に浜名郡和田村に男子十六人、田方郡刈野村にこれも男の子ばかり、十五人生んだのがあり、子福者の多いことに於て日本一だと云はれてゐる。(一三五八ページ)

一九二七年(昭和二年)の第三百七十号では「子福者」の女性を「一族が八十七人」という記事で紹介している。

高知県幡多郡伊藤こめ(九五)という高齢者は数日前死亡したが、夫関次との間に五男三女あり、孫二十三人、曾孫三十二人、玄孫一人、嫁や婿を数ふれば十九人、合計八十三人の子福者であったとは一寸珍らしい。(一三八二ページ)

第Ⅱ期でも三つ子は依然、ニュースになる。同年第三百七十六号の「函館市の三ツ児」では三つ子が生まれ「母子共健全」の報道後に三児の身長と体重をすべて記載している。第三百七十八号には「佳き日に三つ子を生む」という見出しで地域全体でお祝いするニュースとして登場する。「明石市森本菊三郎妻とく(三〇)は(略)男二人、女一人の三つ子を生んだが、母子四人とも至って健全で、朝来市内一般に奉祝してゐる折柄とて、同家では大変な喜びに満ち満ちてゐる」(二六九

四ページ）

このように第Ⅱ期では多胎と多子が価値をもつにいたる。しかし、当事者にとっては多胎や多子が常に幸せだったかどうかは別である。第三百七十号には「珍しい三ツ児」として短い記事がある。「東京市深川区出口某妻女（三三）は来春出産のお腹を抱てゐたが、十二月中旬突然早産した所が、男児二児、女児一児と云ふ三つ子を産んだが寒さで二日後三つ子共死亡した」（一三八一―一三八二ページ）というものである。寒さをしのげない貧困家庭にとって一度に三人の子どもの誕生は重く、子どもの死は救いだったことも十分考えられるが、メディアからみると多胎それ自体が重要なのである。

また、第Ⅱ期では多胎に関するニュースの場合、満州や台湾で起こった出来事も伝えられる。さらに、多子についても手放しで肯定的になる。これは第Ⅰ期の「伯耆の国」の子だくさんに面食らった「大阪毎日新聞」記者の驚きからすると、明らかに異なる時代に入ったことがわかる。多産礼賛の時代である。次節では多産を奨励していくうえで、どのような論理が用いられたのかを明らかにしていく。

出産を数える俯瞰的まなざし——国内統計と衛生調査の整備、そして国際比較

第Ⅰ期と第Ⅱ期の「雑報」を比較すると、第Ⅱ期では国内の人口動態、特に（「助産之栞」の出版地は大阪だったから）関西のそれに対する関心が高くなり、出産と死産の動向に絶えず関心を払っていることがわかる。量的にも質的にも、この二期の違いは極めて大きい。これらは単なる数字の

提示にとどまらず、地域間比較、あるいは全国平均との比較を通じて、現状に対する反省と改善に向けた強い動機づけの根拠になる。

やがて比較の単位はさらに拡大し、推進の方向性は欧米がその準拠点を与えていくことになる。具体的には、より多く産むこと、有職女性の産前・産後休養制度の導入、乳児死亡率の低下、結婚の推進である。つまり、健康な子どもを結婚を通して産み育てることに目的が収斂していく。

国内統計と国際比較が「助産之栞」というメディアを通して伝達され、読み手にとって現状は絶えず改善すべき対象として認識される。欧米との国際比較はそれを煽る装置として読むことができる。

「人口調査者がもたらした真の革新は、（略）そのシステマティックな数量化」にあるとベネディクト・アンダーソンは述べている。[20]日本では内閣統計局が国家規模の統計を一八八二年（明治十五年）以降、毎年『帝国統計年鑑』として公刊している。この『統計年鑑』の構成を通覧すると、分類項目は第Ⅰ期前後を境に詳細になっていくことがわかる。人口、衛生はもとより教育、司法、警察、財政、保険、軍備、産業、エネルギー、選挙などの諸領域にわたり「帝国全般ノ形勢ヲ大観スル」ことができる。[21]

アンダーソンは国民とはイメージとして心に描かれた想像の政治共同体（imagined political community）であると定義した[22]が、想像された共同体という視角は、明治期から大正期にかけて急速に領土拡大を果たしていく日本の近代と、国家政策の受け手になる人々の意識を理解するうえで有効である。国家は国民の一人ひとりを人口として数え上げて把握するのであり、そのようにして統計がその国家の規模を明示化していく。あらゆる事柄が国家という単位に収斂することで数量化される。こうした俯瞰的まなざしは必ずしも統計学者だけでなく、統計を根拠に社会的影響力をもつであろう知識人もまた獲得していく。

「助産之栞」第二百四十六号（一九一六年〔大正五年〕）には、内閣統計官だった二階堂保則の「本邦人の生死に関する統計的批判」という短い論文が掲載されている。

二階堂は、日本社会でおこなわれている母乳栄養は極めて「良習慣」なのに、なぜ乳児死亡率は文明国にありうべきではない高さか、という疑問を呈する。海外の学者のデータをもとに国際比較をしてみると、日本よりも乳児死亡率が高いのはロシアとオーストリアだけである。ところがロシアは日本のように年々増加しているわけではないし、またオーストリアの場合、その率は低下しつつある。さらに日本とほとんど同率であるイタリア、ベルギー、プロイセンの三国についてみても乳児死亡率はいずれも低下しつつあり、日本のように上昇の一途という国はない。それならば出産率が高くなるほど、乳児死亡率も高くなるのではないか。そこで二階堂は統計的検討のためにベルギーとイギリスの一八四六年から七五年までの変化と比較する。すると、これら二国の出産率はこの期間に上昇したものの、これと相関するようには乳児死亡率が上昇していない。

日本についてはどうか。一八八九年（明治二十二年）から一九一一年（明治四十四年）の間、生産率（出産率）は増加する。この割合に対し、乳児死亡率も特異的に増加している。以上の比較検討から、二階堂は「本邦の乳児死亡率増加は何等か特別の原因ありと為すこと決して失当ならざるべきなり」と結論づける。

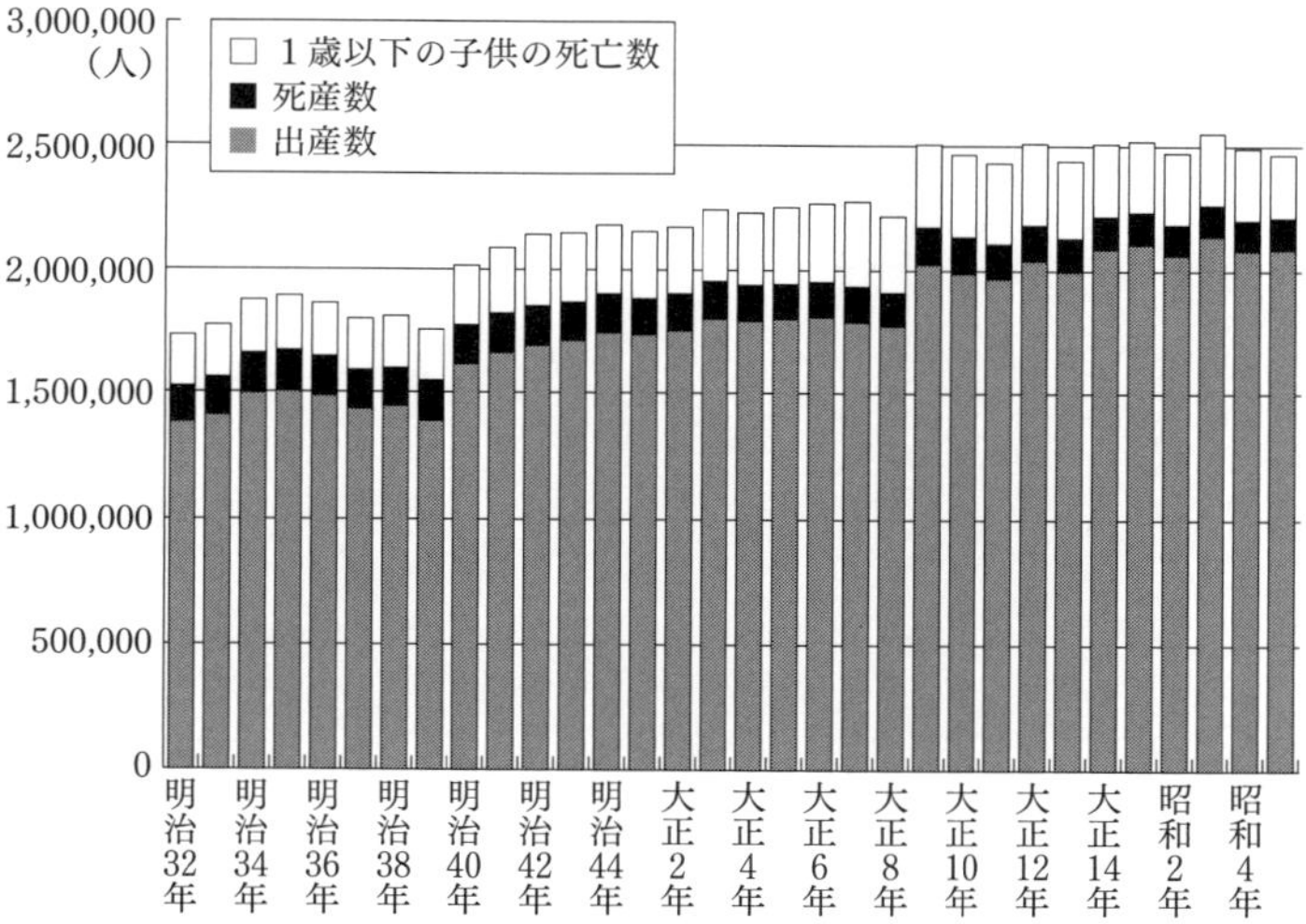

図7　明治後期から昭和初期の出産数と乳児死亡数の変化
（出典：厚生省五十年史編集委員会編『厚生省五十年史 資料篇』〔厚生問題研究会、1988年〕から作成）

統計学者は安易な推測を避ける。しかし、二階堂が「特別の原因」と呼んだのは人為的な操作が加わった結果として乳児死亡率が特異に高くなったと考えるほかはないということだろう。実数はどのような変化を示しているのか、一八九九年（明治三十二年）から一九三〇年（昭和五年）までの出産数と死産数および乳児死亡数をみることにする。

一九〇六年（明治三十九年）から〇七年にかけての出産数と、一九年（大正八年）から二〇年にかけての出産数の増加には明らかに不連続がみられる。人為的操作が加えられたこと、出産が未届けのまま統計に表れなかったことの両方が考えられる。いずれにしても不自然な弧を描いている。

これに加え、大正末期まで一貫して乳

児死亡数が減少していない点も重要である。一九〇七年（明治四十年）の改正刑法による堕胎罪の厳罰化を契機に、それまで一定していた乳児死亡数が、これまた不連続といっていい増加をみせるのである。出産を数える立場からすると、出産数を増やすことと同じくらい、この時代の死産数と乳児死亡数の多さは悩ましい問題だったわけである。

二階堂の議論は極めて冷静だが、人口を論じたものとしては当時では例外といえる。むしろ人口をめぐる当時の議論の多くは煽動的といっていい。単純に数値を示すだけではなく、それらを国内間比較と国際間比較をして優劣を競うからである。

「助産之栞」の「雑報」では、こうした傾向が日露戦争を契機として明確になってくる。一九〇八年（明治四十一年）の第百四十七号では「児科雑誌」（小児科研究会〔日本小児科学会の前身〕）から「児童統計の話し」を転載している。そこでは十四カ国比較を通じて日本の死産率と婚姻外出生数の多さが問題にされる。「私生児の多少を以て直ちにその国民の道徳の淳薄を断定し難きも此数の多きは決して喜ばしき現象に非ず」（二六四二ページ）とある。子ども数だけでなくその質も重要であり、国民道徳としての家族のあり方が問題に挙げられる。しかし、この時期はまだ人口の量的側面が支配的である。

一九一六年（大正五年）の第二百四十二号には「世界に稀なる日本民族の膨張力」という見出しのもとに帝国人口静態調査からの「臣民の総数は七千一百万人を超え世界の総人口約十四億四千万人に対し其の四分九厘に当る」という解説があり、その後に次の記述が続く。「帝国本土の人口は世界独立国中の第五位に居る。即ち支那、欧羅巴、露西亜、北米合衆国、独逸に亜ぎ墺地利、匈牙利、大府列顛国、仏蘭西、伊太利に勝る。（略）〔これに朝鮮、台湾、樺太の各人口を合わせ〕帝国臣民の総数を以て比較すれば北米合衆国に亜ぎ独逸の上位に在り」（二六三七ページ）

このような俯瞰的まなざしからすると、死産率や乳児死亡率の高さは緊急の改善すべき問題である。一九一九年（大正八年）の第二百七十六号には「怖るべき乳児死亡率」と題して神戸市に関する次のような記事が掲載されている。

世界列強では乳児死亡の防遏《ぼうあつ》に努むる事、茲に年あって各国共に逐年死亡率の減退を来しつつあるのに、独り日本の乳児死亡率は逆様に寧ろ逐年増加の趨勢にあるのは何とした事だらう。即ち英国（ウエルス）では千九百年に千人中百五十六人の乳児（出生より一歳までの）死亡を見てゐたのが十年後には百九人に減じ、米国（紐育）の如きも千九百二年に百八十一人の乳児死亡をみたものが千九百十四年には九十五人、即ち約半分に減じてゐる。然るに我国は什〔「何」の誤り：引用者注〕うだろう。千九百年には生産児千人中百五十三人であった乳児死亡率が千九百九年には百六十六人と却て約一割の増加を示してゐる。斯くの如く世界の趨勢に背馳して乳児死亡率漸増の歩調を辿りつつある我国の中にあっても特に神戸市の乳児死亡率の甚だ顕著なるものもあるは有難からざる事実である。即ち、日本乳児死亡率は生産時千人中百六十六人といふさへ悲しむべき事だのに神戸市の乳児死亡率は三百八人といふ巨数を示してゐるのである。（四三七五―四三七六ページ）

二年前の調査結果から大阪、京都、東京に比べても「遥優越（?）の地位にある（略）は決して神戸市の名誉ではない」として、国際間比較と国内間比較から問題が認識され、読み手に対して、改善に向けた圧力が加えられる。

では、なぜ第Ⅱ期に統計が多用されていくのか。第Ⅰ期と第Ⅱ期の中間期に掲載された記事から、その根拠と経緯がわかってくる。

第Ⅰ期には『帝国統計年鑑』がすでに三十回を超え、地域単位でも国家単位でも人口動態をはじめとした社会現象や社会組織に「通し番号」を付け、「系列化」[23]され、配列されるにいたっている。しかし、第Ⅰ期では統計がまだ十分に言説として活用されていない。「大阪市の出産と死亡数」（第百八十三号）、「新潟県下に於ける助産婦取扱成績」（第百八十四号）、「開業医なき町村」（第百九十四号）がわずかにみられる程度である。海外の紹介記事も同様に数えるほどしかない。ところが第Ⅱ期になると様相が一変し、ほぼ毎号、欧米のいずれかの国が短い記事として登場する。テーマは母性保護、児童保護、産児調節、多産に関するものであり、内容は日本社会が見習うべきモデルとしてか、見習ってはいけない例としてかのどちらかである。

第Ⅱ期になり、初めて登場するのは衛生調査に関する記事である。第三百四十一号（一九二四年〔大正十三年〕）には「誤れる乳児の栄養法」と題する記事に衛生調査の様子が記されている。大阪市保健部が実施した内容で、堀川と今宮の二つの乳児院に派遣看護婦班を設置し、「看護婦がそれぞれ細民階級の産家を訪問して産婦の摂生と育児の心得方を親切に説き廻って」いったとある。調査の中心は産後の哺乳状況と乳児の健康状態である。約二カ月間の戸別訪問による栄養相談の実施に加え、出産と「早流死産」状況、乳児の健康と疾病と死亡に関するパネル調査の実施である。今宮周辺の出産数と乳児死亡数の関係をみると「子福者」が多く、訪問家庭の乳児死亡率は三二・三％を占めていて、これを「六子以上の家庭」についてみると子どもの生存数はさらに下がることが確認されている。

第三百四十七号の「子供の保健に全力を注ぐ欧州の状況」は内務省社会部技師の談話である。技師の視察によると、産児制限論者石本恵吉の報告とは異なり、オランダの状況は「益《ママ》出産を奨励してゐる」という。オランダに「子供相談所が六十箇所」、イギリスには「児童健康の相談所が二千余箇所」もあるというのである。

第三百七十五号では「東京市細民の出産と死亡率調査」として、東京市社会局保護課が実施した調査結果を紹介している。それによると「産児率に於て一人当り半畳の家屋は一人当り五畳の家屋に五倍し、死亡率に於て一人当り半畳の家屋は一人当り五畳の家屋に三倍してゐる」（二五八二ページ）として、貧困と出産率・死亡率の関係が衛生調査の対象として浮上する。

第三百七十九号では「全国九地方に亘って衛生調査の結果」という報告を掲載している。内務省衛生局が全国を九地方に分けて「代表的非衛生農村一カ所を選定し」、それぞれに各専門医と助手のチームを結成し、「全村民の健康診断体格検査糞尿検査等は勿論各住宅の状況、飲料水の検査、其他衣食住等に関し（略）詳細なる調査」を実施したもので、「人口五万以上の都市との比較」からわかる農村の公衆衛生状況の実態報告である。同号には「結核疾患死亡十一万余」という内務省衛生局による調査結果も報告されている。出産を奨励し嬰児殺しを含む死産数を減少させ、さらに衛生調査によって死亡に関連する要因を特定する作業も着々とおこなわれ報告される。
以上のようなメディア報道を通じ、当時の知識人や医師が直接には産婆に向けて発信したメッセージについて次節では検討していく。

4　統制のゆくえと担い手

国民意識と家族規範の形成——煽られる〈人口増殖〉と〈民族膨張〉

明治末期から「助産之栞」の「雑報」では、堕胎は犯罪であることがニュースとして繰り返し取り上げられた。こうした報道は、読み手である産婆を通して当時多かった嬰児殺しをやめさせる意図をもっていたと考えられる。しかし第II期では多子や多胎に注目し、それらを称賛する記事を掲載することで多く産むこと自体がいいこと、という価値を強調する。さらには、統計や国際比較を根拠に煽りながら一層の出産率の増大と死産率の低下、乳児死亡率の減少を推進していく経過をみてきた。

こうした関心は、政治家や学者、教育者、医師など当時の知識人たちからどのような言葉で助産や看護の実践者に向けて語られたのだろうか。講演をおこなった当時の知識人の言葉に注目し、どのような言説を通して〈人口増殖〉と〈民族膨張〉への意志が語り伝えられたのかをみていくことにする。

①帝国小学校校長・西山哲治「子無税を課せ」（第二百七十四号、一九一九年〔大正八年〕、四二七八ページ）

西山哲治が「助産之栞」に登場するのは二回ほどだが、子どもを多く産むことに向けて、単純明快な主張を次のようにおこなう。

一方で子供の多い者が之を教育するといふ重い税を背負ってゐるのに他方で子供が無い為め、豊裕な生活を続けてゐる者があるのは甚だ不公平な訳であるから、私は此の間の均衡を計る為に国家が子無税を課する必要があると主張する者である。日本が長く現在の人口を維持して行くには夭折する者が多い為め、一家庭で五人平均の子供を生まねばならない割合であるから、結婚後三、五年経過して尚ほ子供がない場合は、子供一人に対し拾円として子無税を課する方法を執りたい。又一定の収入がある独身者に対しても同じく独身税を課する必要がある。

子どもをもたないことは「養育の義務は素より兵役の義務も果たし得ない」から、現状のままでは不公平である。したがってその分、該当する者に課税をすべきであり、西山の試算では「十人に一人が結婚後子を生まぬとすれば大約壱億円の子無税が徴せられる」「斯くすれば経済関係と離れて国民は安心して子孫繁殖に意を用ひ得る」という主張である。

西山の同趣旨の論説を二度まで掲載していることは、当時として突出した主張だと受け止められてはいなかったと理解できる。実際、第三百八十号にはイタリアに独身税と子なし税が実施されることになったという記事が掲載され、第三百七十六号には当時のイタリアの首相ベニート・ムッソリーニが「毎年双児を四組も生ん」だ女性に祝い金五百リラを届けたニュースや「十八人目の子供を生み（略）三人欠けたのみで他は全部母子共に健全である事を祝って、五百リラ」の祝い金を贈ったニュース（第三百八十一号）もある。多産は無条件に国家への義務の履行であり貢献であるとする見方は、国内外のニュース報道によって一層、強化されていった。

②高見健一「吾等の任務は広汎なり」（第二百五十二号、一九一七年〔大正六年〕）

高見健一は児童保護を中心とした社会事業に関する論説執筆者として「助産之栞」には頻繁に登場する。アメリカ・シカゴのセツルメントハウスの見学記を書くなど欧米の事情にも詳しい。「助産之栞」編集に携わる以外の職歴は不明である。

一九一七年（大正六年）といえば、東京・日暮里で養育費目当てのもらい子殺しがニュースになっている[24]。高見はこれらのニュースを引用しながら、不幸な子どもたちが殺されずに生きていれば「如何なる偉大なる貢献を国家に致せしやも知るべからず。英雄、豪傑、賢母、良妻の卵が尚ほ孵化せざるに蹂躙せられ、偉大なる可能力を実現する能はざるに到りしは、実に長嘆大息に堪へざる処なり」と残念がる。

さらにはイギリス海軍ホレーショ・ネルソン将軍の伝記に言及し、「若しネルソンをして猛熊の歯牙に斃《たお》るれば、他日英国の海軍に理想的の良将を有せざるべく、随って他にナポレオンの暴威を挫くべき人物代りに出でざらんか、欧州地図の色別恐らく今日の如くならざりしならん之れを思ひ、彼れを思へば、前記の不幸なる児女に対しても、無限の悼惜を禁ずる能はざるなり」（三〇六六―三〇六七ページ）という。すべての子どもは無前提に大切にされなければならないのではなく、「英雄、豪傑」として戦うか、「賢母、良妻」になる可能性をもった命であることが前提なのである。高見の主張によれば、惜しむ命は国家のために役立ってこそ意味をもつ。

③貴族院議員山脇玄「日本社会の改造」（第二百七十六号、一九一九年〔大正八年〕、四三七七ページ）

山脇玄は明治初期にドイツで法律と経済を学び、法制局部長、行政裁判所長官を務めた。また妻は山脇学園創設者であり、夫婦とも極めて社会的影響力が強い立場にあった[25]。山脇は、日本社会にはモラルの向上と平均寿命の向上が重要であり、そのために「家庭生活の改良」と「婦人の覚悟が大切」だという。

凡そ家庭は子女を中心として、平和で、安静で、純潔で有らねばならぬ。然るに我国の上中流には頗る不健全な家庭が多い。即ち、一夫一婦制の如き其の名はあれど、其の実が挙がらず。気息奄々僅に形骸を止むるに過ぎぬ。其の結果、善良なる子女、善良なる国民が出来ない。社会の凡ゆる方面を規律正しい真面目な、経済的のものたらしめんには、家庭の生活方法を根本的に改良しなければ駄目で有る。

さらに続けて「元来、我が国民は秩序心と経済心を欠き、正味のない無駄な生活を続けて」いるから「各自家庭の経済方面を改良し、物質の冗費を省くと同時に、日常生活を規律正しくし、時間と労力を徒費せぬ様にする事（略）之を励行せば心神《ママ》は常に爽快になり、事業は進歩し社会生活は健全となる。凡て時間には価値を有たせ一分一秒たり共、無駄な時を費さず、正味ある生活」（四三七七ページ）が重要であると山脇は述べる。こうして夫婦、親子のあり方、日常生活の過ごし方での「秩序心と経済心を養成することが急務である」とする。

山脇は国民としての「質」の向上を主張するが、量の低下を看過するわけではない。死亡率の上昇によって国民平均寿命が「明治一九年は男子三八・一三、女子三八・九一であったものが、近来（大正八年）は男子三〇・九九、女子三一・三六歳」に低下していると憂い、出生率は高いから「人口増殖の上に甚だ気丈夫であるが、男女の死亡率の増加は実に寒心に堪へざるものが有る」という。

当時の知識人が日本社会を議論する場合、このように人口増殖はすでに大前提だった。こうした言説は第Ⅰ期から明確なものとして登場してくる。医療関係者を前におこなった大隈重信の演説が「助産之栞」に登場するのは日露戦争直後である。これまでみたなかでは、政治的影響力が最も強い人物である。時期は多少さかのぼるが、最後に大隈の主張をみる。

④大隈重信「同仁会支部総会演説」（第百三十八号、一九〇七年〔明治四十年〕、二三八一ページ）

一九〇七年（明治四十年）十月二十八日、大阪中之島公会堂で開かれた同仁会支部総会席上「会員三〇〇余名」を前にした演説記録である。「医師及助産婦奨励の理由」は「東洋の平和」にあるという内容である。

清国に派遣すべき医師の養成に努めつつあり。今や本邦は日英同盟、日仏、日露両協約によりて東洋の平和を永遠に維持するの策を講じ、独米墺伊其他世界各国は以て平和の徳沢を受けつつあり。之を切言すれば、東洋平和の鍵は畏れ多くも我皇室の御手に握らせ給ふと謂つべし。其臣民たる吾々は平和人道のために尽瘁する処なかるべからず。而して慈仁を以て標榜とする我同仁会の如き高尚なる思想の発動は飽迄之を普及せしめざるべからず。若し夫れ清国今日の貧弱無力を以てすればこそ餓虎の前の一塊の肉たる状態にも陥るなれ。幸に我同仁会の如きありて、先づ医術を以て彼らを教へ然る後、有ゆる（ママ）文明を注入し以て清国をして自衛自立の国家たるを得せしめば現在の同盟協約の如きは抑も何するものぞ。東洋の平和は労せずして維持し得べきのみ。

大隈は、同仁会[26]を通じて女医や産婆、看護婦を養成し、「清国に派遣するは焦眉の急務なり」とする。

一産婆が内地においては営業面白からずとて十三、四名の産婆を引連れて渡清したるに成績頗る宜しく毎月三百両乃至五百両（ママ）の収入ありといふ。蓋し清国各地には本邦人の在留するもの

> 少なからず。之等同胞が医師の欠乏のために困難すると一方ならずと聞けり。又我邦現在の医師総数は四万なればこの以例《ママ》を以てすれば少くとも韓国に一万、清国に四十万総計無慮五十万の医師を要する次第なり。サレバ其養成と発展とは実に一日を緩ふ《ママ》すべからざる問題にしてこの慈仁的発展は□て人道と一致し平和と終始する高尚にして喫緊なる大問題なれば希くは諸君において本会のために益々努力せられんことを切望して止まざるなり。（二三八一―二三八二ページ）

大隈の論説からは、日露戦争以降の帝国領土と人口に対するまなざしがいかに一貫して拡大を志向していたか、改めてわかってくる。人口の量的拡大だけでなく、同時に人口の質の向上に向けて、離婚率、婚外出生率、死産率そして乳児死亡率の低下を目標に、結婚の奨励と多産の奨励がさまざまなメディアを通しておこなわれたのである。

医師に内面化された国家の意志

近代産婆の養成と教育は医師によっておこなわれたことはすでに述べたとおりである。とりわけ近代産婆の黎明期には医師自らが産婆学校を設立し、近代産婆の育成に熱心だった。例えば、浜田玄達（東京）、高橋辰五郎（新潟）、緒方正清（大阪）はその代表といえる。この意味で、性と出産の統制という視点からすると、国家の意志をどのように内面化し実践したのかは、産婆以上に医師に関して注目する必要があるだろう。近代教育を受けた産婆の多くは開業産婆として地域の家庭を訪問することで出産の援助者になり、また産家が直面する問題や悩みの相談者にもしばしばなりえた。こうした産婆に対し、教育者として、また指導者として教育に直接に携わった医師たちの言動は極めて大きな影響力をもったはずである。[27]

以下では、第Ⅰ期より少し前になるが、日露戦争開戦時の一九〇四年（明治三十七年）から二二年（大正十一年）までの医師たちの言動をみていく。

緒方正清のもとで研修を受けた高橋辰五郎は、郷里の新潟に戻って産婆学校を設立している。校長としても医師としても活躍すると同時に、次にみるように女性の独立した職業としての「助産婦」を社会に広報することにも力を入れていた。次の演説は新潟高等女学校校友会でおこなわれたものである。

「女子の高等の職業として助産婦業を推薦す」（第九十六号、一九〇四年〔明治三十七年〕、一一一四ページ）

我国では助産婦の進まぬによりて、死産児と云ふのが非常に多い。其死産児の多ひ丈け毎年我国の人口を損じて居るので有る。夫れで―〔明治〕三十三年の出産が一、四〇六、六二四人死産が一三七、七六九人―平均凡そ百人に九人六分宛に当る。死産児の十三万七千即ち凡そ十四万と云ふ人数は驚く可き大数で有る。此度の日露戦争では我国から凡そ三十万以上の兵隊を出す事で有ろうが、三十万人は大約二ケ年分の死産児の数で有る。其れ故に、今助産婦の力によりて、凡そ二ケ年半分の死産児を悉く救ふ事が出来、之れを兵隊と致して戦場へ出す事とすると、十分に露西亜に打勝つことが出来ると云ふ次第で有る。

「助産婦が進歩」することで「産褥熱の死亡者」を減少させることができると力強く訴える。高橋はこのように「助産婦」の社会的重要性について繰り返す。「助産之栞」に掲載される高橋のほかの論説からも、高橋は医師として出産時に女性が死んだり子どもが死ぬことをストレートに悲しんでいるようにみえる。しかし、当時の医師がおそらくそうであるように、人口としての生命を守るという観点は高橋にとっても自明のこととして表明されている。

今日以降の日本国は、所謂膨張的の日本で有るから、人口が弥々益々増加致し、台湾、北海道は云ふに及ばず、朝鮮にも支那にも続々我日本人を派出して、東洋の文明を増進せしめんけ《(ママ)》ればならぬので有るから、助産婦の力によりて毎年数万人の人口の損失を防ぐのは極めて必要の次第で有る。（一一一五ページ）

次に、高橋の師であり、また関西地域では当時最も影響力があった緒方正清についてみていく。以下の引用は「婦人の家庭衛生」と題された論説の一部である。

「婦人の家庭衛生」（第百二十二号、一九〇六年〔明治三十九年〕、一八八三―一八八七ページ）

御維新の事は格別其後僅々四十年の間に於きまして、我日本帝国は非常に発達を致し、就中一昨年来、日露戦争の結果と致しまして更に著しく各方面に向つて大発展を試むべき機会に遭遇しました。殊に陸海軍備の拡張を急務とします今日に於きましては国家の干城となるべき健児の必要は申す迄もありませぬ。既に健児の必要認めました以上は之を産み之を育てるは最も緊要の事と云はなければなりませぬ。而して此緊要の任務に当ります日本婦人の体格如何は此間に非常な関係が御座ります。試に之を欧米婦人に比較しましたなれば如何でありましょう。（略）〔日本女性の発育の問題、若い女性の性病感染、女性の未婚化、牛乳による哺乳の問題など〕此等の問題は単に婦人問題ばかりではありません。実に国家社会に関係しまする重大な問題でありますのみならず、彼の結婚妊娠等の問題で未だ世人が等閑にして居る事が甚だ多いです。（略）婦人衛生智識の養成は実に今日の急務と申さなければなりませぬ。（略）若し丈夫で活動のある男子を得ようとするか乃至無病健全の女子を得ようとするが為に嬰児期及び幼年期に於て体育法を研究するのは国家に対しまする尤も必要な問題でありまして、此期間に於て養育した身体の強弱は即国民の寔《まこと》に国家の盛衰を卜する上に於て至大の関係を有する訳の者です。

「助産之栞」に登場する緒方は産婦人科医師としても学校長としても尊敬を集め、また人間的な魅力にあふれ慕われていた印象を受ける。権威主義的であるよりも研究心と好奇心が旺盛な、交友関係が広い医師だったようだ。ここに引用した論説は口述筆記によるものだが、緒方の場合、国民、国家という視点と生命とを結び付ける議論はあまりみられない。それでも「国家の干城となるべき健児の必要」と「婦人衛生」を結び付ける見解は、おそらくは当時の医師に大なり小なり共有されていた程度の国家意識と思われる。

ここで引用した高橋や緒方の見解は先の大隈の演説時期と重なっていて、日露戦争の影響を直接に受けた言動として理解することができる。次にみるのは、本章の第Ⅰ期と第Ⅱ期の間に医師・竹森啓祐がおこなっている呼びかけである。

「夫婦の年齢と産児の数」（第二百四十八号、一九一七年〔大正六年〕、二九〇八―二九〇九ページ）

諸君！欧州戦乱以来、戦後の人口問題は交戦諸国の最も注意を払いつつある緊要の問題である。茲に於てか将来の出産数は机上の論や区々たる法律上に於て定めらるべきものにあらずして、実に戦後の経済的、社会的経営発展に俟つべきものである。（略）〔夫婦の年齢と産児の数の相関性について海外の学者の調査を参考に検討すると〕夫の年齢が妻の年齢よりも多きこと〇～五歳の場合に於て産児の数、最も多し。是れ妻が夫よりも若き時は然らざる場合に比して生産期間長き為めにして、女の生殖力の三十五歳頃に至れば頓に衰退する所以なり。されば年少女子の結婚は分娩の減少を促進するものにあらずと説けり。

竹森の主張によれば、妻が夫よりも若いと「生産期間」が長くなり、しかも三十五歳を超えると「生殖力」が衰退することから、竹森は女性の年少結婚（十四―十六歳）を間接的に推奨する。戦争を前提とした人口増産という視点は、日露戦争以降、高橋辰五郎でも明らかだったが、竹森啓祐においては結婚年齢と生産（出産）での最大効率を求める視点がさらに明確である。このような言説が講演を通して、また雑誌メディアを通して産婆に伝達されていく。

一方で、この時期に医師・杉田直樹はいち早く「産児制限」に言及して、次のような見解を示している。

日本の今此の隆々たる国運に際して単に一部の生活難や一部の婦人の愉安のために産児制限を唱へるなどといふことは誠に出過ぎた向ふ見ずの論議と評せねばなりません。（略）これから世界の中で一番偉い強い国にならうといふ国では、自然他国の侵害や圧迫を受ける機会が多からうと思はるるのでありますから、国家としては強健な国民を多数に有して居らねばなりませぬので、今でも世界各国各民族は皆その人口の多きを勢力の大なる原因として数へて居るのであります。(28)

杉田は「享楽本位のため産児制限を叫ぶのは恐るべき退廃的の傾向」だとし、ただし経済的な理由、または「精神病、神経病其の他病的傾向を遺伝する恐れ」のある場合は「力強い積極的の対策」としての避妊を奨励する。「避妊や堕胎の方法は思慮ある医師などが、必要を認めた場合」医師が施療することと、優生学的見地からの堕胎や避妊手術についてはすでに積極的姿勢が認められる。こうした流れは職能団体としての日本医師会の総意として引き継がれる。

一九二九年（昭和四年）には「産児制限に関する日本医師会の答申案」（第三百九十五号）という記事が登場する。そこには日本医師会が「一昨秋の総会に対する内務大臣の諮問案「民族衛生に関する意見如何」に対し、一ヶ年間審議研究の結果（略）優生的方策を確立し民族衛生的調査機関を設立して是を活用せしめること」（三三六四―三三六五ページ）という答申案を提示したと記されている。日本民族衛生学会はこれを受けて翌三〇年に設立された。

先述したように医師は医療、衛生に関する専門家として、政府の諮問委員会などで独自の見解を提示することを求められる立場にあった。産婆が会員の産婆会でありながら、府県レベルの産婆会の会長が医師であることも医師と産婆の関係を象徴している。次にみるお産の展覧会や赤ちゃん審査会ではその会場運営の手となり足となるのは産婆だったが、同じ会場で医師は「優良児」の生育歴や家族歴に関する詳細な情報を聞き取り、データ化を進めていたのである。

衛生教育回路としての博覧会

雑誌や新聞など文字メディアは、性道徳や結婚の神聖視を当時の大衆に広めることにどれだけ有効だったのだろうか。例えば一般の婦人雑誌の読者は都市の新中間層に限られ、その割合は人口の一〇%ほどだったという(29)。これに対して、展覧会や博覧会の開催は文字に頼らず、視覚やオーラルな言葉を通じて直接にメッセージを伝えるメディアとして衛生観念、そして児童保護や性道徳など国民道徳としての家族観念がどのように普及していったのかを考えるうえで、注目に値する。第二次世界大戦以前には、展覧会や博覧会が特に重要なメディアだったといえるだろう(30)。

衛生展覧会では清潔、感染防止、病気予防、出産に関する知識の普及を目的に、実物や模型を見せることで人々の啓蒙を図った。会場の様子を記したエピソードからは観覧者である当時の人々がもっていた日常の習慣や衛生観念と、啓蒙する医師との間に大きな落差があったこともわかる。(31)「助産之栞」をみるかぎり、衛生観念や健康概念を普及していくためのメディアとして、博覧会や展覧会は（大規模な帝国博覧会などを別にすると）大正末期あたりから登場し、昭和戦前期には都市ではかなり定着していく。後出の衛生的な出産に向けた教化活動のために展覧会を使うという発想も、当時のヨーロッパ、のちにアメリカにそのモデルを見いだしていた様子がわかる。「助産之栞」第百二十号（一九〇六年〔明治三十九年〕、一七九三―一七九四ページ）には次のような記事がある。

「乳児保育博覧会」

独逸国に於ては今年同国皇帝の銀婚式に際し、首都伯林に題号の如き博覧会を開設せり。是れ乳児の死亡を防遏すべき衛生的手段を公衆の目前に展列し以て益々皇帝陛下の臣民を増殖し、国家の繁栄を図るは如何なる祝賀の献品にも優れるものなりとの意に出づる計畫にして社会の諸大家官庁公局の諸員多数の実業家、之が発起者となり、邦立博覧会公園内の集会所を以て展覧場に充て左の六項に分ちて開会せりと。

㈠乳児死亡の統計　㈡乳児の発育、発育障害及病因　㈢乳児栄養の学術的根拠　㈣乳児の死亡を防遏する実際上の手段　㈤乳児の衛生及保護　㈥乳児の保托法

ドイツで開催された乳児保育博覧会のニュースである。さらに七年後の第二百六号（一九一三年

〔大正二年〕、一三四八ページ）にも関連記事がみられる。

> 欧米には乳児展覧会が折々開かれる。人種改良といふ点から人間を牛馬猫犬と同じく陳列して等級を極めるのだが、今までは容貌姿の好い赤子を出品して、理想のキュピッド《（ママ）》のやうなのを優等とした。処が、此の頃は容貌姿ばかりでなく、身長、体量《（ママ）》、筋肉、骨格、活動知恵其の他、生理上最も完全《（ママ）》したものを一等とするといふ事になり、最近に紐育に開かれた乳児展覧会も此の方針で赤子を選んだが、其の結果ジョセフ、ケラーといふ九箇月の乳児が一等賞を得た。

明治末期から大正初期では乳児保育博覧会あるいは乳児展覧会の報道は海外ニュースとしてだけ登場する。前者は乳児死亡率の低下と健康な発育という衛生を目的とした博覧会である。後者は「優良児」という目標を設定し子どもの優劣を競う形になる。これらをモデルとして、日本国内で衛生展覧会や児童衛生博覧会が開催されることになる。

当時の一般新聞によると、大規模な博覧会が大正期に開催され[32]、大正後期になると出産と育児に関する啓発のためのメディアとしても活用されていく。さらに、その目的をより特化して、健康な子どもを「優良児」として顕彰する場になっていく。具体的には内務省主催による児童衛生博覧会（御茶の水教育博物館内）が一九二〇年（大正九年）（第二百九十号）、二一年（大正十年）（第二百九十六号）に大阪府衛生会主催で開催（大阪府立商品陳列所）され、また二七年（昭和二年）（第三百七十八号）と二九年（昭和四年）（第三百九十五号）には大阪府産婆会主催によるお産の展覧会（高島屋）

が開催され、来場者に向けた啓蒙活動が産婆によって盛んにおこなわれている。(33) 堺市では二八年からほぼ毎年赤ちゃん審査会が開催され、その様子が「助産之栞」に報道されている(第三百七十八号、第四百十六号、第四百四十一号、第四百八十七号)。

赤ちゃん審査会では表彰式のほかに、「健康オモチャ」の販売、「お産と育児の標語懸賞募集」もおこなわれ、妊産婦の無料相談所も開設されていた(第四百四十一号)。こうした不特定多数の人々を対象とした展覧会や博覧会(のちには審査会)の場で、啓蒙活動の担い手として産婆は積極的に人々にはたらきかけていく。

一九二七年(昭和二年)のお産の展覧会は「皇室の御慶事を機とし大阪府産婆会主催として市内高島屋」で十日間にわたって開催された。来場者が多数だったために、産婆会役員まで会場へ出張し、丁寧な解説を「娩産育児」に関しておこなったと記述されている(第三百七十八号)。

同年第三百八十一号には堺市産婆会主催「お産と育児展覧会」が堺市殿馬場高等女学校旧校舎で開催され、そこで市役所主催の乳幼児審査がおこなわれたとある。審査には「約六百名優良児に褒状を授与」し「来観者頗る多数にて押すな押すなの盛況を呈し市産婆会は殆ど総動員」の状態だったという。この展覧会は市役所や堺市医師会、大阪府産婆会、大阪乳幼児保護協会、大阪児童愛護連盟などが後援している。アメリカでおこなわれた乳児展覧会の紹介記事から十年あまり経過し、日本での展覧会が定着していく。博覧会は見せることではじめは啓蒙を意図したが、次第に目的と対象を絞った展覧会へと形を変え、性や出産そして生命の質の統制に向けたメディアとして機能するようになる。すなわち、健康な子どものなかから、さらに「優良」なる子どもを選ぶ「赤ちゃん審査会」への変化であり、こうして展覧会は「健康」な子どもの選別から、「優良」という尺度による格付けの場へと変容したのである。

5　性と出産の統制と産婆

産婆は常に、そして最も女性との関わりが深く、出産を契機に産家や地域に関与してきた。それだけに警察は産婆に対して絶えず監視をしてきた。

一九一二年（明治四十五年）の第百九十四号には、兵庫県に住む産婆であり住職の妻が「お寺で堕胎」をしたという嫌疑で取り調べを受けて、「堕胎罪」として護送されたとある。望まない妊娠であっても、その生命を勝手に処理することは犯罪になる。刑法の規定はそれを明文化した。〇七年（明治四十年）の改正刑法以降、幇助した者のほうが厳罰の対象になった。産婆は犯罪とわかっていながら、相談を受けて依頼されると見かねて協力していたのかもしれない。

本章で第Ⅰ期と呼んだ明治末期から大正初期は、民間でおこなわれていた堕胎や間引きの監視、統制を強化していく時期にあたっていた。それは国家が帝国領土拡大とそのための「人口増産」を目指す時期と一致している[34]。

第Ⅱ期後半になって登場するさまざまな審査会や展覧会は、衛生思想と子どもを通して家族道徳を普及させるメディアとして活用されたが、そこで活動する産婆の背後には「健民健兵」の育成を目指した政治家、官吏、教育者、そして医師という、国家の意志を内面化した人々の存在があった。[35]

こうした文脈のなかで、産婆が果たした役割を「生命の監視装置」と捉えるのは明らかに単純にすぎることは繰り返すまでもない。性と出産の統制は重層的な監視と統制が国家の意志として遂行される過程で進行し、そのようにして出産の近代化が進められたとみることが現実に即しているといえる。

産婆は業務範囲については構造的に医師から統制され、行為の合法性では警察による監視と統制を受けていた。しかしながら、日常の出産の場では生活や人生の諸事情に配慮することが求められ、産む当事者と悩みを共有して行為の判断を要求される場面に出くわすことがたびたびあった。悩みを相談され、善後策をともに考えるほど信頼を得てはじめて地域の開業産婆として地盤を維持しえたというほうが正しいだろう。その結果、ときには逸脱への協力を要請されてもいたのである。

笹川美寿が著した『産婆十三戒』の八番目には「沈黙」という項がある。

己に益あり人に益あるに非ざれば猥りに語る可からず。若し産婦の密事を他言するに於ては人の栄誉を損せしむるが故に産婆たる者は沈黙して専ら業務に従事すべし。[36]

笹川が産婦の密事を他言すべきではないと記すとき、非合法の領域に踏み込むことまでも含まれていた可能性さえありえたと思うのである。

注

（1）衛生学を日本に創設したといわれる長与専斎は、欧米の医学教育と衛生行政の視察から戻ってすぐに文部省医務局長に就任し医制取調を命じられた。一八七三年（明治六年）のことである。衛生行政を医学教育から切り離して内務省下に置き、七五年（明治八年）六月に医務局を衛生局と改名し、初代衛生局長になった。長与は医制七十六カ条を作って、七四年三月に東京府、翌月に大阪府と京都府に布達した。医師の資格も産婆の資格も、この医制によって初めて明文化された（伴忠康『適塾と長与専斎——衛生学と松香私志』創元社、一九八七年）。

（2）西川麦子『ある近代産婆の物語——能登・竹島みいの語りより』桂書房、一九九七年

（3）前掲『性の歴史学』

（4）宮坂靖子「「お産」の社会史」、井上輝子／上野千鶴子／江原由美子『母性』（「日本のフェミニズム」第五巻）所収、岩波書店、一九九五年、一〇〇ページ

（5）笹川ミスという表記もある。大出春江「産婆の近代から助産婦の現代へ」「助産婦雑誌」二〇〇〇年十二月号、医学書院

（6）大出春江「明治期日本の助産婦に向ける医師の統制と期待——出産の正常と異常の境界をめぐって」、東京文化短期大学編「東京文化短期大学紀要」第二十号、東京文化短期大学、二〇〇三年

（7）笹川美寿『産婆十三戒』私家版、一八九二年、一一ページ

（8）前掲『性の歴史学』一一七—一一八ページ

（9）前掲「産婆の近代から助産婦の現代へ」

（10）大出春江「病院出産の成立と加速——正常産をめぐる攻防と産師法制定運動を中心として」、大妻

女子大学人間関係学部編「人間関係学研究——大妻女子大学人間関係学部紀要」第七号、大妻女子大学人間関係学部、二〇〇六年

(11) 産婆に対する医師の評価は複雑である。極論すれば、二つのタイプに分けられる。一つは、産婆を教育して正常産の専門家としての能力を認める立場であり、もう一つは、産婆は医師が本来するべきことの補助をするにすぎず、医師が増えれば産婆は消滅する業務とみる立場である。緒方正清は積極的に助産婦教育をおこなった前者に該当する。後者の例としては、東京大学産婦人科教室教授が婦人雑誌に「信用の出来ぬ産婆」という談話を掲載している（榊順次郎「信用の出来ぬ産婆」「婦人画報」一九〇八年十一月一日号、東洋婦人画報〔臨川書店編集部編『婦人画報 DVD—ROM版 明治・大正期』所収、臨川書店、二〇〇四年〕、「助産之栞」第百四十八号、緒方助産婦学会、一九〇八年）。榊順次郎は佐伯理一郎、木下正中、浜田玄達らとともに緒方助産婦学会の名誉会員として名前を連ねている著名な産婦人科医師である。都市を中心とした医師による正常産への越境については大出春江「出産の医療化と正常産をめぐる攻防——昭和初期産師法制定運動とその挫折を中心として」（未発表論文、二〇〇四年）を参照。

(12)「助産之栞」の「雑報」には緒方婦人科病院と助産婦学校に関係するニュースと国内外のニュースとが含まれる。この点で「助産之栞」には緒方婦人科病院関係者と付属の学校関係者限定の通信としての私的性格と、関西以西に集中するとはいえ国内ニュースと海外ニュースの報道という公的性格の二つがある。公的性格をもつニュースのほとんどは「大阪朝日新聞」その他地方新聞と他雑誌からの転載によっていると思われる。採録や転載記事については、編集に携わる学会担当者（医師が中心）によって掲載内容も傾向も変わっていく。出産関連領域に関わるニュースがどのように掲載され、それがどう変化していくのかを時期を区分して比較することで近代の具体的様相とそれぞれの局面を明

らかにするというのが本章の方法である。

(13) 本章が対象とする明治末期から大正期は、出産の医療化論に関する研究上の空白を埋めることになる。明治期については前掲「明治期日本の助産婦に向ける医師の統制と期待」を参照。昭和期については大出春江「出産の正常と異常の境界をめぐるポリティックスと胎児の生命観」(社会科学基礎論研究会編「年報社会科学基礎論研究」第四号、ハーベスト社、二〇〇五年)と前掲「病院出産の成立と加速」を参照。

(14) 一九一四年(大正三年)五月には囲み記事として「会告」を掲載している。「本誌今回一大改良を施し紙数を増加し記事を精選し努めて有益のものたらんことを期し候に付、此の際御退会御申出の諸氏も御一考の上、可成御留会被成下度懇望仕候也　緒方助産婦学会」とある。この囲み記事を掲載した第二百十三号では「本誌の改良について」(小野利教)のなかで編集方針を五項目にわたって述べている。従来の論説、実験などに加え「頗る閑文事」だが「文芸の趣味」の欄をもうけて会員諸氏の作品を掲載していくこと、同時に「雑報」欄について、次のように述べる。「市井の瑣事(勿論生産に関せぬもの)は可成之を避けて、助産婦諸氏の参考となり、尚且つご承知になるべき事や、必読を認める記事を掲げたい」。小野利教は緒方文庫文書主任兼病院庶務係に就任したことを契機に、「助産之栞」編集主幹になる。小野は医師ではなく歴史・民俗、文学に造詣が深く講演も頻繁におこなっているが詳細は不明である。

(15) 前掲『性の歴史学』一三一ページ

(16) 瀬川清子『若者と娘をめぐる民俗』未来社、一九七二年、八木透「性・恋愛・結婚」、新谷尚紀/波平恵美子/湯川洋司編『一生』(「暮らしの中の民俗学」第三巻)所収、吉川弘文館、二〇〇三年

(17) 次の記事は、家族が望まない妊娠の結果への対処を共同しておこなった例である。

「神戸市○通三丁目酒醤油薪炭商△原◇助三女○ゑ（十九年）は、須磨の某家に上女中として奉公中、何者と通じけん。妊娠の身となりて去る八月頃、親許に立帰りしも世間体を恥ぢ窃《ひそか》に▽村に一戸を借受けて其の家に唯一人起臥し居りしが、去月九日朝産気付きて安々と男の子を分娩せるも、其の場にて絞殺し、何喰ぬ顔して医師の死亡證を受けんとしたるに、立ちどころに看破され県立病院にて嬰児の死体を解剖に付したる結果、愈々証拠確然となり兄の◇吉も手伝ひたるやの嫌疑ありて、同夜其の筋に召還取調中なり」（「淫奔娘の子殺し」「助産之栞」第百九十八号、緒方助産婦学会、一九一二年、九七八ページ）

　この当時の女性にとって、結婚前に生家よりも階層が上の家に奉公することは行儀を習い社会人としての生活常識を身につける重要な契機だった。経緯は不明だが、望まない妊娠をし、ゆきくれて子どもを殺し、結果として「淫奔娘」となる。おそらく燃料商を営む家の娘として経済的にも恵まれていたからこそ、ほとぼりがさめるまで親・きょうだいの支えでひっそり仮住まいをして子どもを産んだのだろう（出産を援助した人がいたかもしれない）。子どもの命はすぐに絶たれたが、このようにみると、娘のこの一大事は家族の一大事であり、娘は独りぼっちではない。

(18) 宮本常一『忘れられた日本人』（岩波文庫）、岩波書店、一九八四年、ロバート・J・スミス／エラ・ルーリィ・ウィスウェル『須恵村の女たち――暮しの民俗誌』河村望／斎藤尚文訳、御茶の水書房、一九八七年

(19)「助産之栞」第三百四十五号（一九二四年〔大正十三年〕）には「全村を挙げて堕胎村」として京都府のある村に関して次のような記事がある。「（略）村落約六十戸は相当裕福な生活を営むで《ママ》ゐるに拘らず久しきに亘って堕胎の風習、盛に行はれ、全く公然の秘密となってゐたが、今回□山署では厳に是等を警戒することゝし、最近の同事件五件を検挙した。同村は昔から子供の多いを恥づる旧慣あり。

母体に宿る胎児は片端から闇より闇へ葬り去ってゐたものである」（二一二四ページ）

また、「全村堕胎犯」という見出しで第二百四号（一九一三年〔大正二年〕）にも類似する記事がある。「岐阜県○国△郡□村※井てつ（六十年）は今回堕胎施術者として所轄□警察署に検挙せられ、一先づ岐阜地方裁判所△支部へ送られたるが、目下判明せし被術者は十三名なるも之は僅に其の一部分に過ぎずして、村内有力者の娘、後家等不義の懐胎を無道の手術に拠りて堕胎せしもの数知れず。其の氏名は其の筋の注意に依り報導《ママ》するを得ざるも、村内有力者の家庭に関係頗る多くして」（一二六二ページ）

(20) ベネディクト・アンダーソン『増補 想像の共同体――ナショナリズムの起源と流行』白石さや／白石隆訳（ネットワークの社会科学）、NTT出版、一九九七年、二八一ページ

(21) 内閣統計局編『日本帝国統計年鑑 第36回』東京統計協会、一九一八年

(22) 前掲『増補 想像の共同体』二四ページ

(23) 同書二八二、三〇〇ページ

(24) 大正ニュース事典編纂委員会／毎日コミュニケーションズ出版事業部編『大正ニュース事典』第三巻、毎日コミュニケーションズ、一九八七年

(25)『日本人名大事典』平凡社、一九八六年

(26) 同仁会とは「一九〇二年（明治三五）六月に結成され、一九四五年（昭和二〇）まで続いた医学界における一団体」だという（大里浩秋「同仁会と『同仁』」、神奈川大学人文学研究所編「人文学研究所報」第三十九号、神奈川大学人文学研究所、二〇〇六年、四七―一〇五ページ）。日清戦争（一八九四―九五年）後の清韓両国との関係を医学交流を通じて緊密にすることを目的とし、東京帝国大学教授片山国嘉や北里柴三郎といった医師が中心になっていたが、結成時から精力的に全国各地に支部

を作り、寄付を募り、一九一八年（大正七年）からは国庫補助も受けて二三年には外務省対支文化事業に組み込まれていたというから、むしろ国策の一環を医師が中心になっておこなったということができる。

(27) 妊産婦を対象として日々現場で仕事をする産婆からみると、医師は当時どのような位置を占めていたのか。まず第一に、医師は最新の医学情報を伝える専門家であり、かつ教育者であった。教育的指導者として医師たちの言動は近代産婆が誕生した当初から極めて大きな影響力をもっていた。そして第二に、市郡町村の産婆会や産婆組合が道府県の産婆会へと組織化されると、その産婆会長に医師もしくは道府県の衛生課長（いずれも男性）が就任するということに象徴されるように、産婆の意見や希望をまとめる職業的指導者だった。

(28) 杉田直樹「産児制限の問題」「婦人画報」一九二二年三月一日号、婦人画報社、二〇―二一ページ

(29) 前掲「「お産」の社会史」一二一ページ

(30) 吉見俊哉『博覧会の政治学――まなざしの近代』（中公新書）、中央公論社、一九九二年、荒俣宏『衛生博覧会を求めて』ぶんか社、一九九七年、駒松仁子「昭和初期の母子保健をめぐる展覧会――三田谷治療教育院の実践を通して」、国立看護大学校学術研究委員会編「国立看護大学校研究紀要」第二巻第一号、国立看護大学校、二〇〇三年

(31) 展覧会を主催する側の意図と観覧者の受け取り方はずれを伴う。「助産之栞」第百八十六号（緒方助産婦学会、一九一一年）に掲載された「衛生思想の啓蒙――衛生展覧会」という短い文章には、手洗いの必要性を伝える医師が来場した母に子どもの眼のゴミを口でふいて（「ふいて」はなめてゴミをとるの意味かと思われる）とるのは病気の原因になる、と説いている。また来場者が衛生展覧会に陳列されていた「癩病」患者の模型をみてびっくりして帰ってしまったエピソードも興味深い。

（32）前掲『大正ニュース事典』

（33）「助産之栞」第三百九十五号（一九二七年〔昭和二年〕）には「お産の展覧会」の様子を次のように記している。「皇室の御慶事を機とし大阪府産婆会主催として市内高島屋に於て九月一日より同十一日までお産の展覧会を開催せしが、来観者の多数なる。従来罕《まれ》に観るばかりにて同会役員は会場に出張して懇に説明の労を執り、娩産育児に関して一般の啓発に大なる成功を収めた。尚左記の印刷物「お産の心得」を来観者に頒布した」（二六九四ページ）

（34）性と出産の社会統制という視角から「助産之栞」をテキストとして読み解く作業はまだ緒についたばかりである。報道されたニュースには捨て子と拾い子という広くおこなわれていた習俗が巻き起こした事件や、若い未婚女性と六十歳過ぎの男性との間の子どもの養育責任問題など、当時の結婚外のゆるやかな男女関係や血縁に固執しない子ども観や夫婦関係を推測させるエピソードが数々登場する。これらを組み込んだ性道徳や家族観念の変容に関する考察は取り組むべき課題である。ここでは、本章との関係で、民俗学からみた「オヤコ」に関する岩本通弥の論考についてふれておきたい。

岩本は、民俗社会におけるオヤコが血縁にこだわらなかったことが子どもを社会的に育てる知恵として機能していたことを指摘している。一八九七年（明治三十年）頃から養育棄児が減少し、転じてそれが親子心中の増加へと変わっていくことを『日本帝国統計年鑑』をもとに図示している（岩本通弥「民俗学からみた新生殖技術とオヤコ――「家」族と血縁重視という言説をめぐって」、比較家族史学会監修、太田素子／森謙二編『〈いのち〉と家族』〔「シリーズ比較家族」第三期第四巻、「生殖技術と家族」第一巻〕所収、早稲田大学出版部、二〇〇六年、九六ページ）。

岩本によると、「大正末年からの親子心中の激増が起るが、それ以前は生活の葛藤や困難が生じた場合、親だけ自殺したり、子を捨子するとか、親の自殺と子殺しが結び付いていなかった。捨子をすれば、生活困難もある程度軽減され、親の生きる方途も開けてくる。それがなぜ子も殺すようになったのか、多様な要因が複雑に絡みあって生成される現象であるが、図で説明すれば、捨子の減少と親子心中の多発化は相関しあっている。養育棄児とは明治政府が明治四年に棄児養育米の制を整え、一三歳未満の棄児に対して年間七斗の米を支給したが、その受給者の累積的な数値である。捨子は養育院などの養護施設で育てられたほか、里流れ制と称して一般への養子縁組や雇い預りとして商家などに引き取られたが、大規模経営を維持していた農漁村や、都市の商家や職人の家でも住込みの雇い人を内包していたから、捨子を受容する基盤として、こうした非親族を摂り込める開放的な家が、明治中期まではまだ多数存在していた」（同論文九五―九六ページ）。

日本社会の親子関係を考えるうえで興味深い指摘である。その一方で、この説明でははっきりしないこともある。つまりなぜ一八九七年（明治三十年）あたりを境に養育棄児が減少したのか。また、なぜそのときすぐには親子心中が多発しなかったのだろうか。岩本によると、明治民法が「決定的要因として作用し（略）明治民法が六親等までを血族としたこと」が、それまであった「民俗慣行において、人と人を結びつけていたつながり＝絆」の「法的否定」となり、「相互が情誼で助け合ってきた社会保障制度を徐々に否定していく」のだが、九七年頃から一九二七年（昭和二年）あたりまでの期間については明確には説明していない。

本章で第Ⅰ期と呼んだ時期を含む一九〇〇年代から二五年頃（明治三十年代から大正末期）については、嬰児殺しを含む死産と乳児死亡率の高さが養育棄児の数値を減少させていたという解釈も成り立つ。これに加え「迷子」の存在も看過できない。育てきれずに都市へ子どもを連れていき、置き去りにするということが明治末期から社会現象として登場していて、一二年（明治四十五年）には実に四万四千九百八十四人という数値が記録されている（内閣統計局編『日本帝国統計年鑑 第34回』東京統計協会、一九一五年)。殺されなかった子どもたちが都市に置き去りにされ、その後に親子心中という現象を呈した可能性もある。これらの考察は今後の課題としたい。

(35)国家の意志の内面化の強さと影響力の程度をここでは問題にしているのであって、産婆がただ受動的だったと主張するものではない。

(36)前掲『産婆十三戒』八—九ページ

第3章

産婆の近代と出産の医療化
――「助産之栞」を口述史料として読む

1 「生きられた経験」としての出産の医療化

近代という時代ほど多くの行動を疾病概念のもとに包摂した時代はない、と医療社会学者エリオット・フリードソンはいう(1)。医療化とは、それまで医療の対象とされていなかった事象が医療の管轄下に置かれることをさす。コンラッドとシュナイダーの表現に従えば、非医療的問題が医療問題として定義され処理されるようになる過程をいう(2)。人間の一生にとって自然な過程とされていた妊娠・出産もまた、近代医療の対象となる歴史を経て現在にいたる。

医療人類学者のマーガレット・E・マクドナルドは、二十世紀終わりにピークを迎えた医療化された出産に対する辛辣な批判が、その後、説得力を失ってきているようにみえると述べている。マクドナルドによると、「自然出産」を目標としている女性が、インフォームド・チョイスによって肯定的な自己意識が与えられるような自己コントロール感や達成感をもつ場合、インフォームド・チョイスが媒介することで医療介入が肯定され、産む女性たちはその介入を「自然なこと」として受け入れるという。自然出産でありながら、医療介入を受け入れることも矛盾せずに両立するという事態をマクドナルドは「自然出産の文化的進化」と呼ぶ。「自然とは文化的介入なしには生き延びることはできない」という言葉をふまえ、「自然出産（natural birth）」は現代の助産の現場ではアイコン的位置を保持するにいたっていて、これはカナダだけでなくほかの国々も同様だという。[3]

日本社会で、出産が自宅ではなく病院・診療所でおこなわれるようになるのは一九六〇年代以降のことである。五〇年代頃まで出産を一手に引き受けてきた開業産婆に代わり、医師による検診、医師による立ち会いへと急速に変化していく。医療介入の結果、出産の曜日や時間に規則的な集中がみられ、[4]帝王切開率が一貫して上昇傾向にあることも知られている。[5]産婆は助産婦、助産師と名称を変え、二〇一六年現在その数は日本全体で約三万六千人程度と、最盛期の半分以下に減少している。このうち開業助産師は一六年末現在で全国に千人もいない。現代の助産師はほかの医療専門職者と比べて、最もみえにくい存在といえるかもしれない。

助産師は医療専門職者であり、正常な出産の専門家である。反対に医師は異常な出産を扱い、助産師が異常な出産を取り扱うことは法律で禁じられている。ところが、妊娠・出産の大半は正常に経過するとされていながら、ほとんどの妊娠・出産は病院・診療所の医師の下でおこなわれている。女性たちはまず病院か診療所を訪れて妊娠を確認するし、一人目の子どもを助産所や自宅で産もうとする人など一%もいない。そう考えると現代日本で、正常産の医療専門職であるということは現実的な意味があるのかという疑問さえ生まれてくる。

妊娠と出生前診断の経験について柘植あづみらがおこなった調査によると、回答者のなかで助産師の存在や役割を知る人はほとんどいなかったという。[6]助産師はいずれ医師と看護師にその職務を吸収され、医療専門職者としては消えていく存在とみるべきなのだろうか。それとも、カナダ・オンタリオ州の助産師が目指すような、ある範囲の医療を許可された正常産の専門職としての道が生き残る方法なのだろうか。

本章では助産師の専門性と今後の出産のあり方を念頭に置きながら、出産の臨床の場での「生きられた経験」として、二十世紀初頭の日本社会の出産の医療化を記述する。産婆と医師の認識と行為、さらに産む女性と家族の判断や行為の記述を通して、出産が医療に取り込まれていく局面、言い換えるとテクノロジーの導入によって出産の正常と異常のそれまであった境界が変更され、新たな境界を構成することでテクノロジーがさらに定着していくプロセスについて考えてみたい。

二十世紀初頭の出産の臨床を対象として取り上げた理由は二つある。一つは、日本に初めて陣痛促進剤[7]が紹介された時期であること、もう一つは、陣痛促進剤の定着に伴い、膣式から腹式へと変わっていく帝王切開術が母子二つの生命を救うことを目的とするようになったことである。[8]腹式帝王切開術は、陣痛促進剤の普及からおよそ十年以上たってから定着していく。[9]

方法としては、病院・診療所での診療録に代わるものとして月刊の産婆雑誌に収録された論説と月例学会（以下、講筵と呼ぶ）で報告された症例に注目し、そこから出産の臨床を読み取るという方法を用いる。講筵での症例報告が文字史料としての診療録と異なる点は、口述史料であることだ。そのために、①症例に対する診断と医療介入（非介入）、その後の経過に関する記録、②症例への医療介入（非介入）に関する評価、③講筵参加者の評価や相互作用が含まれている。この意味で、①について記述する文字史料としての診療録だけでは得られない、症例報告をめぐる相互の評価や感想からは、当時の社会的常識や出産の臨床の場に参加する人々の出産観や医療観を読み取ることができる。

採用する産婆雑誌は「助産之栞」（緒方助産婦学校発行、一八九六―一九四四年）と「産婆学雑誌」（楠田産婆学校→日本産婆学協会、一九〇〇―一四年）である。これらはともに創刊時期が近いことと雑誌としての共通点が多いため[10]、本章では医師の論説は両雑誌を用い、症例報告の経年的変化を知るためには五十年近く月刊誌として継続した「助産之栞」を用いることにする[11]。

一九一〇年代から三〇年代の講筵で特に注目するべきは、〈リスク認識のアリーナ〉と本章で呼ぶ局面である。そこでの陣痛促進剤の導入と利用に対する認識を通じて、医師や産婆、そして産む女性がテクノロジーの普及と〈出産の時短化〉を臨床で経験することで、出産に向かう姿勢をどう変えたのかをみていくことができる。

産婆が介助する自宅出産が当たり前の時代に、都市では出産市場をめぐる医師と産婆の競争関係、病院（産院）分娩と自宅分娩の競合が起こっていた[12]。この現象は産む側からみると、出産に対する見方が変わりつつあったことを示すものと捉えられる。つまり自宅で産婆に来てもらって産むのではなく、病院で医師にみてもらうことが選好される理由がなければならない。その一つがいわゆる

「難産」であっても、母子の二つの命が助かることへの期待である。それまで難産になると、まず胎児を犠牲にして母体を救うことが社会的常識だった。難産時に苦しむ女性さえ救えれば、胎児の犠牲は当然のこととして決断されていた。ところが新たなテクノロジーの導入によって、それまで救えなかった命が救える可能性が生じ、産む側や家族の出産観を大きく変化させた。また医療者側にも二つの命を救うことを目的に、リスクを予想して予防的に介入する行為を促した。つまりテクノロジーの導入が医師だけでなく、産婆、さらには産む側の出産観や身体観にも影響を与えた結果、病院分娩が選好されるようになったということである。

2　一九一〇年代に歓迎された陣痛促進剤――「ピツイトリン」の衝撃

医師・伊庭秀英は一九一一年（明治四十四年）十月に「陣痛微弱の特効薬」と題する論文を「産婆学雑誌」に発表し、そこで「ピツイトリン」を紹介している。[13] 冒頭で「産科医者（略）には欠くべからざる薬品の一つ」と述べ、「産婦の難儀は勿論、是に遭遇した産婆の難儀は非常なもので、（略）時間の浪費、身心の浪費甚だしく」「陣痛微弱ほど、斯様に産婦と産婆と医者とが、根も尽きはてる程弱らせらるるものは少ない」として、「産婦と産婆と医者」いずれにとっても「ピツイトリン」が待望の薬だという。

同じ時期、「助産之栞」には速報としてのピツイトリンの紹介記事はどこにも見当たらない。しかし伊庭が論文を発表した翌年の一九一二年（大正元年）の十月、「助産之栞」出版十五周年記念号には、ピツイトリンを使用した臨床研究報告がいくつも登場する。[14] 執筆者は医師二十六人、産婆十九人、その他三人、合計四十八人（詩歌と祝文の執筆者を除く）。そのなかの二十三人が論説と症例を含む論文を発表し、うち九人がピツイトリンの使用とその効果に言及している。

「ドイツ婦人科中央誌」にピツイトリンが紹介されるや否や、製薬会社を通じて日本に輸入されたこの陣痛促進剤を、産科医がこぞって臨床に応用した様子がわかる。大阪の産婆による報告四例のうち三例は緒方病院（産科院）の入院例であり、ほかの一例は開業産婆が招いた医師がピツイトリンを使用した例である。陣痛促進剤としてはそれまで麦角や塩酸キニーネといった薬剤が知られていた。しかし、新たに登場したピツイトリンは全身の血管に作用するのではなく臓器に直接はたらきかけて血管を収縮させ、即効性があり、かつ副作用がほとんどないとされたから（後になって、使用法による問題も判明したが）、難産時に来診を請われる医師たちにとって大いなる福音だった。

この記念号に収録されている大阪の逸見ハマと竹中小弓の報告には「例のピツイトリン」という表現がある。そのことは、一九一一年から一二年にかけて医療専門職者の間でこの薬剤がそれなりに流行していたことを推測させる。

一九二二年（大正十一年）八月「助産之栞」第三百十一号では、緒方病院院長の緒方祐将[15]（一八八七―一九七二）がピツイトリンの発見によって「鉗子分娩はその機会が1／3乃至1／2に減じた」と評価している（五六四四ページ）。同様な内容は、二七年（昭和二年）の第三百七十八号の後藤茂医師の記述にもみられる（次節の表8を参照）。このように、ピツイトリンは従来の陣痛促進剤[16]

としての麦角や塩酸キニーネが果たした役割に代わるものというより、医師にとっては鉗子分娩の代替物として認識され、〈出産の時短化〉を促した。こうしてピツイトリンは難産時に頻繁に、そして広く利用されていった。

ちなみにこの号には、佐賀県の産婆から寄せられたピツイトリンが登場しない症例報告がある。産婦が死亡した二例を報告し、「実に、田舎には、婦人科専門医のなきを悲しむ」と産婆沖田アイは結んでいる。(17)

ピツイトリンの登場で母子二つの命を救うことができたと報告される一方で、都市を除く多くの地域では陣痛微弱、前置胎盤、子癇、位置異常、出血などによって危機に瀕した女性の命は相変わらず救うことが難しかった。そして多くの場合、胎児の命を犠牲にして母体の死を回避した。そうすることで産家から十分に感謝された。

記念号が示すピツイトリンの急速な受容は、当時の医師にとって、いかに画期的な薬として迎えられたかを伝えている。それほどに出産の臨床では、陣痛微弱や分娩遷延は助産者を悩まし続ける問題だった。

一九一八年（大正七年）に院長の緒方正清が執刀した腹式帝王切開術（報告では「帝截開術」）の様子を、緒方病院勤務の高野三男が報告している。高野は前置胎盤にとって帝王切開術は膣式ではなく腹式が「最善」だとする先行研究を紹介したうえで、緒方の施術が成功裡に終わって「母児共健全」に退院できたと述べている。これはまだ当時にあっては珍しい例だった。一〇年代には膣式帝王切開術が最新の手術法として紹介され、症例報告にも登場していた。「穿顱術」や「胎児縮小手術」によって胎児の生命を犠牲にして取り出すことが母体救出への道だった。これが二〇年代になると、腹式帝王切開術の症例報告に取って代わる。

ピツイトリンはさらに広く知られるようになり、産科医以外の、例えば眼科医が出産に呼ばれ陣痛促進のために使用する症例も産婆の報告には登場する。次節ではこれらの変化をみていくことにする。

3 腹式帝王切開術の定着とピツイトリン

陣痛促進剤としてのピツイトリンの濫用とその後

一九一〇年代には手放しで受容されていたピツイトリンだが、二〇年代になると「助産之栞」の論説や講筵でしばしば、薬剤の歴史とその使用法（適応）が取り上げられる。二二年（大正十一年）の第三百十一号には緒方祐将の、用法を誤ると「屢々子宮破裂を起す」危険な薬だと注意する記述がある。この四年後、第三百四十九号では、産婆・三宅小民[18]が出産の場で妊産婦からピツイトリンの注射をしてほしいと頼まれた経験を述べている。三宅は不要だと判断して「自然の経過を待ち」出産を終えたという。また三一年（昭和六年）第四百二十二号には、産婆・川端ルイが自分の代わりに産家への訪問を依頼した産婆の対応と、その産婆に呼ばれた医師の不適切な注射と対応によって産婦が子宮破裂を起こし、母子ともに死亡したことを報告している（表8を参照）。

急速な受容期が過ぎ、こうして「濫用期」といっていい状況が起こってくる。おそらくは薬剤の不適切な使用例が登場してきたことを背景に、専門医がピツイトリンの使用法などについて改めて注意するようになったと考えられる。緒方病院の湧島文雄は、一九二八年（昭和三年）の第三百八十四号の論説「産婦人科に於けるピツイトリンの効用」のなかで「続発的陣痛微弱」に用いるものであって分娩そのものを早めるものではないことを強調している。ピツイトリンの急速な普及による誤解と乱用に対し、このような注意が喚起されているのである。

その一方で、ピツイトリンを胎盤娩出（いわゆる後産）後の子宮収縮剤または止血剤として用いる症例が登場する。一九二二年（大正十一年）の第三百十四号で、福田正材は横位という位置異常の胎児娩出後の多量出血にピツイトリンを注射したと報告する。二三年（大正十二年）の第三百三十三号では、小野文子医師が分娩が困難だった際に側切開をおこなって胎児を娩出させ、その後に子宮収縮を促す目的でピツイトリンを注射している。三三年（昭和八年）の第四百五十号には、小林功一が骨盤狭窄のために帝王切開術をおこない、その後の止血を目的にピツイトリンを使用している例がみられる。

ピツイトリンは一九一〇年代、陣痛微弱による分娩遷延と判断されるか、子癇によって一刻も早く胎児を娩出させる必要がある状況と判断されたときに用いられていた。薬剤によって子宮収縮を促進するためである。しかし二〇年代からは、帝王切開術や出産後の止血を目的とする使用例が登場するようになるのである。

ピツイトリンは、医師によっては一九四〇年前後まで陣痛促進を目的に使われているが、症例報

表8　症例報告にみるピツイトリンの濫用と腹式帝王切開術の定着

年	号数	報告者	資格	報告タイトル	記述内容
1920年	288	高野三男	医師	陣痛微弱	陣痛微弱の定義を与えたうえで、「病的変化が無い」陣痛微弱に限定し、産婆の対処法を概説。原因として産婦の不安、分娩姿勢、排尿便に言及。ピツイトリンについてはふれない。
	311	緒方祐将	医師	予期しない難産(二)	注射後「15分乃至20分で其の効を失い」、その場合は鉗子分娩をおこなう。「ピツイトリン（略）用法を誤ると（略）屢々子宮破裂を起す」危険な薬。
	314	福田正材	医師	横位について	36歳4回の経産婦。位置異常のため、足位回転術をおこない胎児娩出。その後、多量の出血があり止血のためピツイトリンを注射。
	315	飯島龍一	医師	異常分娩二例の経過	コルポイリンテル破損によりラミナリア使用。2日間にわたりピトゥグランドール数回注射。胎児は4400グラム。母子ともに健在。
1923年	318	福田正材	医師	帝王切開術を行える目新しき一例	最近5人に帝王切開術をおこなったうちの一例を報告。羊水過多、双胎、辺縁性前置胎盤、34歳初産婦。子宮出血のため入院。母体にも危険が及ぶため2カ月早く切開。１児だけ生存。
	331	石川里子	産婆	高年初産婦の一例	34歳、高度の浮腫、貧血。カンフル注射、ピツイトリン注射を3回。最終的に生まれた子どもは死亡。母体はその後快復。

年	号数	報告者	資格	報告タイトル	記述内容
	333	小野文子	医師	分娩の持続期間に就て	日本とヨーロッパ女性の分娩第一期から第三期までそれぞれにかかる平均時間を比較した後、実際の症例として70時間以上経過した分娩例を紹介。「分娩直後、子宮収縮があまりよくありませんでしたから」ピツイトリンを皮下注射したとある。
1924年	335	富澤澄子	医師	常習性過熟児に対し穿顱術、帝王切開術、早産術を施行せし一例	29歳女性。25歳1回目の出産時、3日間分娩が進行せず「穿顱術にて胎児の娩出」。26歳2回目の妊娠。「生活児を得る為に（略）帝王切開術を行い健全なる一男児」を得た。3回目は早産術との希望により娩出したが、その後、死亡。富澤が関わった2回目と3回目の出産の症例報告。
	337	富澤澄子	医師	狭窄骨盤に就て並に之が為帝王切開を施せる一例	20歳初産婦。「母児共に安全ならしむる為（略）腹式帝王切開術」をおこなった。男児の第一声に傍観の席から歓声があがった。
1925年	349	三宅小民	産婆	正常産には余計なことをしないがよい	8回の経産婦。4回流産、2回死産。過去2回の「通常産」でも「分娩に長時間を要し」ピツイトリンを注射後、「鉗子手術」をおこなっている。その体験から分娩中、女性は「ピツイトリンの注射をしてくれ」と三宅に要求するが、三宅は母体と胎児の観察から必要がないと判断している。「自然の経過を待ち（略）平滑に」出産した例。
1926年	359	秦　発雄	医師	子癇患者に帝王切開を施せる一例	33歳初産婦。妊娠推定9カ月、発作が頻回かつ強いため腹式帝王切開手術を決断。「本例は定型的子癇の一例」で帝王切開術を施すべき適応あり。帝王切開は恐ろしいものではない。

年	号数	報告者	資格	報告タイトル	記述内容
	359	森　花子	医師	前置胎盤にて帝王切開術を施せる一例	前置胎盤と診断した「助産婦」の紹介で来院。「妊娠推定九ヶ月、前置胎盤なる診断の下に、母児共に救ふには凡ての状態から帝王切開が最善の方法」と判断。帝王切開術の際、「患婦が平素余り健康すぐれぬため今後の妊娠を避けられる様にとの希望により両側喇叭管を切除」する方法で、避妊手術をおこなっている。
	361	三宅小民	産婆	高度の浮腫あり妊婦の二十一年目のお産	妊婦は専門医ではなく、内科医のみ受診。陣痛微弱により三宅が呼んだ専門医によりピツイトリン注射。鉗子手術は失敗に終わり、死胎児として生まれた症例。
	364	二川鋭男	医師	子宮破裂の一例	某医師によるピツイトリン注射後、胎児が腹腔内に出た後、二川が呼ばれた。開腹術をする準備と余裕がなく、「児頭を穿顱して娩出」。幸い出血が少なく、数日後、母体が快復したという報告。
	364	川端ルイ	産婆	陣痛微弱の一例	37歳3回目の経産婦。助手を派遣し経過を観察させていた。強陣痛が起こり、後に停止した。理由を聞くと、別の産婆のアドバイスで眼科医が来診しピツイトリンを注射したことが判明。川端が専門医の来診を請い、時間をかけて娩出にいたった報告例。
1927年	373	緒方祐将	医師	帝王切開に就て	総説：帝王切開後、次の妊娠時に子宮破裂の可能性があるというのは誤解だと説明。
	378	湧島文雄	医師	帝王切開術の二例	狭窄骨盤2例。2例目は46歳女性。1度目の出産は1911年過大胎児の分娩困難による穿顱術施行を経験。2度目は帝王切開術により母児ともに健在。

年	号数	報告者	資格	報告タイトル	記述内容
	378	後藤　茂	医師	鉗子分娩の二例	「やむを得ず鉗子娩出術を行つた二例」を紹介する際、冒頭で次のように述べている。「鉗子分娩はピツイトリンの如き良い陣痛催進剤が出来て以来、本院にては前記の如き適応症があっても出来るだけ之れを避けて、適当の分量のピツイトリンを上手に用い良好な成績を挙げ、鉗子分娩の数を非常に減少することが出来ました」
1928年	384	湧島文雄	医師	産婦人科に於けるピツイトリンの効用	総説：婦人科と産科のそれぞれの適応の説明。産科の場合、続発的陣痛微弱のときに用いられるのが普通であって、分娩そのものを早めるのではないことを注意。一般的な誤解、誤用を指摘。
1929年	401	川端るい	産婆	助産断片	「わたしはピツイトリンの注射は嫌ですが、時には注射をお願いしなければならぬ事があります」と述べている。
	404	土田輝子	医師	双頸双角子宮にて腹式帝王截開を行いし一例	21歳初産婦。卵巣嚢腫と誤診されたが妊娠と判明。毎月1回の検診を欠かさず、「母児両体の絶対安全の保証をと望まれ」帝王切開を施行。2児目も帝王切開が必要だと土田が述べている。
1931年	422	川端ルイ	産婆	子宮破裂の一例	38歳7回目の経産婦。順調な経過をたどり破水の連絡を受けるが、所用で川端の代わりにほかの産婆に訪問を依頼。訪問した産婆から医師にピツイトリンの注射依頼。効果がみられず「罨法」→鉗子を試みるが失敗→出血→子宮破裂が判明→入院開腹→死体児娩出→急性肺炎→死の転帰

年	号数	報告者	資格	報告タイトル	記述内容
1932年	435	雑録		産婆の居住なき山村で住民の懇請による非産婆の助産行為も犯罰を構成す	茨城県久慈郡の62歳女性がおこなっていた「産婆業」は「産婆取締規則違反」だとして所轄署が検挙し、女性は有罪判決を受けた。弁護人は産婆がいない地域で「免許なきの故を以て其助産を拒絶せんか産婦は如何なる結果に陥るか」として助産行為は認められるべきだと上告したが、大審院はこれを棄却し、判例として公示。
	438	質問一回答		軟部産道の裂傷による大出血時に助産婦はどう対応すべきか	産婆からの質問に対する医師の回答は根治的止血法としてはただ縫合術があるばかり。産婆は「応急的にモンブルクの止血帯又は手拳等で腹部大動脈を圧迫して（略）専門医に託する」。産婆ができる方法として圧迫法を強調、後は医師に任せなさいというもの。
	441	大津信子	医師	高度の浮腫を伴へる妊娠腎の一例	22歳初産婦。浮腫がひどく緒方病院に入院。コルポイリンテル挿入後、人工破水。陣痛微弱のためアトニンを注射し分娩終了。出産後の子どもへの言及なし。妊娠中毒症の一種と診断。
1933年	450	小林功一	医師	全狭窄骨盤にて帝王切開術を行ひし一例	31歳経産婦。1回目は「某医」により人工早産術を受け、「止むなく穿顱術児体切断等」により分娩終了。12日間を要した。「今回はたとへ切開分娩にても生児を得たいの本人の希望」もあって帝王切開術を実施。ピツイトリンは切開後、止血用に使用。術後約1カ月して、母子は「欣喜として退院」したと報告している。

告からは、注射薬としてアトニン、内服薬として塩酸キニーネが三〇年代半ば以降、急速に普及している。陣痛促進剤として一躍脚光を浴びたピツイトリンは、術後の子宮収縮や「大出血等の急性貧血」のために用いられ[19]、以降、症例報告への登場はほとんどみられなくなる。三六年（昭和十一年）の第四百八十一号の論説「陣痛と環境」で、湧島文雄医師は陣痛促進のために「機械的、温熱的」方法のほかに薬物的作用を示すものとして「ピツイトリン、アトニン、麦角剤、塩酸キニーネ」を挙げている。陣痛促進剤としてアトニンが定着したことがわかる。

腹式帝王切開術の定着——母子二つの生命を守ることと避妊をすること

ピツイトリンの定着が腹式帝王切開術の普及に関わっていると推測できる症例をみてきた。では、帝王切開術はどのような社会的文脈のなかでさらに定着していったのだろうか。

一九二四年（大正十三年）の第三百三十五号で医師・富澤澄子は「栄養甚だ良好なる経産婦」の症例報告をしている。この女性の出産は三回とも「常習性過熟児」だった。一回目は「三日間も陣痛持続し」扱った医師が穿顱術をおこない、「過大胎児」の娩出を終えた。二回目は富澤が担当した。「胎児の発育は異常に良好」であり、そのままでは「穿顱術の反復」が予想された。そこで「生活児を得る為」帝王切開術をおこなった。胎児の体重は四千四十グラムだった。「患者のなほ一、二人の健康な児を得たしとの希望と吾人の主張と、一致」した結果、「避妊法」（避妊手術をさす）はおこなわなかった。

この女性は二年後に三回目の出産をすることになった。その際、富澤は「帝王切開術を行い健児を得る様すすめ」た。しかし女性は「早産術」を強く希望したため、富澤は二カ月以上早くブジーを挿入して早産させた。娩出後、男児は死亡した。富澤は帝王切開術を施行していたならば「必ず健全なる児を得た」はずだと残念がる。

帝王切開術の身体に対する負担、経済的負担、あるいは手術時の医療者が立ち並ぶものものしい環境のためなのか、女性側が富澤の提案を受け入れなかった理由は症例報告からはわからない。一度目には「生活児」を希望して帝王切開術を受け入れ、実際に「生活児」を得たにもかかわらず、二度目にはリスクが高い「早産術」が女性によって選択された経緯は不明である。子どもはまた産むことができるという、次への期待なのだろうか。

同年の第三百三十七号で富澤は、「狭窄骨盤」のために帝王切開術をおこなったという症例も報告している。産婆によって狭窄骨盤と診断された二十歳の初産婦が「児を欲する事、切であって安全に分娩を終わりたき希望にて来院」した。「胎児を娩出せしめ母児共に安全ならしむる為」富澤は帝王切開術をおこなった。「娩出直後の盛んなる第一声をきき、思わず傍観の席より歓声があがりました」と手術室の状況も伝えている。帝王切開術に携わる医療者に加え、施術見学者まで手術室には相当数の人々がいた。緒方病院の教育研究水準が当時、大学病院クラスであることを伝えるエピソードである。その分、産む女性にとってはとてつもない緊張を強いられる場であったにちがいない。

一九二六年（大正十五年）の第三百五十九号では、医師・森花子が妊娠推定九カ月の三十六歳経産婦に対し「前置胎盤なる診断の下に母児共に救ふには凡ての状態から帝王切開術が最善の方法」

として手術施行を決定したと報告している。その際、「健康問題」を理由に「今後の妊娠を避けられる様にとの希望により両側喇叭管を切除」という避妊手術を実施している。報告の最後を森は、前置胎盤による胎児死亡率「六〇～七〇％」が、帝王切開術によって減少している、そのため適切な手術のタイミングを逃さないよう、「助産婦としては早期に診断して」医師の治療を受けさせることが重要であると結んでいる。前置胎盤のため帝王切開術を施した症例を医師・久野八重子も同年十月、第三百六十七号に報告している。[20]

森花子の論説と同号に、子癇に対して帝王切開術を実施した例を秦発雄が報告している。秦は講筵で産婆に対し「帝王切開は恐ろしいものではないから、（略）時期を失せぬ様にしなければならない」と述べる。毎月開催されていた緒方助産婦学会の場で、病院医師が「帝王切開は恐ろしいものではない」と語ることがリアリティをもって受け止められていたのである。開業医師にとってはなお、帝王切開術は最終手段だった。[21]

「自然産道」から生まれることが困難な場合、鉗子分娩によるか、または穿顱術や胎児縮小術によって胎児の命を犠牲にして母体を救うことは（地域によっては一九五〇年代あたりまで）広くおこなわれていた。[22]しかし都市の先端的病院では、帝王切開術が徐々に定着していくことによって、母子二つの命を救うことへの期待や欲求が顕在化し、強化されていった。

講筵の症例報告が明らかにしているもう一つ重要なことは、開腹式の帝王切開術が、「健康問題」を理由に永久避妊手術を可能にしたというメリットである。この点について、階層差を浮き彫りにする対比的な例を伝えるエピソードを紹介しておく。

緒方祐将は一九三六年（昭和十一年）の第四百八十号で「同一患者に二回帝王切開術を施した二例」として、一人は小学校教員の妻、もう一人は工場主の妻におこなった手術例を紹介している。

　小学校教員の妻は狭窄骨盤のために初回妊娠は穿顱術で終えている。二度目の妊娠では、緒方病院を訪れて帝王切開術によって一児を得た。緒方は、「開腹術を繰返しても差支えないから、せめて二児は得たいと云ふので、別に避妊する様な方法はしなかったのである」（傍点は引用者）と教員の妻の希望を伝えている。開腹手術と避妊手術の親和性が高かったことが緒方の報告から推測される。その一年後、女性は再び緒方病院に入院した。緒方はこのときのことを次のように報告する。

「覚悟は出来て居り、準備も出来て居た為、何の躊躇もなく帝王切開を施して元気な生児を得、同時に今回は避妊の希望もあり、吾々も同意し、開腹のついでに両側の輪卵管を子宮に近く一仙迷位切除した」（傍点は引用者）

　対照的なのは工場主の妻である。「元来、狭窄骨盤がある」うえ、「強い子癇が起ったので直ちに帝王切開をして都合よく生児を得た」。この産婦の退院時には「次の妊娠の時には狭窄骨盤があるから少し予定日より早くお産をする方がよい」と伝えていたが、それにもかかわらず二回目の妊娠時に「予定日より三週間も過ぎて過熟した胎児の状態で」来院してきた。ところが工場主の妻はどうしても帝王切開術を望まない。仕方なく緒方は「穿顱術でもなすことを予想し（略）ブジーを挿入」したが、「数日ついやして子宮口が約三横指経位開大」するだけで、その後は破水しても進行しない。しかし「子宮口が開かないので、穿顱術も出来ず、それに胎児の心音がよいので、遂に意を決し多少危険があることの覚悟の下に帝王切開術を施すこと」を決定し、その結果、「生児を得」て、母子ともに元気に退院できた。

緒方にとってこの二つの症例は、帝王切開術を複数回繰り返しても前回の術跡が「如何に（略）きれいに治るものかと驚」くほどだったという印象を残すエピソードとして語られた。そのため講筵の最後を「帝王切開を繰返すことは、あまり心配のいらないこと[23]」だと結ぶのである。緒方祐将の産科医としての態度や行動は、「助産之栞」の講筵や論説を通してみるかぎり、慎重で手堅い。養父である緒方正清が新しい技術に対して貪欲に挑戦し摂取していたのとは対照的にみえる。しかし前述の手術経験は、かつて欧米の視察旅行で見聞した施術例を思い起こさせ、帝王切開術に対する心理的障壁を取り払うことに成功したようだ。

産む側についてみると、小学校教員夫婦など当時のホワイトカラー層にとって子どもは二人くらいでいいという考えが浸透していることが改めて確認できる。帝王切開術は開腹した際に卵管を結紮できるため、出生抑制の合法的手段になりえたということである。

4　構成される出産の正常と異常の境界——三宅小民の症例報告を中心として

〈リスク認識のアリーナ〉としての出産の臨床

十九世紀末から二十世紀はじめには、そのままでは母体死が予期される状況下で帝王切開術が選択されていた。それから四半世紀の間に、消毒の徹底と止血剤、術後の子宮収縮を促進する薬剤というテクノロジーが病院での帝王切開術を普及させていく[24]。それは強度の狭窄骨盤のように「絶対的適応」によるものだけでなく、「高年初産婦」「過熟胎児」などに加え「生児を得たい」とする産む女性や産家の希望、つまり「相対的適応」によってもおこなわれる。症例報告にはこの「相対的適応」による手術が顕在化してくる。

テクノロジーの登場によって、かつては諦めていた胎児の命も救える対象になっていく。そして産む側の「生児を得る」希望は実現可能なものになり、その欲求が強化され、医療との親和性を高めていく。それに伴って「生児を得る」ための阻害要因はリスクとして認識され、予防的に介入することでそれらを回避する志向が定着していったと考えられる。

本節では、本章で取り上げた二つのテクノロジーの導入と定着が医療専門職者に対して二つのベクトルを与えていくことを述べる。一つは出産の進行に早期に介入しようとする志向である。これを〈出産の時短化〉志向と呼んでおく。もう一つはこれとは逆に、出産の進行に対する介入を可能なかぎり最小限に抑えて「自然に」任せようとする志向である。これを〈お産は自然に〉志向と呼んでおく。この二つの志向は医療専門職者の職業的社会化や価値観、出産の臨床経験によって形作られる。臨床の場ではこれに産む側の期待や欲求が加わることは、すでにみてきたとおりである。

二つの志向について述べるにあたり、出産の正常と異常の境界が構成される局面に焦点を当てる。出産の進行に対する判断が、共時的にまたは通時的に相違をみせ、それぞれの判断に基づく対処によって母子の生命の軌跡が異なっていく症例報告が中心になる。出産の臨床は、この意味で〈リスク認識のアリーナ〉と名づけられる。

典型的にいえば、子どもが生まれるのを待たずに、母体に介入することで安全な出産を目指す医師と、人工的介入をしないことで「自然なお産」のプロセスを見守る産婆と類型化できるだろう。職能的にはそうなのだが、症例報告ではさまざまな医師とさまざまな産婆の認識と行為が〈リスク認識のアリーナ〉を生み出していく。お産の進行を「自然に」任せるべきだという姿勢の医師と、テクノロジーが生み出す〈出産の時短化〉を受け入れ、これを志向する産婆もまた登場してくる。出産の臨床はそれらがせめぎ合いながら、しかし、確実に母子の二つの生命を保障することが、なによりも最優先課題へと変化していくのである。

出産時に医療介入の対象になるのは、「高年初産婦」、骨盤端位や横位や臀位などの位置異常、狭窄骨盤、陣痛微弱、分娩予定日の超過、「過熟胎児」などである。「助産之栞」の症例報告には医師だけではなく産婆の報告も数多い。そのなかで、三宅小民の緒方助産婦学会での報告数は産婆全体のなかでも群を抜いて多い(25)。

医療介入を必要とするのか、出産の経過を見守るのがいいのか、選択の岐路に立たされるとき、とりわけ出産に時間がかかり、リスク認識と対応が鋭く問われる局面で、三宅の出産報告には〈お産は自然に〉という表現がバリエーションを伴いながら何度も繰り返される。以下では、①〈リスク認識のアリーナ〉と産婆の決断、②〈お産は自然に〉が繰り返されるとき、③〈出産の時短化〉志向への抵抗、の三つに分け、出産の臨床への参加者がどのような行為を選択して出産にいたったかを三宅の講筵からみていく。

出産の医療化と産婆

①〈リスク認識のアリーナ〉と産婆の決断

一九三七年（昭和十二年）の第四百九十九号「妊婦に対する言語態度について」と題した講筵を取り上げる。両親に伴われて三宅を訪問した初産婦の例である。最終月経を本人が言わないため、三宅が出産予定日を推測した。検診の結果「骨盤端位」だが経過をみていいと伝えた。すると、初めて本人からこれまで二つの病院を受診した経緯が語られた。それによると病院の医師は三人とも「骨盤端位で而も骨盤狭小且つ初妊のことだから、これは到底安産は六《ママ》かしいとの意見」だった。位置異常は正常（頭位）に戻らないまま陣痛が始まった。安全を期して医師の来診も依頼しておいた。

> 大体順調な経過だと思いましたが、子供の運命を大変重大に考え、万一の事があっては申し訳ないと存じましたので近くの先生に来て頂く事に致しました。ところが先生がお見えになる迄にぐんぐん進んで胎胞は自然に破裂し骨盤位でしたが全く理想的の分娩をなさいました。（略）この例では凡ての条件がよかったのでこんなに都合よくすんだのでしょうが、色々人工的な操作を加えないで、唯自然に委せた為に何一つ故障なく進行したものと私は信じています。
> （七七〇七―七七〇八ページ。傍点は引用者）

以上が、この症例を振り返った三宅の対応と評価である。同じ講筵で語られた類似例がある。母親が東京に嫁いでいる娘を同伴して三宅を訪ねてきた。診断すると妊娠七カ月末くらいである。「東京では或る有名な病院で診察を受けられたそうですが、骨盤位でしたので、これは位置がわるい上に骨盤も小さいから難産になるかも知れぬといわれ、他の病院でも略《ほぼ》同様なことを言われたので大変不安を感じていられる」様子だった。意見を求められた三宅は「唯今、位置は少々お悪いようですが、未だ七ヶ月のことですから自然に位置もよくなって来ましょうし、御身体は小さいようですが大抵大丈夫と思います」と伝えた。一カ月後に位置の異常も直った。その後「早期破水」したが「成るべく安静にして様子を見」ていると、最終的に「五四〇匁〔二千二十五グラム〕の子供が全く平滑に生まれ」た。

産む側は「東京で医師に余り恐らされた（ママ）ので困った」ため、大阪の三宅を訪ねてきたという。三宅は振り返って「子供の位置〔骨盤位など〕はさほど心配なものではない」とまとめている[26]。骨盤位という位置異常は病院医師にとって重要な問題として扱われている。これに対し、緒方祐将は「医師でも助産婦でも骨盤位を大変心配なもののように云う癖があるがこれはよくない。妊婦に余計な心配をさせないで、そこはうまく説明し成るべく自然に放任しておくがよろしい」と補足する。緒方の見解は三宅の見解と変わらず、医師によってリスク認識による対応の違いがあることが浮き彫りになる。

一九三八年（昭和十三年）の第五百四号の「双胎と羊水過多症」と題した講筵にも類似の出来事が報告されている。二十六歳二回目の経産婦について「お腹が大変大きいので羊水過多の外に、双胎の疑いをおき、いつも注意して診て」いた。三宅は所見の確認のため女性を病院で受診させたり、ほかの医師の来診を依頼した。すると病院と二人の医師の見解は三者三様になった。[27] これらの相互に異なる医師の見解のなかで「前の先生は、成るべく自然に委せる方針、後の先生は或る人工を加えた方がよかろうとのお考え。私は批判など出来ませんが、両先生とも権威ある方で、どちらとも、その方針を決定しかねていましたところ二日ほどたちましてから自然に陣痛が開始」になり、羊水過多症の双胎であることがわかった。一人は分娩後死亡。一人は順調に育った。「二先生のように方針が違うのはよいとしても、実際に卵膜に穿刺などする事が果たして善いものでしょうか」と三宅は講筵参加者に問いかけている。この講筵に対する院長緒方祐将の見解も、三宅の疑問を追認するものだった。ただし、位置異常に対するリスク認識の当否がここでの主題ではなく、〈リスク認識のアリーナ〉で、三宅が産む女性や家族に代わって診断の取捨選択を任されている点が注目される。

②〈お産は自然に〉が繰り返されるとき

一九三一年(昭和六年)の第四百二十七号には、「異常のない限りお産は自然に任せてもらいたい」という明確な主張が報告例に登場する。二回目の経産婦が出産予定日直前に、三宅を訪ね診断を仰いできた。そのときの経過を三宅は次のように報告している。

診察をして見ますと頭部は固定していません。前回の事もあるので心配でありますから予定

> 日を過ぎる様なことがあってはいけないから、前の先生と相談なさるがよいでしょうと申しておきました。処がもう病院へ行く気がしない、以前に鉗子を何度もかけられたことを思えばぞっとする。あれだけ苦しむ位ならどんなにしてでも辛棒《（ママ）》して生まれるのを待とうと申されました。幸に二週間近くのびた今月五日、子宮口全開大後、僅か四十五分の間に自宅で八百三十匁〔三千百十グラム〕の元気な男児を分娩なさいました。（四五五三ページ）

「ぞっとする」ほど苦しんだ出産経験を経て、この女性が「常に度々診察を受けて居たのが何の役にも立たなかった事を憤慨して居た」と三宅は伝えている。女性が語る一度目の出産は、早くから産室に移され不適切なタイミングで「高位の鉗子を何回もくりかえし、尚、穿顱術云々」という経過[28]をたどるものだった。この症例について三宅は、「今少し注意し、自然を待てば斯くまで苦痛を与えずにすんだだろう」と述べる。

一九四〇年（昭和十五年）の第四十五巻第十一号の「分娩は成るべく自然に」と題する講筵では、産婦人科医から早産を勧められた二例を紹介している。妊婦の話によると、一例は「予定日よりのびている」ため、ほかのもう一例は「胎児が大きい」ことがその理由である。いずれも内診と腎臓の状態などから問題がないと判断し、順調に出産が終了したという。医師の対応だけでなく、妊婦側の「健康であるのに毎日ヴィタミンやカルシウムの注射を行っている」という以前には登場しなかった傾向についても言及する。

一九四二年（昭和十七年）の第四十七巻第七号には、「自然を待って難なく済んだ分娩三例」として症例報告がある。戦時下で主婦も生活のために外出する機会が増えている（三宅はこの時期、流産が多いことを別の講筵で報告している）。このなかの一例では妊娠末期の経産婦が出先で羊水が出てしまったと、急いで家に帰り、三宅が呼ばれている。三宅は胎児の調子が安定していることを確認したうえで、「安静を守り医師の診察を」と勧めたところ、すでに羊水が出てしまったから「陣痛促進剤を服んで早く出してしまった方がよい」というのが医師の判断だった。三宅としては「九ヶ月で出すのは、胎児の生命が不安」だった。もう一人、診察を依頼した医師は「暫く放置しておいてはどうか」という見方だった。「老練ではあるし、一対二で結局その方〔後者〕に決まり」、最後は無事、出産を終えた。出産に対する方針は三宅だけが決定したのではなく、産む女性と相談したうえで、後者の医師の意見を採用した結果だといえる。

「お産は自然に」というとき、どのように医療介入するかという方法と同時に、どこまで待つか、どの時点で介入し〈出産の時短化〉を進めるか、そのタイミング（時間）が重要な要因になっている。一般的にいえば、自然の経過に任せれば時間がかかるところを医師は早期に介入する傾向がある。ただし現実の対応では医師でも産婆でも、いつ介入するか／しないかをめぐってさらにバリエーションが存在する。

③〈出産の時短化〉志向への抵抗

三宅が医師に陣痛促進剤を依頼する報告がある。一九三六年（昭和十一年）の第四百八十一号「長時間を要したが無事終了した分娩」と題する三十二歳の初産婦の例である。子宮口は全開大しているにもかかわらず、出産が進行せず陣痛微弱のままだった。三宅は医師に陣痛促進剤の注射を依頼した。それでも進行しなかったため、「鉗子で児頭だけ娩出せしめてもらい」出産を終えた。三宅はこの出産を振り返り「この例は非常に長くかかったお産であったが、自然を尊重し出来るだけ干渉をさけた結果、胎児が丈夫に産まれたと思」うと総括している。そのうえで、「若し早くから色々干渉したならばどんな結果になったかもしれない」と述べる。

続く緒方祐将も、「分娩はなるだけ自然にまかすことが肝要であって、むやみに干渉し人工難産を起こしてはならない」と補足する。緒方自身も病院での症例として陣痛開始から一週間以上かかって出産した例を挙げ、「中々辛抱はむつかしい事で、兎角干渉したがり、其の結果胎児にも亦時として母体にも不幸な結果を見ることがある」と注意を喚起している。

三宅が「早くから色々干渉したならば」という背景として、「干渉」が選択される現実が進行していることが読み取れる。もちろん、三宅は〈出産の時短化〉のすべてに抵抗していたわけではない。一九三九年（昭和十四年）の第五百二十一号で「浸軟児分娩の一例」と題された報告では、胎児心音が聞こえなくなった初産婦に医師の診察を受けるように勧め、その医師には「陣痛薬を上げては如何でしょうと（略）ご相談申し上げ」ている。妊婦がキニーネを服用した数日後、胎児は死産で生まれた。

ここでは妊娠・出産の進行状況に対する判断の主体が三宅であり、三宅から医師に医療介入のタイミングと方法が婉曲に注文されている点に注目しておきたい。この点に関連し緒方祐将の発言があるので、少し長いが引用する。

私はあるお産に〔子宮口〕開口期に呼ばれて帰るに帰られず時間は取るし実に困ったことがある、この様な時に出合うと多くの先生にはお産を急ぐ心が自然に起り子宮口がまだ十分開大して居ないのに人工破水を行ったり又無暗に陣痛を起す注射をしたり、それのみならず胎盤がまだ剝離しても居ないのに無理に圧出を試みたりして大出血の原因を作ることがある。これは誠に危ないことである。お産には十分自信をもって臨み、平常産に医師を迎へる様な場合には寧ろお産に間に合はぬ位がよく、分娩後の状態でも診てもらう程度が無難である。

これは産婆よりも医師に向けた注意だが、それとともに異常がない出産に立ち会う医師の心理が率直に表現されている。そのうえで、出産の進行が順調であるなら、医師の来診は「お産に間に合はぬ位がよく」と医師自身が産婆に勧めているのである。待てない医師はしばしば陣痛促進剤を用いたり人工破水など、できるところから介入してしまう。そのため、結果的に出産を異常な軌跡に導いてしまうことがあるというのだ。

〈出産の時短化〉をめぐって、医師と三宅の姿勢が対照的に示された報告もある。定例の今橋講筵として三宅は一九四一年（昭和十六年）八月に、医師・大北喜代子は同年十月に話題を提供している。三宅のタイトルは「分娩予定日が過ぎても心配無用の場合多し」、大北医師のタイトルは「お産は自然がよいが、それには限度がある」というものだ。

三宅の講筵の一部を紹介すると次のとおりである。

分娩日近くなり、子宮膣部が消失し、陣痛さえ起こると、分娩がはじまると思っていますと、陣痛はなくなり、後は何ともなくなって直ってしまうことがあります。分娩は、自然にまかせるのが一番よいので、予定日を過ぎても、母体にも胎児にも危険が少なく、産道にも異常がなければ心配はございません。予定日を過ぎた時でも、胎児は大きく成りすぎるとは限らないのでありますから、そのために人工を加えることはよくないのであります。私の四十年の開業中にも、胎児が大きくなり過ぎて、穿顱術をして戴いたりしたことは、三回ほどしかございません。それも脳水腫の場合の他、普通の胎児では余りないので有ります。要するに児頭が、骨盤内を無事に貫通出来ると知れば、慌てて人工的操作を加えなくてもよいのであります。（九五五六―九五五七ページ。傍点は引用者）

大北の講筵は次のような出だしで始まる。

昔からお産は自然に任すのが一番よいと云われている。勿論大自然の力は実に偉大なもので之を信じ之に頼る方がよい結果を得ることが多いが、しかし又あまり過信し依頼し過ぎると思わぬ所で裏切られる事もあり、従って万物の長たる人間の、みがかれた智力と進歩した科学の力を以って自然を征服する必要のある場合もあることは云うまでもない。（略）分娩予定日を一ヶ月位過ぎても尚、自然を期待せんとする助産婦に不安を感じ、双胎かと思う様な偉大な腹

部を携帯して外来を訪れる妊婦も度々見られる。（九六〇九―九六一〇ページ。傍点は引用者）

このように三宅も大北も自然経過の重要性を強調し、計測や診断によって医療介入をするかどうかを見極めるという方針は変わらないようにみえる。では、条件が類似するリスクの高い妊婦への具体的対処はどうだったのだろうか。二つの症例報告を比較してみる。一つは一九三九年（昭和十四年）の第五百二十号に報告された大北の「高年初産婦の一例」、もう一つは四〇年の第四十五巻第八号に報告された三宅の「高年の初産の一例並に破水のまま長く経過したお産の一例」である。「三〇歳以降になって初めて分娩をするものを高年初産婦」と大北は定義したうえで、「高年初産婦」には「種々の障害が起り易い」と冒頭に述べ、三十六歳初産婦の症例について以下のように報告している。

今〔のところ〕は何も異常を認めないが、しかし高年の初産婦は種々の危険を伴ひ易く、場合によりて帝王切開をするか、又は子供を犠牲にせなければならない事もあるという事、及び妊娠浮腫に於ける食餌療法の注意をよく言ひ聞かせ、分娩予定日よりも、二週間位早く出した方がよいだろうと云って帰した。分娩予定日よりも約一〇日間前の六月十四日に再来。（略）〔内診の結果〕即刻二本のブジーを挿入し、同時に塩酸キニーネ〇・七五g及ヒマシ油をあたへた所、ボツボツ陣痛が起こって来たが、どうも弱い様である。（翌日ブジー交換、その翌日抜去。）その翌日再び塩酸キニーネをあたへ、アトニンの注射等をしてみると同様な状態である。（八

四七八―八四七九ページ）

六月十四日に入院後、ブジーによる機械的陣痛促進、キニーネ服用による陣痛促進、アトニンを注射して陣痛促進を図って内診をするが、子宮口は三指開大という状態であった。十九日には眠れないという妊婦に睡眠剤を処方した。翌二十日午前三時半に「突然子癇様の発作を起こした」。二種類の注射をして、帝王切開術を考えて内診をすると子宮口が全開大していた。意識も戻ってきたため、再びアトニンを注射。昼十二時に破水したが、児頭は十分下降してこない。「また子癇発作でも起こされてはと思い」午後一時半に鉗子分娩をおこない、「元気良好な男児を得た」。大北はこの出産を振り返り、当初の浮腫から考えて、不眠は子癇の前駆症状だったことを疑うべきだったし、血圧や尿蛋白を調べるべきだったと診断に関する不備は認めるが、陣痛促進のためのブジー使用、薬剤の服用、注射の使用には言及しておらず、医療介入の是非とそのタイミングについて疑問はもたない。

次に三宅の「高年の初産の一例」についてみてみる。三宅にとって四十六歳の高年初産婦は初めてだったから、関心をもって診察し順調であることを確認している。

私方にいらっしゃいました時は、ほぼ九ヶ月の始め位で、六、七ヶ月までは他所にて診察を受けていらっしたそうでございます。高年の初産婦なので一ヶ月位早く出した方がいゝだらうと云はれたのですが、どうでせうとの相談を受けたのでございます。児頭は割に小さくて、胎児心音もよく聴えて居りますので、九ヶ月の末頃まで、又は十ヶ月の始め頃までこのまゝでお待ちになっては如何でせうかと云ってお帰ししました。[29]（九〇一〇―九〇一一ページ）

女性はそれから一カ月後「産科病院に入院して分娩したいと云う相談」をしてきたので、三宅はそれがいいと勧めた。出産後、一時的に子どもは危険な状態に陥ったものの、次第に回復し退院した。この出産を振り返り、三宅は「この調子では一ヶ月前あの時に赤ちゃんを出して居たら折角の赤ちゃんですのにとても駄目であったろうと思ひます。本当に一ヶ月お待たせしてよかったと嬉しく思います」[30]（傍点は引用者）と結んでいる。

出産は一人ひとり異なるものだから、この二例を単純に比較することはできない。しかし、「高年初産婦」というカテゴリーに一律に適用する早期入院と早期医療介入という方針で臨んだ大北と、胎児の動きや心音を確認しながら、個別の進行状況を長時間にわたって観察し、進行に合わせて対応した三宅の違いは大きい。

三宅の「平常産には余計なことをしないがよい」と題する講筵は一九二五年（大正十四年）四月に登場する。〈お産は自然に〉という語りはそれ以降、さまざまな形で繰り返し症例報告に現れる。それは陣痛促進剤と帝王切開術の定着とちょうど並行している。また、量的拡大をする産婆たちによる産師法制定運動が興隆していくのも、まさにこの時期である。[31] 県産婆会によっては、注射の利用と側切開の権限を求めて医療化への志向を政治的に達成しようとするはたらきかけもあった。テクノロジーの導入が出産の臨床での〈リスク認識のアリーナ〉を拡大・強化していく。それに伴って、産婆が医療化を志向することで自らの職能を確保し権益を守る方向を生み出した。しかし一方では、出産を医療化することへの抵抗を強化することで産婆としての職能を徹底して守る方向も生み出したといえる。こうして、出産の医療化に対する二つの方向性に引き裂かれたまま十五年以上にもわたって続いた産師法制定運動は、戦時体制下の四二年（昭和十七年）に挫折する。

出産の医療化を生きられた歴史という視点からみると、正常産のあり方そのものがテクノロジーとそれが可能にする母子二つの生命の安全確保への期待によって変更される過程で、産師法制定運動は助産職の専門性と自立性《オートノミー》が内部からも外部からも脅かされていたことへの必然的な応答だったと解釈できる。

5　「助産之栞」が示す対話的性格の意義

二十世紀初頭、ピツイトリンは日本の産科医療がモデルとしていたドイツから届き、出産が長引くときに注射薬として使用された。やがて注射薬だけでなく内服薬もあわせて用いられるが、一九三〇年代にはアトニンがピツイトリンに取って代わっていく。〈出産の時短化〉はテクノロジーの定着と普及によって進行し、個別性をもった出産の時間は標準化されていく。

講筵で、緒方祐将は出産の臨床に医師を呼ぶタイミングについて「平常産に医師を迎へる様な場合には寧ろお産に間に合はぬ位がよく、分娩後の状態でも診てもらう程度が無難である」と述べていた。「平常産に医師を迎へる」場面が成立するのは病院であって、自宅での「平常産」に産婆が医師を迎えることはなかっただろう。むしろ、この緒方の発言は、病理を学び治療する専門職として社会化された医師は、臨床でなにもせずにはいられない傾向があることを、医師自身が認めているところに意味があった。

一九一三年（大正二年）の「産婆学雑誌」第百五十三号と第百五十四号には医師・大石貞夫による「産婆学歴史」と名づけた講演が掲載されている。大石は、「外科的治療を以つて、殆ど人為のなすが儘にすることが出来る（略）娩産に当たって、胎児を引っ張り出そうと思えば、何時でも出せる」ようになったことをさして「得意の時代」に達したと述べる。しかしながら、「畢竟妊娠分娩ということは、人身生理の自然であるのであって、決して是は疾病ではない。（略）天然自然であるからには、みだりに人工を加ふべきものではない。それは多少分娩が長引くようなことがあっても、みだりに娩出を急いではならない」と語る。大石の「期待法」という言葉は曖昧な印象を与え、わかりにくい。しかし、分娩機転に関する大石の具体的な説明からは、それが産む女性の姿勢や経過、生まれてくる胎児の下降の仕方や進度への個別的対応に由来するものであることがわかる。その対話的性格は、講演のなかでこそ産婆や医師に伝えられ説得力をもったと考えられる。

本章では、「助産之栞」の症例報告を通じて、新薬が陣痛促進剤として使われ、のちに止血剤として利用されることで開腹式の帝王切開術が一九二〇年代前後から受容されていくプロセスを示すことができた。このような医療化の具体的局面を生きられた経験として明らかにすることに加え、「助産之栞」の講筵を口述史料として読むことによって緒方助産婦学会という職能団体の対話的性格を浮かび上がらせることを目指した。緒方正清はこの学会を「助産婦」の育成と研鑽、そして医師と「助産婦」らの研究交流のために創設した。「助産之栞」は、月一回の定例会に参加できない遠隔地に住む「助産婦」にとっては重要な通信教材になった。

「助産之栞」の講筵には、産婆や医師が自己の臨床での失敗例を語る場面がしばしば登場する。ドイツ留学から戻った女性医師が若き日に母体死させた自己の未熟さを苦渋をもって振り返る語りもある。医療専門職者が自己の臨床経験の失敗を語ることが成立するためには、語る場への信頼とそれを負の教訓として継承することへの期待がなければならない。「助産之栞」に記録された講筵は、緒方助産婦学会というコミュニティが対話的性格をもって成立していたことを示している。

出産の正常と異常の境界は、直接には出産の臨床における医師や産婆の〈リスク認識〉によって構成されている。もちろんテクノロジーの誕生と導入は第一義的である。しかし、同時に、その時代の生命観、子ども観を背景とした女性や家族の期待と欲求によっても変容する。これらの結果、医療化は進行していくのである。そうであるからこそ、冒頭に述べた、医療化された出産を自然な出産だと受け入れることは、逆説的にみえて実は可能になる。そのうえでいえることは、対話的性格をもった講筵とそれを支えたコミュニティの存在は、受容するだけの医療化とは異なる出産環境と産む身体の可能性を示しているのではないだろうか。

注

(1) エリオット・フリードソン『医療と専門家支配』進藤雄三/宝月誠訳、恒星社厚生閣、一九九二年、五ページ

(2) P・コンラッド/J・W・シュナイダー『逸脱と医療化――悪から病いへ』進藤雄三監訳、杉田聡/近藤正英訳(Minerva 社会学叢書)、ミネルヴァ書房、二〇〇三年、一―二ページ。医療化論についてはイヴァン・イリッチ『脱病院化社会――医療の限界』(金子嗣郎訳、晶文社、一九七九年)、進藤雄三『医療の社会学』([Sekaishiso seminar]、世界思想社、一九九〇年)も参照のこと。妊娠・出産・不妊の医療化については林真理『操作される生命――科学的言説の政治学』(NTT出版、二〇〇二年、第二章)、柘植あづみ/菅野摂子/石黒眞里『妊娠――あなたの妊娠と出生前検査の経験をおしえてください』(洛北出版、二〇〇九年、第Ⅲ部)を参照。

(3) Margaret E. MacDonald, "The Art of Medicine : the cultural evolution of natural birth," *Lancet*, 378 July 30, 2011, pp. 394-395.

(4) 大出春江「出産の戦後史」、新谷尚紀/岩本通弥編『都市の生活リズム』(「都市の暮らしの民俗学」第三巻)所収、吉川弘文館、二〇〇六年、三五―六四ページ

(5) 石川薫/杉原拓/池田智明/宮崎亮一郎「日本の最近の帝王切開率の動向」「日本周産期・新生児医学会雑誌」第四十九巻第一号、日本周産期・新生児医学会、二〇一三年、三八三―三八七ページ、OECD, "Health at a Glance 2011: OECD Indicators," 2011 (http://www.oecd-ilibrary.org/sites/health_glance-2011-en/04/09/index.html?itemId=/content/chapter/health_glance-2011-37-en)

(6) 前掲『妊娠』四九九ページ

(7) 当初は陣痛催進剤と呼ばれていた。陣痛促進剤という用語は日常では使用されているが、産科学の専門用語としては子宮収縮剤という語が使われている。本章では、明治末期の産科学専門書や産婆雑誌のなかに登場する「陣痛催進剤」との連続性を保ち、かつ日常でも使用されている陣痛促進剤を用いることにする。

(8) 竹中鎰之助『近世産科手術及治療学』(朝陽堂、一九一〇年)では腹式帝王切開術は「専門的教育を受けたる手術家の領域に属するのみならず、何れの実地医にありても此の手術を時として気管切開、ヘルニア切開等の如く、応急処置として行うべき場合に遭遇すべし」(四〇五ページ)とし、ほかの選択肢がどうしてもない場合に限るとしている。中島嚢吉の『産科学講義第二版』中(南江堂書店、一九〇七年)では、その適応症として、①骨盤狭窄、軟部産道狭窄によって穿顱術によっても胎児を産道から取り出すことができない場合、②穿顱術によって開腹しなくても胎児を取り出すことはできても、「生胎児望むこと切なる」場合、③妊産婦が突然死し、死後十分から十五分のとき、または産婦の子癇発作が強く生命の危険がある場合、としている(二〇三ページ)。それをおこなわなければ、どちらにしても母体が死亡する可能性が高い場合に限って選択されていたといえる。

(9) とはいえ、一九三〇年代でも医師どころか産婆もいない町や村も存在していたことをふまえれば、帝王切開術が普及した範囲は都市の先端的な病院という枠組みに限定されていたことを確認しておかなければならない(前掲「病院出産の成立と加速」二八ページ)。

(10) 以下の共通点が指摘できる。①医師が主催した産婆教育を目的とする雑誌であること、②複数の医師による編集、③月刊誌、④想定される読者は医師、産婆、産婆学校同窓生、在学生、産婆学校関係者、といった点である。出版期間は「助産之栞」が圧倒的に長い点で異なるが、出版開始時期がほぼ一緒だという点は重要である。異なるのは「助産之栞」は関西を中心に北関東から九州、さらに台湾、朝鮮、中国、ヨーロッパまで読者が在住していたこと、「産婆学雑誌」については確認できないが、楠田病院が東京にあったことから、関東中心だったと推測される。

(11)「助産之栞」の構成は、①医師による助産学・産科医療に関する講演、②医師の症例報告、③産婆の症例報告と医師のコメント、④産家、医師、産婆、警察などとの間で起こった出来事、⑤出産、堕胎、人口に関する時事ニュース、法律改正、内務省(のちの厚生省)通達、⑥緒方助産婦学校卒業生からの院長宛ての質問や近況報告、卒業式次第や式辞が主要なものである。

(12)前掲「病院出産の成立と加速」三三―三五ページ

(13)伊庭はこの年一月、「ドイツ婦人科中央誌」にホーフバウエルが発表した論文をいち早く同年三月例会で紹介し、ピツイトリンの名前が「産婆学雑誌」に初めて登場している。

(14)この記念号は、「助産之栞」が一八九六年(明治二十九年)に出版されて以来十五周年を迎えたことを祝し、緒方正清が医師と産婆に広く声をかけて執筆者を募ったものである。したがってその内容は執筆者に委ねられていて、文体もさまざまである。

(15)緒方正清の養嗣子になり、緒方病院を継承した。緒方病院院長、緒方助産婦教育所所長、緒方助産婦学会会長、対外的には大阪府産婆会会長を長期にわたって務めた。

(16)一九一二年出版の薬学テキストに止血剤と子宮収縮剤についての説明がある。それによると「子宮緊縮剤(陣痛催進剤)」として麦角、アルカロイド、キニーネ、アドレナリンがそれぞれ薬効と副作用の点について検討され、「陣痛催進」にとってキニーネが「陣痛微弱ノ場合ニ(略)往々卓効ヲ奏ス」とされた。これに対し「大脳垂体ノ有効成分」は「妊娠子宮、殊ニ其分娩期ニ近キモノニ対シテハ、此働顕著ナリ」として「堕胎剤トシテ(略)著効ナキモ、妊娠ノ末期又ハ分娩時ノ陣痛微弱」のときに効果を発揮するとしている。「麦角ノ如ク子宮ノ強直性収縮ヲ起ス処ナク、全ク副作用ナクシテ」分娩を終えられ、しかも後産期の出血も抑えられるとし、製剤名としてピツイトリン（Pituitrin）とピッグランドール（Pituglandol）を挙げている（林春雄『薬治学講義』増訂再版、吐鳳堂書店、一九一二年、二四三―二四九ページ）。「止血剤」としては「其臓器ダケノ血管ノ収縮ヲ起シ、従テ止血ヲ促ス効アリ」として麦角、キニーネ、アドレナリン、ピツイトリンが「子宮出血ニ応用セラル」（八一―八二ページ）とある。アルカロイド以外は、陣痛促進剤と同時に止血剤としても用いることができたのである。

子宮収縮剤について、産科学テキストの記述は以下のように変化する。一九五六年出版の『産婦人科最近の進歩』では子宮収縮剤を「①Aethylamin 誘導体　②Isoshinolin 誘導体　③麦角　④脳下垂体後葉製剤　⑤Spartein　⑥キニーネ」の六種に分けたうえで、執筆者は③④⑤の「三種に尽きる」と述べている。なお、この④としてオキシトシンが記されている（藤井久四郎／小林隆編『産婦人科最近の進歩』第一集、医歯薬出版、一九五六年、三三五―三三七ページ）。

一九七二年出版の産科学テキストによると「子宮収縮剤（陣痛促進剤）」は「①脳下垂体後葉製剤（oxitocin）②麦角剤（マレイン酸エルゴメトリン剤など）③硫酸スパルテイン製剤　④キニーネ類（塩酸キニーネなど）」として四種に絞られている（前掲『小産科書』二七一ページ）。二〇〇二年出版の産科学テキストでは、「子宮収縮をおこさせる」ために「PGF2α（プロスタグランジン）またはオキシトシンの点滴静注」が用いられるとして二種だけになる（鈴森薫／吉村泰典／堤治編『新しい産科学――生殖医療から周産期医療まで』名古屋大学出版会、二〇〇二年、二二三ページ）。

（17）産婆・沖田アイは「中央前置胎盤及び陣痛微弱の分娩例」を報告している。七回目の分娩予定の三十六歳女性に多量の出血があったことを理由に、産家から往診を依頼された（それまでも出血があり、医師にかかっていた）。強度の栄養不良で、非常に衰弱し「貧血甚だしい」状態にあった。内診の結果、前置胎盤であると診断し、医師を呼ぶ。専門ではない医師の適切とはいいがたい対応のなかで女性は死亡してしまう。もう一人の症例は二十九歳の初産婦である。陣痛微弱のため、沖田はいくつかの方法を試みる。「室内運動、（略）温浴法、（略）膣内熱湯浣注法、（略）座浴執湯法を順次」産婆としてできることを可能なかぎりおこなう。それでも改善せず医師を迎える。医師は鉗子手術をおこなって女児を分娩させるが、後産期もまた陣痛微弱。胎盤剝離が起こらず人工剝離娩出をおこなう。タンポンを膣内に入れるが、出血多量と脳貧血を起こし、心臓麻痺によって死亡した例である。

(18)「助産之栞」に載る三宅の名前の表記は三宅コタミ、三宅こたみ、がある。同様に川端類の場合は、川端るい、川端ルイ、川端類子が登場する。本章では三宅小民で統一した。

(19)湧島文雄「産婦人科に於けるピツイトリンの効用」「助産之栞」第三百八十四号、緒方助産婦学会、一九二八年、参照

(20)久野の報告二例ではともに胎児が八カ月だったため、娩出後チアノーゼを起こして死亡している。この点について「不幸にして両例とも殆全前置胎盤であった為、自然の途による娩出術施行の危険を犯《（ママ）》すことが出来なかった」とする。森にとっては「母児共に救う」ため、久野にとっては「全前置胎盤」であることが手術実施の理由であった。このように帝王切開術は一九二〇年代に定着していく際、そのつど根拠（適応）を自他に提示することが求められていた。

(21)同年の第三百四十七号に、緒方英俊が「異常分娩二例」と題する講筵で五回目の経産婦に帝王切開術を施した症例を報告している。これは大阪市内に開業する「専門家」が二人がかりで鉗子分娩、穿顱術を試みるも「頭蓋骨が硬く」、緒方病院に運び込まれた末、帝王切開術によって分娩を終えた症例である。

(22)一九二七年生まれの産科医・関口允夫が、産科医が使用した代表的器械を写真で紹介している。そ

れらは①鉗子、②吸引分娩に用いる装着器具、それに③穿頭器（穿顱器をさしている）である。産科医が産家に持ち運ぶこれらの器械は明治末期から驚くほど変わっていない。関口允夫『理想のお産とお産の歴史――日本産科医療史』日本図書刊行会、一九九八年、一四九ページ、佐々木安則編『医科器機目録』佐々木商店、一九一三年、二三六―二三九ページ

(23) 読者である私たちにとっては工場主の妻の行為が不可解にさえ思える。工場主の妻は狭窄骨盤を指摘され、一度目は子癇のため、二度目は過熟した胎児のために結果として帝王切開術によって二人の子どもを得た。にもかかわらず、小学校教員の妻とは異なって避妊手術をおこなわなかった。経膣分娩では「生児」は得られなかったと緒方は考えている。しかし工場主の妻は、自らの意志では帝王切開術を受け入れなかった。しかも次の妊娠の可能性も残したままである。いずれも医師の助言に従わない行為である。

(24) 一九四〇年代のイギリスやアメリカによる抗生剤の開発とそれが日本で普及するまでさらに時間がかかったから、感染の心配は依然強かったと考えられる。

(25) 三宅が取り上げた子どもの数はおよそ一万人といわれ、緒方助産婦学校第二期卒業生として大阪市産婆会でも活躍した（岡本喜代子「助産婦活動の歴史的意義――明治時代を中心に」「助産婦雑誌」第三十五巻第八号、医学書院、一九八一年、五九四ページ。三宅の症例報告をみていくと、産婆としての方針がいくつか浮かび上がる。それらは、①リスクが予想される要因をもった妊婦には判明した段階で医師の受診を勧めること、②正常に進行するか異常産になるのか判断が分かれる状況では、二人の医師の診断を仰ぎ、そのいずれかの選択を自己の判断に基づいて決定して産婦に伝えること、③内診を極力おこなわないこと、④出産の経過をよく観察すること、である。

(26) ただし、ここでの三宅の講筵の趣旨は「此頃は素人の方もあちこちの病院などで診察を受けておき

ながら、それを何もいわないでこちらの診断を試験的に批判しようとする方が多くなり」、それに対して、医療専門職者として軽々しい言動をとるべきではないという自戒であり注意である。

(27) 近所の産科病院に診察を依頼したところ「羊水過多症はたしかだが、双胎は不確だ」との診断だった。翌月また別の医師に診察を依頼すると「双胎の疑いはあるが、確実ではないとの事」だった。「様子をみるようにとの仰せ」だったが、妊婦の様子もかなり苦しそうになったため数日後、さらに別の産科の医師の来診を依頼。すると「羊水が多くて、こんなに苦しいのだから卵膜に小穿刺を施して少量づつ羊水の流出を計ったら」という意見だった。

(28) 具体的記述は次のとおりである。「第一回の妊娠の時其の三ヶ月目頃より度々医師の診察を受けて居られ順調な経過を取っていました。それが予定日を少し過ぎてから陣痛らしい痛みが始まったので早速病院に行かれました所が、不幸にして其の時院長が不在にて当直の若い女医が心配のあまり早くから産院にうつしました。然るに一向分娩経過が進行いたしませんので鉗子をかけられましたが、三回ともはづれてしまいましたそうです。其の時院長が帰られて穿顱術でもしなければならないと申されましたそうですが、家人の願いで今度は院長が鉗子をかけらるる事となり、幸に都合よく分娩が出来、初生児は軽度の仮死の状態にありましたが間もなく蘇生いたしましたそうです」

(29) この症例に関し、三宅は結婚して二十年の間をおいて妊娠した場合は「お産がむづかしく」、この女性のように「高年の初産婦でも結婚して数年内に妊娠した人は割にお産の経過がよろしい様に思う」と経験的知識に基づいて述べている。

(30) 三宅はこの一年後、四十二歳の「高年初産婦」について「助産之栞」一九四一年(昭和十六年)の第四十六巻第四号で症例を報告している。高齢出産を心配する女性に「産めることは産めますが、四〇歳過ぎての初産で(略)普通の人が一日かかるものなれば、三日、三日かかるものなれば一〇日位相当長時間がかかり骨折れることと思」うと伝え、さらに「私一人の手に合ひませんから、何処かの病院に」入院することを勧めた。しかし、女性は「家で産みたい」ということで病院を選ばなかった。結果として予定日どおりに陣痛は始まったが「発露の状態で」進まなくなったため、最後は「鉗子をかけて」もらい、約二千八百五十グラムの女児が誕生した。振り返って三宅は「一般に高年の初産は安々《（ママ）》と産まれにくいのが常であります」と結んでいる。これらの報告から三宅は、注（29）のような経験知をもちながら、原則として高齢の初産婦は医師に紹介し、出産の安全性を目指していたと理解される。

（31）前掲「出産の正常と異常の境界をめぐるポリティックスと胎児の生命観」一三二―一四九ページ、前掲「病院出産の成立と加速」二五―三九ページ

第4章　産師法制定運動の興隆と終焉

1　「生るべくして生れなかった」法律をめぐって

産婆の近代史で産師法（または産婆法）制定運動はこれまで正面から取り上げられてこなかった。未完のまま戦時下に終息したこの運動は内発的に起こり、一九二〇年代から四二年まで十七年にも及んだ。全国規模でおこなわれたこの運動の意義と意味は、当時の社会的文脈においてより丁寧に考察されるべきである。

記録によれば産師法制定請願のために、大日本産婆会は一九三〇年（昭和五年）には二十三府県から一万七千百八十四票、三二年には三十府県から二万千四百七十票の署名を集め、産師法の成立を目指して政府にはたらきかけている。(1)この数字が当時の日本の産婆数全体の三分の一にあたることを考えると、その運動の広がりの大きさがよくわかる。蒲原宏は著書『新潟県助産婦看護婦保健婦史』で、産師法を「生るべくして生れなかった」法律だったとしている[2]。

産師法は生まれなかったのか、それとも生ませなかったのか。本章では、運動体内部の「生まれなかった」要因と、運動体内部と外部の「生ませなかった」要因に着目しながら、産師法制定運動の誕生から興隆を中心に、この運動が結実しなかった理由を社会的文脈から考察し、それを通して産婆の近代を描くことを目的とする。なお、章題は産師法としているが、本章では産婆法と産師法という二つの言葉を文脈によって使い分けながら互換的に用いることをあらかじめ断っておく。

2　産師法制定運動の展開と産婆会の全国組織化——一九二五―二七年

大阪産婆聯盟の誕生と産婆法制定運動の始まり

近代日本で学校教育を受けて免許をもった産婆が各地に定着し、産婆組合が町村あるいは市郡単位で誕生した。これらが全国規模で組織化されていくのは、産師法制定に向けた請願運動がきっかけになっている。この点ははっきりと強調しておかなければならない。後述するように、近代化する日本社会が生み出した都市労働者と都市下層の貧困問題、そして地域間格差への対策が一九二〇年代にとられたことと、そのなかで産婆が自己の業務に対してもった危機意識がこの運動の始まりだからである。

『産婆法制定運動史』を著した原田智夫の記述に従えば、産婆法制定運動は一九二五年（大正十四年）五月に大阪産婆聯盟の誕生をもって始まった。[3] この聯盟に参画したのは、産婆の身分を法律で規定し積極的に「業権」を保護しなければ産婆が独自の存在として生き残るのは難しい、という危機感をもった産婆有志と原田ら少数の医師だった。

なぜこのような任意団体を作ったのかといえば、一度は産婆会聯合団体というフォーマルな組織が原田らのはたらきかけによって大阪に誕生したが、産婆法制定運動の担い手となるべき組織として機能せずに終わってしまった。そこで原田らは、これに代わって大阪市産婆会にその運動母体になるように交渉したが、それも失敗に終わったためである。

こうした経緯から、有志自らが大阪産婆聯盟を立ち上げて当座の運動母体とするよりほかはなく、一九二五年（大正十四年）五月二十一日に大阪府東淀川区中津警察署で発会式をおこなったのである。発会式では、この聯盟をなぜ設立するのかを示す文書が趣意書として公表された。それが「産婆法の制定を熱望する理由の要旨」である。この要旨には、一八九九年（明治三十二年）の勅令をもって公布された産婆規則が現状に合わなくなっているという認識のもとに、産婆の職責の重要性を考えると三つの要件を含む産婆法の制定が必要である、と述べられている。その三つの要件とは、①産婆の身分の明示、②全国統一試験の必要、③産婆会を法律で定めた法人とすること、である。こうして大阪府の三十六人の産婆有志が集い、大阪産婆聯盟が生まれた。産婆法制定運動はこれを母体として始まった。

発会式の翌六月には原田の自宅に事務局を置き、聯盟は「大阪産婆聯盟設立の趣旨」を大阪の産

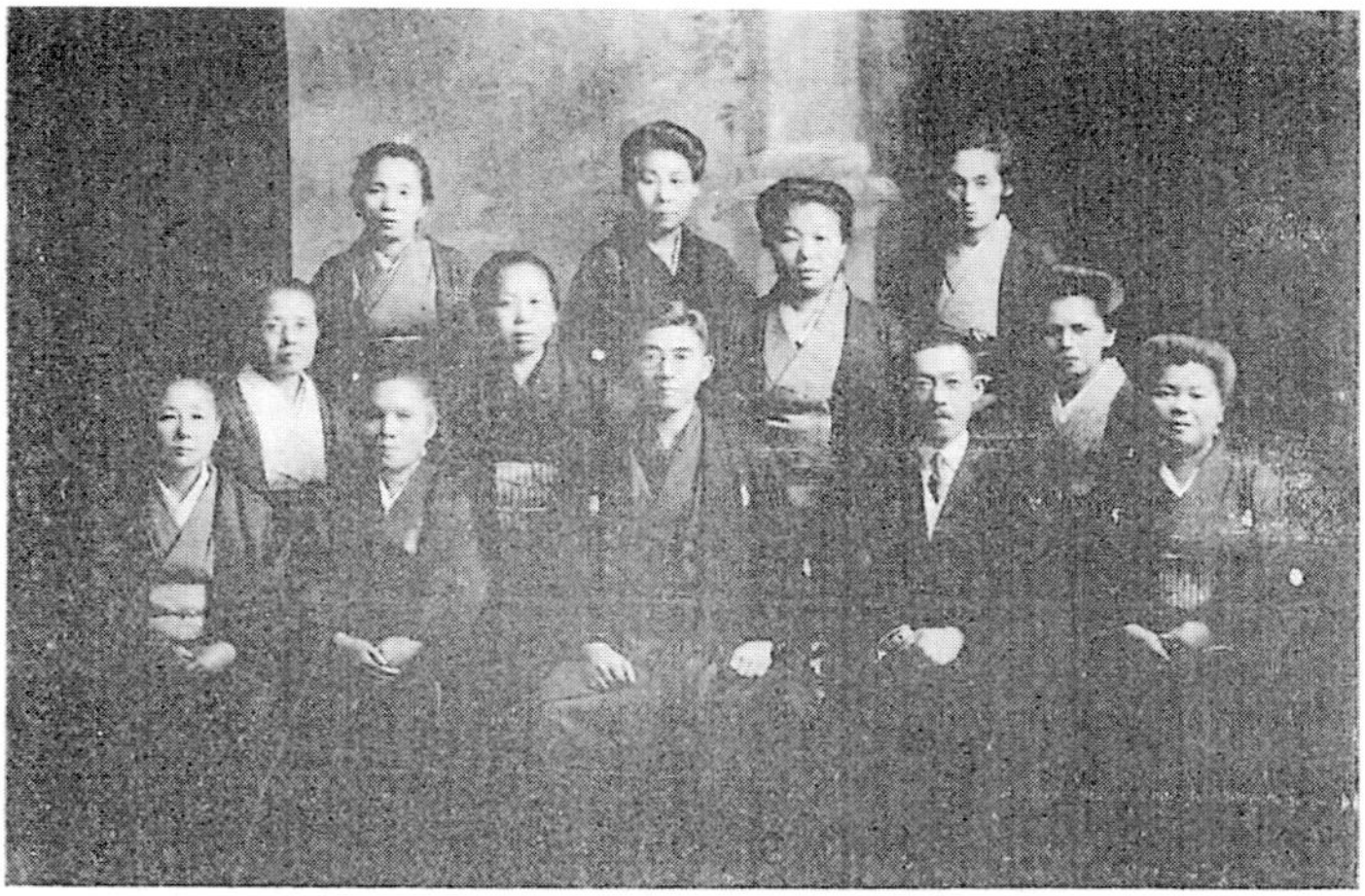

大阪産婆聯盟産婆法制定陳情委員
（向つて右より）前列　武内ジヨウ姉　伊藤佐一氏　清瀬一郎博士　山内マス姉　吉田ウメ姉
後列　野本タマエ姉　戸田ふじ姉　原ヒサヨ姉　岩佐テル姉　濱田サイ姉　岡本マサエ姉　久保千代姉

図8　大阪産婆聯盟産婆法制定陳情委員
（出典：原田智夫編『産婆法制定運動史』産婆法制定運動史発行所、1932年、口絵）

婆たちに郵送し、聯盟設立の意図が産婆団体としての公益を目的とすることを訴えている。具体的には急速な社会変化のために「〔産婆〕業者の職務にも生活にも実に容易ならない脅威を痛感」している現状認識のもとに、「生活安寧の為め業権保護の為め且又国家社会に対し貢献する為め」「拘束のない純真の自由団体として斯業に関した根本法規の更革《ママ》及是れに伴ふ諸般の施設並に国家及都市の社会事業に干繋《ママ》する斯業の対応策等の積年の宿志を達成しようと」（傍点は引用者）そのために聯盟を立ち上げたと述べている。

また七月には、聯盟のうちの十人の委員が九百八十五人分の請願署名を携えて、伊藤佐一（医師・大阪産婆聯盟顧問）、清瀬一郎（法学博士・代議士・

大阪産婆聯盟顧問）とともに当時の内務大臣・若槻禮次郎に面会し、陳情書を渡している。先述の三要件を中心とする産婆法制定を強く要望するものであることを訴えた。図8はそのときの記念に撮影された「大阪産婆聯盟産婆法制定陳情委員」の写真である。

「宝典」の作成と運動の全国化

続いて八月には全国道府県と大都市の衛生課八十五カ所に「産婆会の所在・名称・首脳者氏名に関する調査」のための照会状を発送し、九月には全国産婆団体の一覧表を作成した。この一覧表を原田は「全国的大運動の（略）宝典」と呼んだ。実際、聯盟のデータベース化作業によって産婆法制定運動の全国化に向けた基礎資料ができたのである。聯盟設立からわずか四カ月足らずの成果である。大阪産婆聯盟が産婆法の制定とそれに向けた全国規模の産婆の組織化を目指して、いかに短期間に東奔西走したかがわかる。

『産婆法制定運動史』には原田の名前はほとんど登場しない。しかし『大阪市産婆団体史』（大阪市産婆会編）では聯盟の立役者は原田智夫（医師）と貞本義保（医師）だとしている。とりわけ原田が大阪市産婆会という団体にまとめあげるためにさまざまな手法を駆使して組織化していったエピソードを、青木秀虎が紹介している。(4)

大阪産婆聯盟によって一九二五年（大正十四年）九月現在の全国産婆団体一覧が作成された。その数は二百四十八団体である。表9は当時の産婆会（組合）数、二九年（昭和四年）現在の請願書署名数と産婆数を府県別にまとめ、署名者の割合を示している。府県別の順序は二七年（昭和二年）から四四年（昭和十九年）までほぼ毎年開催された大日本産婆会大会開催地（および開催年）であり、それ以降は産婆会（団体）数の順としている。この一覧からわかることは産婆の数が多いことが大会開催地と直接、関連していないことである。神奈川、千葉、埼玉、茨城の諸県が開催地になったのは東京に近いという理由からかもしれない。産婆数は少ないのに大会の開催地になった県（滋賀）がある一方、大日本産婆会結成初期から加盟し、請願署名数が多いにもかかわらず開催地にならない県（群馬、高知、三重ほか）もあり、これらは大会の発言のやりとりからしても大日本産婆会内部の権力関係が反映されたものとみることも可能かもしれない。

全国産婆団体一覧は、早速に顧問で代議士の清瀬一郎を通じて内務省に提出された。それと同時に、産婆には「陳情書を作成（略）内務大臣宛」てに提出してほしいという「檄文」を、聯盟から二百四十八団体と三百五十人あまりの個人に送付している。そこには産婆法制定に向けた活動報告とともに、第五十一回帝国議会に産婆法案を提出予定である旨が記載されていた。

この檄文は、「瞬間にして忽ち全国の一大輿論を完成し（略）本会を中心として時ならぬ一大旋風を起生」した。聯盟では陳情書が提出された各市郡にそのとりまとめた結果をすぐに知らせるとともに、再び請願書の依頼をおこなっている。具体的には貴族院と衆議院各議長宛ての請願書に「必ず美濃紙を用い」ることや、個人の住所・氏名と職業（産婆）を記載して押印のうえ地方選出議員に委託するか大阪産婆聯盟に送ってほしいという内容で、これを十一月に送付している。

こうして大阪産婆聯盟を立ち上げてからおよそ半年のうちに、「五一議会を目当てに」請願書が全国各地から提出された。大阪産婆聯盟の請願書は一九二六年（大正十五年）一月二十二日、「九六

表9　1925年の産婆会（組合）数と44年までの大日本産婆会大会開催地

	産婆会大会開催回（開催年）	1925年9月現在産婆会（組合）数	1929年末現在請願書署名数	産婆数	署名産婆割合
東京府	第 1回（1927年）	20	4,024	6,389	63.0%
大阪府	第 2回（1929年）	13	2,156	4,180	51.6%
神奈川県	第 3回（1930年）	2	856	1,211	70.7%
新潟県	第 4回（1931年）	48	969	1,596	60.7%
愛知県	第 5回（1932年）	3	1,077	1,930	55.8%
千葉県	第 6回（1933年）	8	475	839	56.6%
広島県	第 7回（1934年）	3	514	1,127	45.6%
静岡県	第 8回（1935年）	2	656	1,077	60.9%
京都府	第 9回（1936年）	1	777	1,347	57.7%
埼玉県	第10回（1937年）		598	708	84.5%
茨城県	第11回（1938年）	2	431	650	66.3%
福岡県	第12回（1939年）	8	882	2,484	35.5%
滋賀県	第13回（1940年）	13	445	576	77.3%
兵庫県	第14回（1941年）	4	473	2,250	21.0%
宮城県	第15回（1942年）	3		963	0.0%
熊本県	第16回（1943年）	1		1,314	0.0%
秋田県	第17回（1944年）	1		520	0.0%
福島県		16	599	1,069	56.0%
石川県		14		493	0.0%
山形県		11		885	0.0%
愛媛県		10		604	0.0%
佐賀県		10		770	0.0%
北海道		9		2,076	0.0%
群馬県		8	333	591	56.3%
和歌山県		8		875	0.0%
鹿児島県		8		1,005	0.0%
福井県		6		301	0.0%
島根県		5		548	0.0%

栃木県		4	217	357	60.8%
奈良県		4	166	523	31.7%
鳥取県		3		267	0.0%
青森県		2		626	0.0%
長野県		2		952	0.0%
富山県		2	278	376	73.9%
岐阜県		2		740	0.0%
三重県		2	831	1,245	66.7%
岡山県		2		692	0.0%
山口県		2		533	0.0%
大分県		2		456	0.0%
長崎県		2		791	0.0%
岩手県		1		491	0.0%
山梨県		1	38	198	19.2%
徳島県		1	153	333	45.9%
高知県		1	236	396	59.6%
宮崎県		1		473	0.0%
香川県		記載なし		469	0.0%
沖縄県		記載なし		103	0.0%
合　計			17,184	48,399	35.5%

（出典：1925年の産婆団体数は前掲『産婆法制定運動史』、29年末の請願書署名数と大日本産婆会大会開催年次と開催地は、「助産之栞」〔緒方助産婦学会、1896—1944年〕、『大日本産婆会総会並大会々報 第4回』〔（新潟県聯合産婆会、1932年）、第6回（千葉県聯合産婆会、1934年）、第13回（滋賀県産婆会、1942年）〕、道府県別産婆数は内閣統計局編『第50回日本帝国統計年鑑』〔内閣統計局、1931年〕をもとに作成）

八名の連署」をもって清瀬の紹介で提出された。議会に直接送付されたものも含めると署名者数は三千九百九十九人にのぼった。(5)

大阪府産婆会の設立と大阪産婆聯盟の解散

運動が功を奏し、産婆による中央政府へのはたらきかけとして初めての政治運動であったにもかかわらず、産婆法案は衆議院を通過することができた。もっとも、出席政府委員からは産婆法制定に反対意見が出され、それらへの反論などのやりとりの末、採択されたものだった。しかしながら貴族院は通過することができなかった。

第五十一回帝国議会での貴族院の「不採択」理由は、従来の産婆規則で対応可能であるということを根拠とし、産婆会を医師会や薬剤師会のように認めることは、「看護婦その他治療関係の業務者との権衡もある」から簡単に決められない、というものだった。

大阪産婆聯盟が呼びかけて牽引力となって進められた産婆法制定運動の経緯と結果は、一九二六年(大正十五年)二月には全国に報告された。そして再び第五十二回帝国議会へ産婆法案を提出するために、聯盟は内務大臣宛て陳情書、貴族院議長宛て請願書、衆議院議長宛て請願書の三通をそれぞれ署名捺印のうえ、地方代議士を通じて提出するか、または大阪産婆聯盟宛てに送ってほしいと依頼した。

同年九月、大阪市産婆会は会長の交代などを経て、産婆法制定に向けた陳情請願を会の運動とすることをようやく可決するにいたった。そして十月には産婆会長の山本柳、副会長の川端類、久保ちよの三人を「上京委員」として選出し、十一月に三人が上京して内務省を訪問、陳情した。その際、牛込区産婆会長・柘植あい、麹町区産婆会長・岩崎直子と会見した結果、「産婆法制定運動には東西両大都市同業者の緊密なる提携を要する事及び全国産婆大会を明年〔一九二七年（昭和二年）〕東京に開催する決意」を確認し協力を誓い合った。帰阪後、「上京委員」は役員会の場でこれを報告するとともに「産婆法制定請願は目的の達成するまで毎年続行すること」を確認した。

産婆法は第五十二回帝国議会では衆議院請願委員第二分科会（一九二七年一月三十一日）で採択された。理由は前議会で審議採択され、内容に変更はなかったためである。しかし貴族院では審議未了とされた。このことを原田は、「全国産婆業者の熱烈なる希望が貴族院で握り潰されたのは極めて遺憾(6)」と記している。

以上のように、大阪産婆聯盟は既存の枠組みによらない運動母体として、産婆の「業権保護」を目的として産婆法制定を目指し、そのために全国に協力を求めた。その熱意は法律の成立として結実しなかったものの、「大阪府産婆会」設立に結び付いた。聯盟の一連の運動が大きな刺激になったのである。一九二七年（昭和二年）四月二十七日に大阪府産婆会発会式がおこなわれ、当日、産婆法制定に向けた宣言と決議が発表された。

大阪産婆聯盟は「熱心に要望していた」大阪府産婆会が設立されたことで団体の目的は達成されたとして五月八日に聯盟解散式をおこなうとともに、その内容を声明書として全国産婆団体、賛助会員、会員、貴衆両院議員、関係の新聞・雑誌社二千五百人に発送した。

『産婆法制定運動史』の終わりには、「大日本産婆会の設立」という見出しで一九二七年（昭和二年）六月付の「日本連合産婆会設立趣意書」が掲載されている。その趣旨は大阪産婆聯盟の設立趣旨と基本的にまったく同じといっていい。発起人は東京府産婆会、千葉県産婆会、大阪府産婆会、神奈川県産婆会、埼玉県産婆会の二府三県である。同年七月二十日、東京で発会式がおこなわれ、大阪府代表・津田正信の提案で「日本連合産婆会」は「大日本産婆会」へと改称されたのである。

3　大日本産婆会と産師法制定運動

大正末期に強い熱意と速度をもって大阪から始まった産婆法制定運動は、大日本産婆会という組織を生むための、まさに産婆役になった。図9は「大日本産婆会発会式出席大阪代表者」として津田正信、三宅小民、原ヒサヨ、山本柳、松山正が参加したときの記念写真である。

一九二六年（大正十五年）と二七年（昭和二年）の帝国議会に提出された産婆法案は、大阪産婆聯盟の作成によるものであり、聯盟が呼びかけてとりまとめた請願書がともに提出されている。記録によると大日本産婆会が中心になって産婆法案が提出されるのは三〇年（昭和五年）の第五十八回帝国議会からである。ただし法案の提出主体は各道府県の産婆会（産婆組合）である。なぜなら、大日本産婆会はそれぞれの産婆会の上位にありながら法人としては認められていない団体だったからである。しかし、本節の後半でみるとおり、各道府県の産婆会（産婆組合）の提案や要望法案は大日本産婆会大会という場で審議され、そこで承認されなければ実効性をもたなかった。その点で

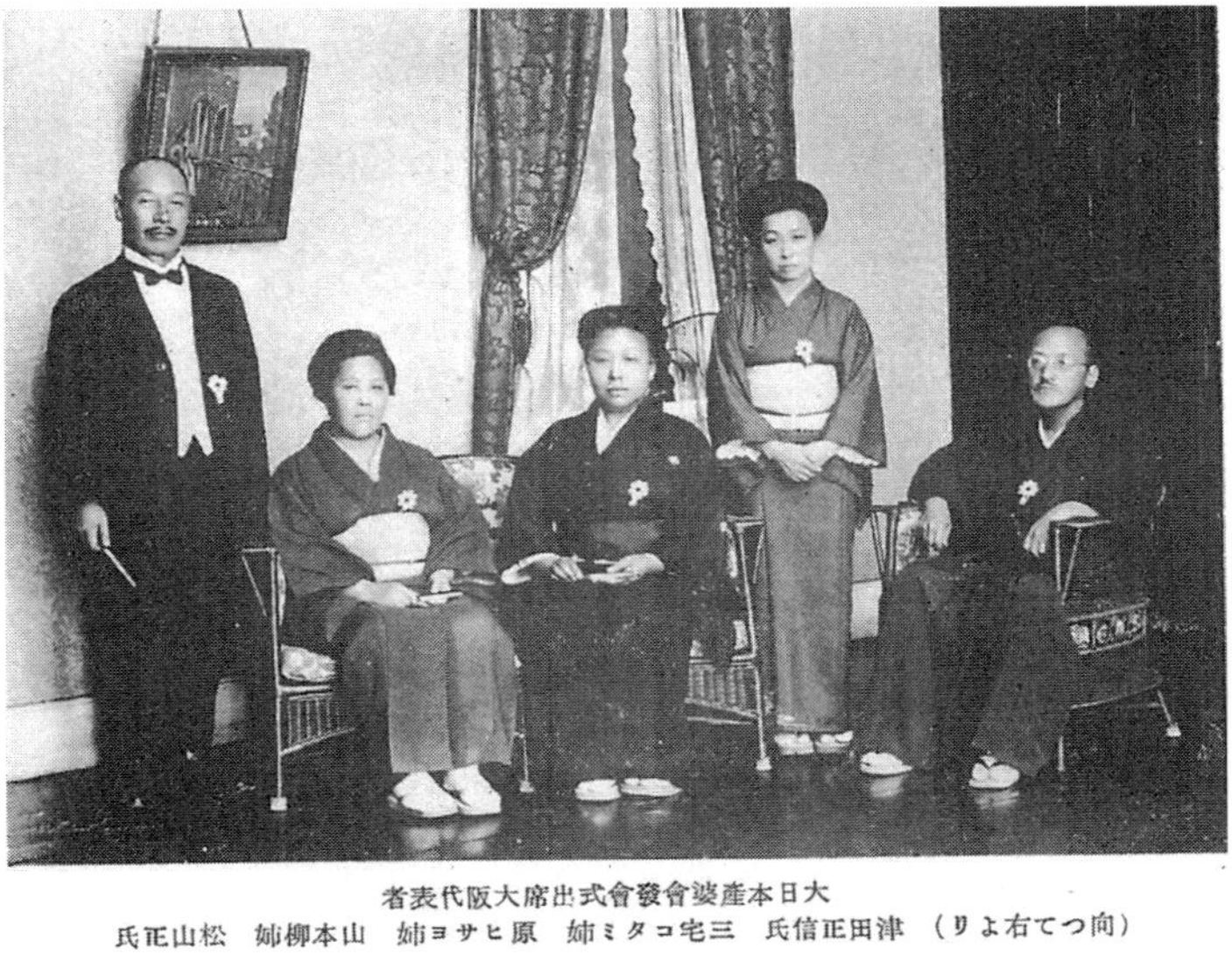
大日本産婆會發會式出席大阪代表者
（向つて右より）津田正信氏　三宅コタミ姉　原ヒサヨ姉　山本柳姉　松山正氏

図9　大日本産婆会発会式出席大阪代表者
（出典：前掲『産婆法制定運動史』口絵）

大日本産婆会は全国の産婆会の力を結束させる場でありながら、地域ごとの要求に対して抑圧的にも作用した。

この時期、免許をもった産婆は毎年、急速に増加していた。地域的偏在を伴いながらも全国に広がり一九二〇年代に四万人を超え、三〇年代には医師総数を追い越して六万人になろうとしていた（図10）。産婆数の増大とともに各地に産婆組合が誕生していくのだが、組織の全国化に向けた大阪産婆聯盟からのはたらきかけはちょうどこの時期だった。有志による聯盟の二年間にわたる活動が産婆会や産婆組合の全国組織化を進め、大日本産婆会が設立されたのである。

このようにみると、産婆会の全国組織化は、産婆の量的拡大に対応した動

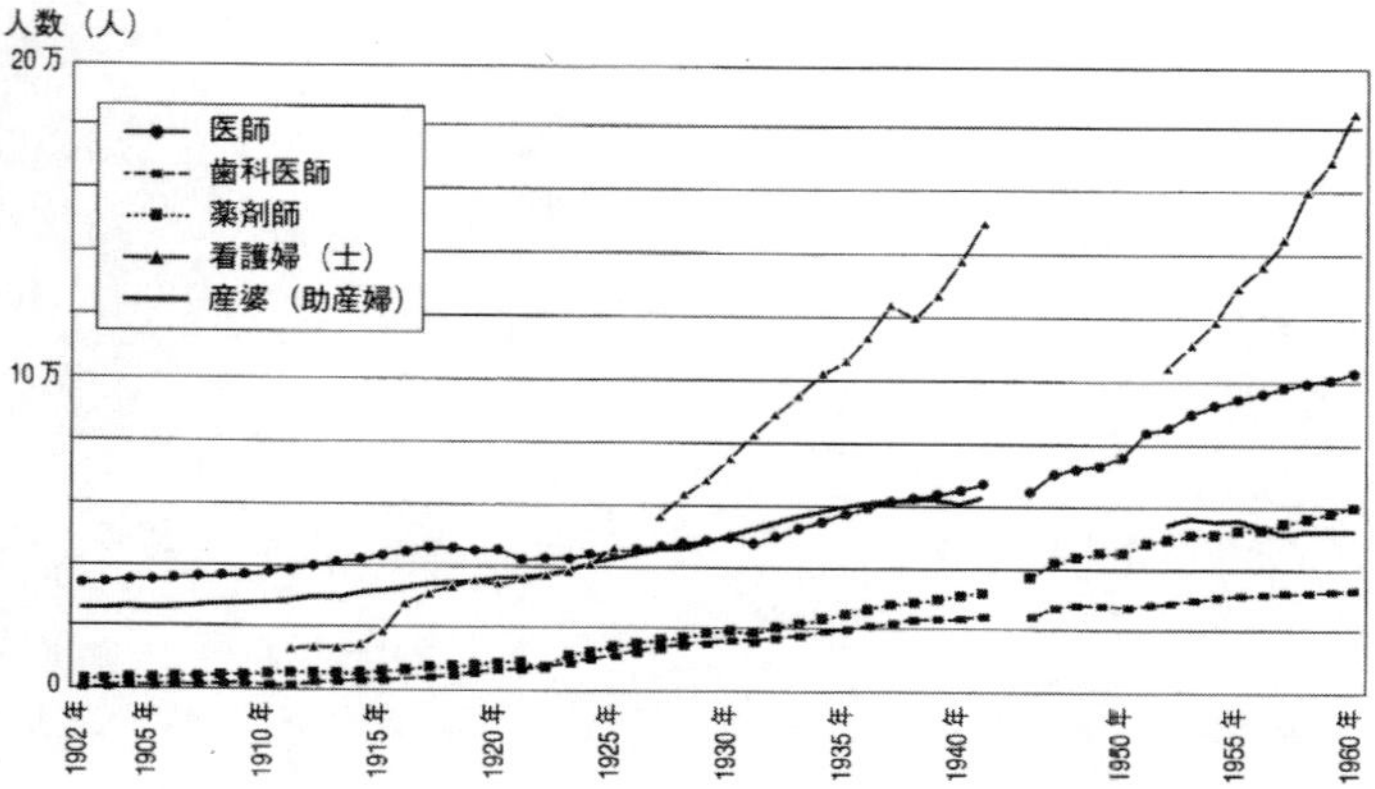

図10　産婆数年次別変化
（出典：医療従事者数は『日本帝国統計年鑑』、『完結 昭和国勢総覧』第3巻〔東洋経済新報社、1991年〕、『厚生省五〇年史 資料編』〔厚生問題研究会、1988年〕、『労働事情調査資料集2』〔青史社、1996年〕を参考に図を作成。1942―45年は報告がない道府県もあるため除外した。看護婦〔士〕には准看護婦〔師〕も含まれている。なお2002年3月までは看護婦／看護士が用いられていた）

きとして、つまり職業集団の規模に見合った職能団体としての社会的位置を獲得しようとする動きであり、それが産師法（産婆法）の制定請願を生み出したとも受け取れる。「産師法」という新たな名前も、医師法や薬剤師法と同様な意味での専門職として認知されることを目指したものと解釈するのも自然だ。[7] しかし「業権保護」の主張は後述する、より直接的で具体的な理由が反映されたものだった。

　前節でみたとおり、この運動の産婆役となった大阪産婆聯盟の設立趣意書では「諸般の施設並に国家及都市の社会事業に干繋《（ママ）》する斯業の対応策等の積年の宿志を達成」すると述べていた。一九二〇年代半ばには「(病院)施設」や「社会事業」が貧困者の救済を目的に助産事業の無料化（または低廉化）に着手し、このことが産家を訪問して助産をおこなう開業産婆たちには「脅威」と映った。これに加えて、二〇年代後半に施行される健康保険制度の導入がある。つまり地域・家族・個人に起こっていた出産という現象が生活扶助の対象として認識されるようになったために、産婆たちもまたこれらの制度に組み込まれざるをえなくなっていくのである。

そこで、以下では大日本産婆会が設立された二年後の大阪大会と四年後の新潟大会で検討された議題を通して、産婆によって認識された業権の危機を描いていく。

運動体内部に生まれた対立——一九二九年（昭和四年）大阪大会から

大日本産婆会は一九二七年（昭和二年）に二府三県を発起人として設立された。同年の第一回東京大会の開催時には十七府県が加盟し、二年後の第二回大阪大会では二十二府県になった。「助産之栞」第四百四号（一九二九年）によると、大阪大会で各府県から提案された十八項目の議題を検討している。詳細は省略するが、産婆法に直接関わる提案と産婆の業権に関わる提案が大半である。これらは異論なく可決された。ここでは意見が分かれた議題、すなわち保留または撤回とされた議題はどのようなものだったかをみてみる。

表10の議題のうち、第十七号は保留、第十六号と第十八号は撤回された。ここで注目するのは、第十六号と第十七号は産婆と医師との間での領域争いであり、第十八号が産婆と産婆との間の領域争いだということである。前者は正常産と異常産の境界を相互に乗り越える試みが現実に進行していることを示し、後者は助産の無料化事業が開業産婆の営業を妨害する実践として捉えられている

表10　第2回大日本産婆会大阪大会（1929年）で保留・撤回された議題

第16号議案	異常産若《もし》くは産婆に於て適当なる助産不可能に非ざる限り、医師は助産業務を産婆に譲らるべく医師会へ交渉する事（高知県産婆会提出）
第17号議案	応急処置としてカンフル注射程度の処置を施行し得る様、規則第八条の改正方其の筋へ建議の件（神奈川県聯合産婆会提出）
第18号議案	産婆所在地に於ける愛国婦人会嘱託産婆撤廃方を同会へ交渉すること（高知県産婆会提出）

（出典：「助産之栞」第404号、緒方助産婦学会、1929年、3703―3704ページ）

ことを示している。

一九二九年（昭和四年）の大日本産婆会大阪大会は決議宣言によって終了した。その宣言でも、産婆法制定運動が、①産婆の身分の明示、②全国統一試験の必要、③産婆会の「公法人」化、という初期に掲げた三つの要件を目指すことを確認している。つまり二五年（大正十四年）時の産婆法制定に向けた意図は大阪大会でも確認され共通合意とされているが、運動組織の拡大によってそれまで運動の目標としていなかった新たな問題が呼び込まれることになった。

三つの要件は産婆の社会的位置を内外に示し、それに見合った資質を保証し、さらに産婆の自治を保障するうえで、最低限必要とされる内容のはずだった。ところが生業＝職業という局面では顧客（妊産婦）をめぐる争いが表面化せざるをえず、それらもまた全国の産婆会大会の場に現実の問題として浮上してきたのである（なお、当初、隔年開催の予定だった大日本産婆会大会は毎年、全国各地でおこなわれることが大阪大会で決まった）。

運動体内部の深まる溝と対立――一九三一年（昭和六年）新潟大会から

新潟大会については残されている大会議事録を参照する。一九三〇年

表11　大日本産婆会新潟大会（1931年）における審議事項とその結果

	特記事項	備考
①	衆議院に産婆法制定請願の書類を提出するため、医師で立憲民政党代議士の土屋清三郎が紹介代議士として承認されている。	産婆法制定請願運動の紹介代議士は土屋が中心となる。しかし後には土屋だけでなく、政友会、国民同盟にも紹介代議士が登場し帝国議会に働きかける。
②	土屋の提案により、産婆法ではなく「産師法」という名称が採用され、衆議院に提出された。	新潟大会会議では「産師法」が使用されている。しかし大阪府をはじめとして産婆法をその後も使い続ける県も多かった。前年の愛知大会でも「産師法」が使用されている（「助産之栞」第434号）。
③	「健康保険ノ助産料」を被保険者である産婦にではなく、産婆に直接、交付してほしいという要望が出されている（長野県産婆会、群馬県産婆会）。	健康保険では20円の助産料が、産婦は産婆にその3分の1程度（長野）または4分の1（群馬）しか支払わないという苦情が大会会場で発言されている。
④	山間僻地における「カンフル程度の」皮下注射を緊急時に限り許可してほしいという要望を「政府への建議」とすることが提案されたが、大会では「保留」となった（愛媛県・滋賀県・神奈川県・群馬県・埼玉県各産婆会）。	議案の決議は賛成32に対し、保留55という結果であった。この議案は前年神奈川大会で提案され、保留となっていた。これをめぐり医師――産婆だけでなく、医師――医師、産婆――産婆の間で相互に対立する見解が展開された。
⑤	大日本産婆会として「産婆ナキ町村ニ産婆設置方慫慂《しょうよう》」する必要があるという提案がされたが「保留」となった。	この提案内容と方法をめぐり府県別単位で産婆―産婆、産婆――医師、医師――医師の見解の相違が大会席上で明らかになり、その結果、保留となった。
⑥	「医師をして産婆の業務を兼任せしむ可《べ》からず」という申し入れを大日本産婆会から医師会へするべきだという提案が、大会開催地・新潟県聯合産婆会から出されている。	府県別単位で産婆―産婆、産婆――医師、医師――医師の見解の相違が大会席上で明らかになり、その結果、保留となった。

（出典：『大日本産婆会総会並大会々報 第4回〔昭和6年8月〕』新潟県聯合産婆会、1932年）

（昭和五年）の神奈川大会で理事長を務めた県産婆会会長・福田常太郎が大会冒頭で事業報告をおこなっている。そのなかで第三回神奈川大会の経過、三一年二月から三月の産婆法制定請願運動の経過、そして帝国議会で法案が衆議院を通過したことが報告されている。[8]この大会で注目される審議事項とその結果をまとめたのが表11である。

③から⑥はいずれも現場での必要から提案されたが、都市と地方で見解がはっきりと分かれ、産婆同士、医師同士でも意見が対立した。特に⑥については、医師が正常産を扱う事態は深刻な問題だから医師会へ改善を申し入れるべきだという提案が、新潟県や三重県の代議員である医師からも積極的に出された。これとは反対に、予想される医師会側の反論を先取りして、医師会への改善要求の申し入れは自粛すべきだとする意見が群馬県産婆会代議員や大会議長（医師）などから出され、会議は錯綜したままだった。

この提案の理由を新潟県医師の高橋辰五郎が補足する際に、産師法案の成立が難しい見通しを示し、その根拠として「有力な産科、婦人科の元老」が「却々夫《なかなかそれ》〔産師法〕は貴族院を通りませぬぞ」と発言したというエピソードを紹介している。ところが大日本産婆会執行部は土屋清三郎代議士らを頼りに法案の制定を楽観視していて、見解の相違が浮き彫りになっている。

産婆の全国組織設立から四年目の新潟大会の議論からは、出産という市場をめぐる争いが明瞭になる。わかりやすいのは医師と産婆の争いなのだが、前述のとおり医師と医師の論争としても当時のメディアにも登場する。例えば水口耕治は「産師法（産婆法）原案は医業権を侵害す」という見解を一九三一年（昭和六年）に「医政」（日本医師会）に投稿して産師法案に異議を唱え、土屋清三郎に対して誌上で討論をもちかけている。

これらの対立は、医師や産婆の職業観・価値観の違いによって説明することはできない。問題は対立を生み出す社会的要因が背景にあることである。この点について、次節では出産する側の社会資源と医療環境からみていく。具体的には社会事業と健康保険制度の導入を検討し、最後に当時の産科医療テクノロジーとその普及について述べる。これらは出産の施設化や医療化の進行に寄与し、都市の開業産婆にとっては顕在的にも潜在的にも脅威となっていった。ここで参照する資料の多くは、大阪や東京といった都市の雇用労働者や貧困層の出産に関するものである。しかし、戦後日本の急速な経済成長によって、都市だけでなく農山漁村を含む各地へと都市の家族の形やライフスタイルが拡大し一般化したことをふまえると、次節での考察の意義は理解されるだろう。

4　女性が産院出産を選好した要因

二十世紀初頭の日本社会は欧米をモデルとして急速に近代化を進め、他方、アジアにおける領土拡大を図っていた。都市には多くの雇用労働者が生まれ、近代家族が誕生していた。急速な産業化は都市の貧困問題を顕在化させ、しかもこれらを個人の問題としてではなく社会問題として認識するようになる。それは日本の国内事情のためというより、二十世紀初頭に開催された国際会議を通じてヨーロッパの労働者保護に関する法律などが日本社会に紹介されることで、日本の社会事業へと結び付いていくためである。近代国家の国際標準としての妊産婦保護事業もその一つである。[9]当時の日本が内務省のなかに社会局を設置し、巡回産婆や無料産婆、産院に注目するようになるのは以上の文脈からである。こうして妊産婦保護事業は中央政府からみて緊急課題とされるようになったのだが、だからといって、そのための財政援助や人材投入がされはしなかった。

社会事業としての産院――出産の無料化と施設化の脅威

妊産婦保護事業と呼ばれる社会事業は、国際的には女性の労働における母体保護の文脈で登場した。しかし、日本社会では乳幼児死亡率を低下させることが喫緊の課題としたから、そのための妊産婦保護だった。本節では、一九二〇年前後に都市の貧困問題に対応して誕生した産院を扱う。正確にいえば日本の産院の歴史はこれよりもさらに古く、一八九一年(明治二十四年)、京都同志社病院内の無料妊産婦収容施設としての京都産院がその始まりとされる。また本格的な産院としては、一九〇六年(明治三十九年)、同志社病院の閉鎖と同時に佐伯理一郎が病院付設ではなく独立の施設として開設した「京都産院」をもって嚆矢とされる。こうした歴史をふまえながらも、本節では、社会事業として誕生し、その後の出産の施設化の歴史に明確な変化を与えた産院という意味で、東京の賛育会本所産院と大阪の本庄産院以降を扱うことにする。

東京の賛育会本所産院は都市の貧困問題に対応して一九一九年(大正八年)に誕生した。大阪では、大阪市立本庄産院が二〇年に登場した。内務省社会局は二二年の年次報告のなかでこれら二つの産院を「模範的施設」として紹介している。[10]同報告は、済生会が一般病院に入院分娩させている例や日本赤十字社が産院を設置する計画であることにも言及している。要するに、慈善団体や先進的取り組みをおこなう自治体を紹介することで、国家が近代的社会事業を目指す姿勢を示したのである。[11]

賛育会本所産院と大阪市立本庄産院は設立時期がほぼ同じだが、設立にいたった経緯はそれぞれに異なる。賛育会は東京帝国大学学生基督教青年会有志と同大学医科大学教授だった木下正中と法科大学教授の吉野作造らが設立と運営に関わった。他方、大阪市立本庄産院は「大富豪」による多額の指定寄付を原資として設立された。[12]東西の産院設立に関わった主体はこのように対照的である。

とはいえ、一九二〇年頃の社会事業という「流行」が大富豪のこうした寄付行為に影響していたことは容易に推測される。大阪ではこれらの大口の寄付によって、一九二〇年（大正九年）から二六年（大正十五年）までに三つの産院（本庄産院、天王寺産院。のちに今宮産院と改称、阿波堀産院）が市内に設けられた。その結果、「主として中産以下の市民の妊産婦、褥婦の診療及分娩」に加え、一般市民の利用も増加し、二六年時点で、三つの市立産院が扱った分娩数が大阪市全体の二十分の一あまりに達した、と二八年（昭和三年）の「大阪市保健施設概要」に記載されている。

本庄産院の利用者はその後も増加を続け、市は北区北扇町に場所を移転し、一九三五年（昭和十年）九月、扇町産院と改称した鉄筋コンクリート五階建ての「東洋一」の産院を建設した。最新式設備で百床というから本庄産院時代（収容人員三十五人）からすると、ほぼ三倍の規模になったのである。[13]この時期の無料産院を挙げると、先述の三産院のほかに、大阪市内には「助産救護施設」（一九四〇年四月現在）として市民病院、弘済会病院、日本海員掖済会病院、済生会病院、四天王寺施薬療病院、日本赤十字社大阪支部病院、聖バルナバ病院などがあった。そこに産婦人科を設けて社会事業施設として無料収容がおこなわれていたのだから、社会事業という公益のために、しかも産院というモダンな施設でおこなわれる出産の無料化は、当時の開業産婆にとっては価格破壊であり営業妨害と映っても仕方なかっただろう。

実際、大阪市産婆会会長を四期務めた山本柳は本庄産院の移転増築計画として扇町産院の青写真が発表された際に、当時の市立本庄産院長宛てに「情願書」を送り、社会事業としての「本庄産院拡築増収」を認めながらも、可能なかぎり新産院の影響が市内の開業産婆の生業を圧迫しないよう、切々とした訴えとともに七項目の具体策の検討を依頼している。[14]

ここで、社会事業としての産院の登場が開業産婆の仕事に影響を与えたのはどのような点だったのかを三つにまとめておく。それらは、①施設化、②出産の無料化または低価格化、そして③哺乳・育児相談というサービス機能の付加、である。①と②についてはすでに述べたとおりである。以下では③について述べる。

病院外来(妊産婦相談・育児相談・母乳相談)の魅力

先述の本庄産院が一九二〇年(大正九年)に創設された当初、「中産以下に属する妊産婦褥婦の診療及入院分娩(略)又嬰児妊産婦褥婦の医学的相談、乳母の選択、乳汁検査等」にまで応じ、しかも食費を「自弁」とする以外、すべて無料とした。しかし、二年後の二二年六月には有料診察を開始する。有料入院も新設しその定員を八人としたところ、外来も入院も着実に増加していった。[15]

大阪市に産院が開設された最初の三年間の統計から気づくことは、「正規産」に対する異常産と死流産の圧倒的多さである。これに加え、いずれの分娩も開院当初と比べて急速にその数を増やしている（表12）。しかも産院という施設入院の形をとりながら、自宅分娩の希望にも対応していた。産院の外来でおこなわれていた妊産婦や褥婦および小児の相談に訪れる数も年を追うごとに急速に

表12　大阪市立本庄「産院分娩児調」

	院内				自宅				総合計
	正規産	異常産	死流産	院内合計	正規産	異常産	死流産	自宅合計	
1920年（大正9年）	87	145	27	259	13	15	3	31	290
1921年（大正10年）	140	348	43	531	29	32	3	64	595
1922年（大正11年）	283	629	54	966	53	68	6	127	1,093

（出典：大阪市役所衛生課「大正十二年三月編大阪市衛生施設概要」、近現代資料刊行会企画編集『近代都市の衛生環境 大阪編26 衛生・保健7』［「近代都市環境研究資料叢書1」］所収、近現代資料刊行会、2007年）

表13　大阪市立本庄「産院相談事項調」

	妊産褥婦	哺乳	消化不良	乳児疾病	乳母選択	乳汁検査	合計
1920年（大正9年）	1,987	40	140	153	31	66	2,417
1921年（大正10年）	5,977	3	117	477	3	19	6,596
1922年（大正11年）	12,946	1	46	1,475	3	27	14,498

注：表12、表13は同書208―209ページ「産院分娩児調」「産院相談事項調」のうち本院（＝本庄産院）の項について、抽出し改変した。

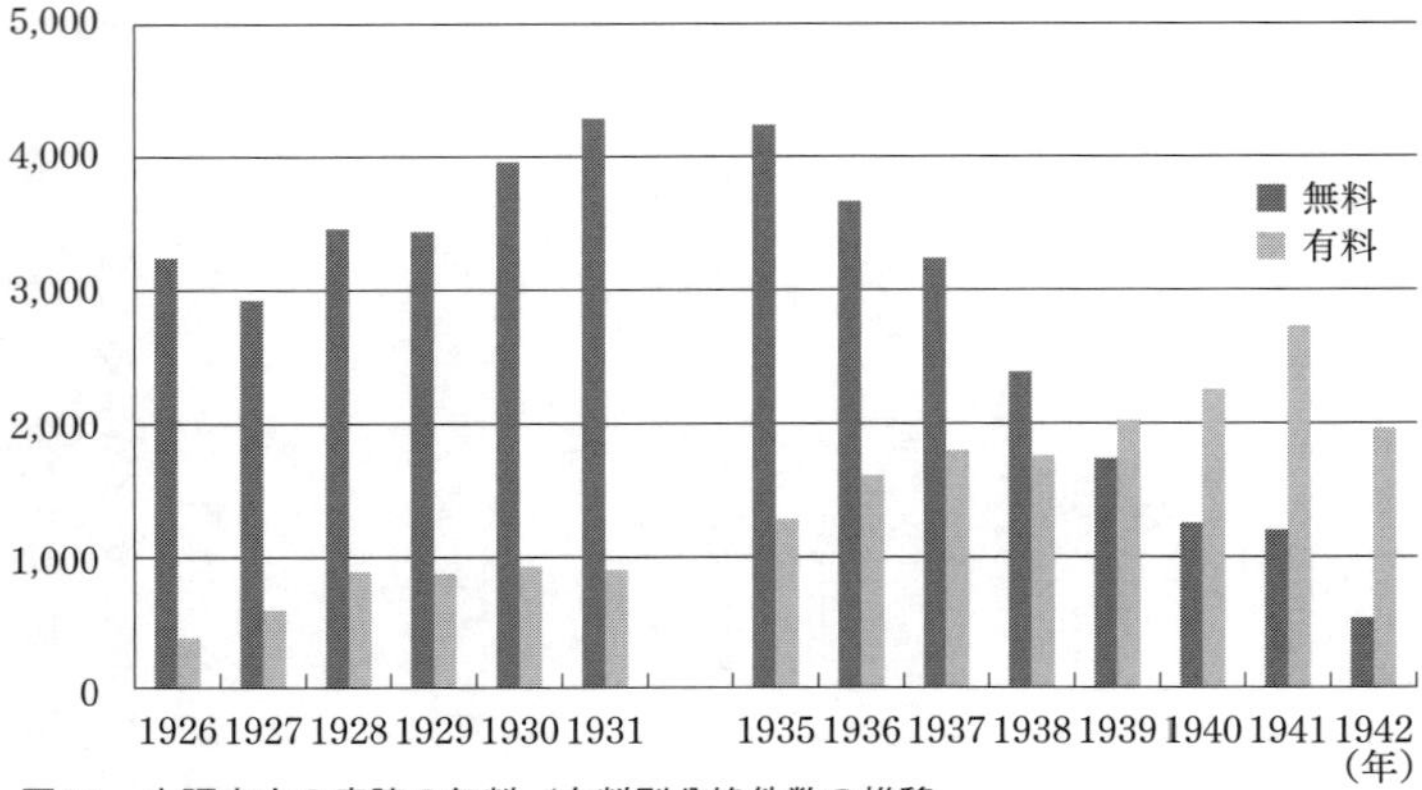

図11　大阪市立３産院の無料／有料別分娩件数の推移
（出典：大阪市役所保健部編『大阪市保健施設概要』〔大阪市役所保健部、1928・32年〕、大阪市役所保健局編『保健局事業概要 昭和18年度』〔大阪市役所保健局、1944年〕から作成）

表14　大阪市分娩数の推移と産院分娩数の割合

	出生	死産	合計	産院分娩	
				分娩数	割合
1926	67,274	4,533	71,807	3,643	5.1%
1927	66,599	4,278	70,877	3,540	5.0%
1928	75,156	4,711	79,867	4,363	5.5%
1929	72,107	4,722	76,829	4,328	5.6%
1930	73,983	4,893	78,876	4,914	6.2%
1931	73,476	4,937	78,413	5,217	6.7%
1932	82,783	5,276	88,059		
1933	77,493	5,093	82,586		

（出典：青木秀虎『大阪市産婆団体史』〔大阪市産婆会、1935年〕をもとに作成）

増加している（表13）。「医学的相談、乳母の選択、乳汁検査等」の相談業務が多くの女性を産院に引き付けたようである。

分娩費無料を掲げていた産院が一部に有料の入院室[16]を設置すると、有料分娩が次第に増加し、大阪市が扇町産院を開設した一九三五年（昭和十年）以降は加速度的に増え、五年後には有料分娩が無料分娩を上回るという逆転が起きている（図11）。二六年（大正十五年）から六年間に限っても大阪市分娩数全体に占める産院分娩の割合が確実に増えていることがわかる（表14）。

そもそも貧困対策として貧困者を収容する目的で産院は建設されたが、そのなかの一部に含まれていた有料分娩は貧困者だけでなく中間層の女性たちをも取り込んでいった。それは病院機能をもった産院だったことから、診察や治療が受けられ、さらには妊産褥婦の検診と乳児健診や育児相談、母乳相談もおこなわれていたからである。これらによって最新の情報や衛生知識が提供されたために、産む側の需要を一カ所で満たしたと考えられる。

都市の近代家族にとっては、自宅分娩であれば手狭な住宅に産床を準備し、手伝いの人も必要とするところだが、入院分娩であればそれらの心配はない。こうして利用階層は貧困層の枠を超えて広がっていった。設備も完備されたコンクリート五階建ての扇町産院はとりわけ、当時の女性たちにとって魅力的だったようだ。資料をみるかぎり、有料入院は三十八室、五十床だから、個室が中心である。これに対し、無料入院は三室五十床であり、有料入院室と対照的にさながら野戦病院のようである。[17]

産院利用者の階層について一九三八年（昭和十三年）現在の「職業竝所得別表」という資料によ

ると、利用する女性の職業は医師、薬剤師、銀行員、官公吏、教員、交通従業員、職人、商業・工業従事者など多岐にわたる。月収についてみると、医師と薬剤師は全員百円以上である。官公吏・教員のおよそ四分の一が百円以上である。その他の業種についてはばらつきがあるものの、およそ半数は百円を超えている[18]。

つまり産家を訪問する開業産婆の助産方式に対し、有職女性や経済的に裕福な階層の女性たちは産院を選択し、分娩だけでなく、育児相談や母乳相談のために外来を受診していた。貧困問題の解決として始まった本庄産院を含む大阪市立産院はこうして、貧困者の救済よりも、総合的な病院サービスの提供をおこなう場へとその意義を変えていった。

これまでの考察は次のようにまとめられる。社会事業としての産院に対し、出産の無料化による影響を抑えるために開業産婆は産婆会を通じて有料分娩も設けるよう要求した。ところが、皮肉なことにその有料入院という形態は、分娩はもちろん、本来の病院がもつ診断や治療機能のほかに相談業務という付加サービスを伴い、さらにいえば訪問看護サービスまで加わっていたから[19]、有職女性や無業の主婦など新中間層をも利用者として掘り起こし、集客することになったと考えられる。そして、有職女性と産院を結び付けるもう一つの糸が健康保険制度であった。

健康保険制度と分娩給付

明治後期に成立した鉱業法や工場法（一九一一年成立、一六年施行）がもとになり、都市の工場労働者の保護を目的とした健康保険制度が導入されたのは一九二二年（大正十一年）である。しかし、制度そのものへの批判に加えて関東大震災が起こったため、施行は二七年（昭和二年）と大幅に遅れた。健康保険制度導入にあたり、医師・歯科医師・薬剤師がそれぞれ医師会や薬剤師会という団体と保険契約を結んで診療や分娩がおこなわれることになった。ちょうど産婆会の全国組織化と同時期である。しかし大日本産婆会は医師会や薬剤師会と異なり、任意団体であったため契約の対象にならなかった。開業産婆が健康保険制度上、雇用労働者の分娩を扱い保険給付を受け取るのは三三年（昭和八年）になってからである。[20]

健康保険制度の分娩給付とはどのようなものだろうか。『健康保険三十年史上巻』によると「分娩費および出産手当金」は「被保険者分娩したるときは分娩費として二十円を、出産手当金として分娩の前後勅令を以て定むる期間、一日に付、報酬日額の百分の六十に相当する金額を支給す」[21]とあり、施行時には分娩の日前二十八日、分娩の日以降四十二日以内の就業保障をするために出産手当金が支給される規定である。工場法では欠けていた産前に関する保障が健康保険法に盛り込まれた。

こうして女性労働者の分娩一件につき二十円が支給されることになったが、注目されるのは第五十一条の「産院収容」に関する規定である。そこには「保険者は被保険者を産院に収容し又は助産の手当をなすことを得」としたうえで、第八十一条にある「産院に収容し又は助産の手当を為したる被保険者に対し支給すべき分娩費は十円」という勅令によって「減額することを得」と規定している。つまり、従来の開業産婆による自宅分娩ではなく、産院に入院して分娩するか、または産院の助産事業を自宅で受けて出産すると、支給される分娩費が半額の十円になるというのである。[22]

表15　健康保険給付分娩数と大都市の出生数の推移

	全国出生数	保険給付分娩総数	保険給付分娩件数の割合	2大都市の出生数と全国に占める割合			
				大阪	東京	大阪＋東京	全国出生数に占める割合
1926	2,104,405	—	—	92,384	137,856	230,240	10.9%
1927	2,060,737	45,703	2.2%	88,603	145,653	234,256	11.4%
1928	2,135,852	51,298	2.4%	96,194	152,251	248,445	11.6%
1929	2,077,026	49,189	2.4%	91,229	147,889	239,118	11.5%
1930	2,085,101	46,743	2.2%	92,973	151,493	244,466	11.7%
1931	2,102,784	40,479	1.9%	93,253	158,235	251,488	12.0%
1932	2,182,742	36,353	1.7%	102,608	161,178	263,786	12.1%
1933	2,121,253	37,151	1.8%	97,112	164,067	261,179	12.3%
1934	2,043,783	34,592	1.7%	94,505	154,044	248,549	12.2%
1935	2,190,704	42,799	2.0%	105,202	175,890	281,092	12.8%
1936	2,101,969	42,786	2.0%	106,339	172,171	278,510	13.2%

（出典：『日本帝国統計年鑑』をもとに作成）

一九二七年（昭和二年）導入時の健康保険制度は保険者と被保険者とが保険原資を相互に折半することで成立したため（したがって国の支出はほとんどなかったから、保険者の負担が大きすぎるという批判が大きかった）、産院分娩によって保険支出を減らせるという点は保険者にとって大きな利点だったと考えられる。どこで誰の介助のもとに出産するかは原則として産む側の自由な選択だが、雇用側が契約した病院・産院に被保険者を紹介・誘導することは可能だろう。

このような雇用側の経済的誘因と産む側にとっての誘因、すなわち前項で述べた産院の提供する個室付きの複合型のサービスに対する選好とが合致したと考えられるのではないだろうか。もちろん保険給付を受けた女性たちがこぞって産院に押し寄せたのではなく、自宅分娩も多かったと考えられる。ただし、表15にみるとおり、東京と大阪の保険給付件数が全分娩数に占める割合と昭和期に入ってからの産院の普及とを勘案すると、この時期に入院分娩が都市を中心に急速に拡大したことは間違いない。実際、賛育会の産院を例にとると、一九三〇年（昭和五年）に東京の三つの産院で生まれた子どもの合計が一万二千百九人であり、この数は東京市の分娩数全体の一〇％を占めると当時の新聞が報道している[23]。

雇用労働者のための健康保険法の成立は戦後の国民健康保険法につながっていく。大阪と東京という二つの都市に起きたこれらの変化が全国的な広がりになっていくのは戦後のことである。しかし、これまでの考察から戦前期の産婆を取り巻く環境が「健民健兵」に向けた「産めよ殖やせよ」という国家の施策だけでなく、その十年ないし十五年ほど前から近代化を推進する制度枠組みそのものによって変更を迫られていたことを改めて知るのである。

もう一つ、産科医療テクノロジーの普及による出産の医療化についで短くふれておこう。

産科医療テクノロジーと出産の医療化

二十世紀初頭、開発されたばかりの陣痛促進剤（ピツイトリンと呼ばれた）が当時の日本の産科医療がモデルとしていたドイツから紹介された。この薬剤は驚くほどの早さで日本でも使用されるようになった。その後、この薬は止血剤として使われ、陣痛促進剤にはほかの薬がこれに取って代わることになった。いずれにせよ、この薬の登場で、出産の自然経過を待たずに予想されるリスクに基づいて、医療介入が積極的におこなわれるようになった。これらは出産の時短化に結び付く。また効果的な止血剤の導入によって腹式帝王切開術が可能になり、母と子の二つの命を救うテクノロジーとして都市の病院では定着していく。

さらに腹式帝王切開術は開腹によって胎児を取り出すと同時に卵管結紮をおこなうことができたために、合法的な出生抑制手段として女性に受容された。これらは一九二〇年代以降に都市の最先端の病院から始まった現象だが、前項で述べた出産の施設化とともに、テクノロジーの面からも出産の医療化がこの時期に急速に進んだことが理解される。(24)

5　産婆は「療属」なのか

本章では近代日本で産婆が量的に最も拡大した時期に焦点を当て、当時の都市の開業産婆にとっての出産をめぐる状況を描くことを目指した。その際に、産婆の歴史として正面から考察されることがなかった産師法（産婆法）制定運動を取り上げ、この運動が産婆会（産婆組合）の全国組織化を必要としその契機を作ったこと、そして社会事業や健康保険制度といった国家の近代化が生み出した枠組みのなかで必然性をもったものであることをみてきた。

これらの制度的枠組みのなかで、産院という施設化が進行し、分娩料の規定さえもたなかった開業産婆も従来どおりでは生業を維持することができないという危機感を（少なくとも都市では）もった。産師法（産婆法）制定運動はこうした状況認識のもとに内発的に起こったのである。しかし未完に終わった。

新潟県の医師・高橋辰五郎が大日本産婆会（新潟大会）で紹介した「元老」の発言「〔産師法案は〕貴族院は却々通りませぬぞ」という予言は、衆議院は通過しても貴族院で必ず保留になるという形で、一九四二年（昭和十七年）の国民医療法の成立まで達成され続け、産師法（産婆法）は成立しなかった。蒲原が記した「産婆会は〔産師法〕運動のためにお金をいいように政治に吸い取られた[25]」という述懐も、大日本産婆会大会で報告される収支報告からはそれなりの説得力をもつ。

いずれにしても、大阪産婆聯盟が産婆法制定運動を始めたときのスピード感があるエネルギーは、大日本産婆会大会の回を重ねるごとに拡散していった。府道県レベルの意見の相違や医師―産婆間、医師―医師間の意見の相違、医師―産婆間の背景にある男性―女性間の意見の相違が顕在化することで、大日本産婆会として一つの目的のためにともに戦う意欲をそぎ、産師法（産婆法）を生ませない要因としてはたらいたのかもしれない。さらには法案を通すために衆議院、貴族院の代議士と緊密に結び付くうちに、産婆自身も運動の担い手としての切実感を失ってしまったようにもみえる。
しかし、これらの生ませなかった要因よりもさらに基本的で決定的だと考えられるのは、政府の諮問機関となった医政調査会の構成員の産婆観である。委員長を務めた木下正中や遠山椿吉らに代表される、産婆を「療属」の一つと位置づけ、医師の診療補助とする見方は、制度の枠組みよりさらに深いところで、産師法（産婆法）を生ませない方向に決定づけていたのではないだろうか。

注

（1）『大日本産婆会第六回総会並大会々誌』千葉県聯合産婆会、一九三四年
（2）蒲原宏『新潟県助産婦看護婦保健婦史』新潟県助産婦看護婦保健婦史刊行委員会、一九六七年
（3）原田智夫編『産婆法制定運動史』産婆法制定運動史発行所、一九三二年
（4）原田智夫という人物を知るうえでも、また当時の産婆がそれぞれ独立独歩に営業をしていて、組織化になじまない性格をもっていたことを知るうえでも興味深いエピソードが紹介されている。大阪市産婆会編「大阪市産婆団体史」、近現代資料刊行会企画編集『近代都市の衛生環境 大阪編30 衛生・保健』（近代都市環境研究資料叢書）所収、近現代資料刊行会、二〇〇七年、一八一―二四五ページ
（5）前掲『産婆法制定運動史』には請願文書表の番号とともに提出者の住所・提出代表者名・署名者数・紹介議員名の一覧が記載されている。
（6）同書八六ページ
（7）しかし、この名称をめぐっては問題もあった。運動の誕生期には一度も使用されていない。また大

日本産婆会が設立された時点でも産婆法が用いられていた。東京府ではまもなく産師・産師法・産師会館という名称を用いることになるが、大阪府では一貫して産婆・産婆法を用いていた。請願運動の途中からは産婆法に戻るという具合に、大日本産婆会内部での意思統一がないままだった（『大日本産婆会第十三回総会並大会々誌』滋賀県産婆会、一九四二年）。

（8）福田は衆議院での可決を報告する際に「将来忘ルル事ノ出来ナイ三月二十五日ハ吉日」「夢デハナイカト思ヒマシタ」「天運トデモ申シマショウカ」という表現を用いて、土屋清三郎の紹介代議士としてのはたらきを評価する。『大日本産婆会総会並大会々報 第四回（昭和六年八月）』新潟県聯合産婆会、一九三二年、八―一〇ページ

（9）内務省社会局「本邦社会事業概要（大正十一年内務省社会局）」、社会福祉調査研究会編『戦前期社会事業史料集成』第二巻所収、日本図書センター、一九八五年、内務省社会局「本邦社会事業概要（大正十五年内務省社会局）」、同書所収

（10）前掲「本邦社会事業概要（大正十一年内務省社会局）」

（11）「無料産院」は社会事業の一つとして内閣統計局編『日本帝国統計年鑑 第47回』（東京統計協会、一九二八年）に初めて登場する。また社会事業の下位項目の「児童保護」施設として統計表に載るのは『日本統計年鑑 第50回』（一九三一年）からである。統計表では一九二四年（大正十三年）以前の記録はなく、二五年は十九、二六年は二十七、二七年が三十、二八年度が四十二、二九年度が四十、三〇年度と三一年度は三十九、三十二年度は四十五、三三年度は四十七とある（年度の記載は二八年度以降）。「社会事業」というカテゴリーが統計表に登場するのも前掲『日本統計年鑑 第47回』からである。

（12）「大阪市保健施設概要（昭和三年一月）」には以下の記載がある。「大正八年一〇月市内の大富豪林

蝶子、鴻池善右衛門の両氏から胎児及母性保護の施設として産院設置の指定の下」に一万五千円（林一万円、鴻池五千円）の寄付申し出があった。市はこれに救済事業金を加え一九二〇年（大正九年）四月、北区本庄に一カ所産院を設立・開院。二二年に浜崎永三郎氏から一万円の寄付を受け、これに市費を加えて別館を増築、有料の診療を開始。林蝶子は同年七月、さらに一カ所新設の希望をもち三万円の寄付。これに市費を加え、二一年六月一日に天王寺産院を開設。その後、二五年、市域拡張に伴い編入した今宮町の引き継ぎに係る公立病院を産院に変更し天王寺産院を移してこれを今宮産院と改称、二六年五月から開院、とある。これら二つの産院のほかに、二二年八月、河邨佐蔵氏の指定寄付金一万円を初年度調弁費として西区阿波堀に阿波堀産院を設けることにして、二四年五月に開設（大阪市役所保健部「大阪市保健施設概要（昭和三年一月編）」、近現代資料刊行会企画編集『近代都市の衛生環境 大阪編27 衛生・保健8』〔近代都市環境研究資料叢書〕所収、近現代資料刊行会、二〇〇七年、三二一ページ）。

（13）大阪市役所保健部「大阪市保健施設概要（昭和十五年五月編）」、同書所収、二一〇ページ

（14）この「情願書」には、「社会事業」が国外からもたらされた流行だという捉え方が記されている。例えば「社会事業機関の蔟生は本邦現時の流行にして」「此古来の〔日本における〕国民的美風人情〔があるのにこれ〕を超越して、外国翻案の謂ゆる社会事業制度輸入せられ、寧ろこれが国策の中心として高調せられたる結果、一にも社会事業、二にも社会事業の声高らかなる現時代を生み、一面業務団体の疲弊は之れが為めに被らざるを得ざるに立至った」という説明である。前掲「大阪市産婆団体史」三五四—三五八ページ

（15）大阪市役所衛生課「大阪市衛生施設概要（大正十二年三月編）」、近現代資料刊行会企画編集『近代都市の衛生環境 大阪編26 衛生・保健7』〔近代都市環境研究資料叢書〕所収、近現代資料刊行会、

二〇〇七年、二〇五ページ

(16) 料金については「産院は原則として無料であるが来院者中には有料入院を希望するものが少なくない為めに、各院とも低廉の料金を徴収」として、具体的には「甲（一日二円五〇銭）、乙（一日一円三〇銭）」の二種だとしている。仮に一週間入院すると甲では十七円五十銭になる。当時の産婆の分娩取扱料は大阪市産婆会の場合、十五円としていることを考えると割高のはずである。しかし、育児相談、乳汁検査、産後の身体の相談を含め、産院が選好される傾向が都市には生じている。前掲「大阪市保健施設概要（昭和三年一月編）」三二三ページ

(17) 前掲「大阪市保健施設概要（昭和十五年五月編）」二一二―二一四ページ

(18) 同資料

(19) 訪問看護サービスについては以下のように記されている。「乳児保育に関する知識の啓発と指導とを目的として、大正一三年度より訪問看護婦を置き、中産以下の出産ある家庭を訪問せしめ一定の訪問票によって家庭の状況、既往及現在歴、栄養法等を尋ね」これらの活動を通して栄養指導や相談に応じることで、自ら乳児院に足を運び医師の指導を仰ぐようになってきているという。ここでいう訪問看護婦とは「総て産婆と看護婦との資格を併有せるもので約一か月間毎日数時間育児に関する教育を施したもののみ」とされる。この訪問看護婦を両乳児院に各四人配置。一九二六年中、両乳児院の診療には六千三百十六人、延べ人員三万九千七百十三人、相談件数は千三百八十七件、家庭訪問戸数は一万千九百四十八軒。したがって家庭訪問については八人で割ると一人あたり年間千四百九十四軒、三百六十五日毎日訪問したとして一日四軒は訪問したことになる。前掲「大阪市保健施設概要（昭和三年一月編）」三二六ページ

(20) 前掲「出産の医療化と正常産をめぐる攻防」一二ページ

(21) 厚生省保険局編『健康保険三十年史』上、全国社会保険協会連合会、一九五八年、一二五六ページ
(22) 同書一二五七―一二五八ページ
(23) 前掲「出産の戦後史」四九―五〇ページ
(24) 大出春江「産婆の近代と出産の医療化――『助産之栞』を口述史料として読む」、野上元／小林多寿子編著『歴史と向きあう社会学――資料・表象・経験』所収、ミネルヴァ書房、二〇一五年、二四九―二八二ページ
(25) 前掲『新潟県助産婦看護婦保健婦史』

第5章　出産の戦後史

1　出産と医療

　子どもをもつことは、人生を豊かにし未来に希望を与えてくれる経験である。しかし、同時に人生の軌道修正を大きく迫られたり、乗り越えるべき課題を新たに与えられることでもある。人々は、いつ産むか、何人産むかということについての裁量をかなりの程度、自己のコントロール下に置けるようになった。「自由に塑型できるセクシュアリティ(1)」の登場は、子どもをもつかもたないか、何人産むかをそのつど決定しなければならない、という悩ましい課題を人々に与えることにもなった。

　社会の近代化によって栄養や衛生に関わる知識が普及し、健康であることの望ましさとともに医療の利用が大衆化するにつれ、死は日常的な現象ではなくなっていった。こうして死が特別なものと捉えられ隠蔽された存在になるにつれ、生命の安全性を医療によって保障されたいという志向は強まる。その結果、生命の安全性を脅かす危険に対する予防線を可能なかぎり張ることで、危機に対し一層、傷つきやすくなるというパラドックスも生まれたのである。

こうした変化をふまえ、ここでは現代社会での出産イメージ、すなわち病院で診察を受け、胎内の生命が無事に育っていることを医師に確認してもらい、定期的な検診を受けながら体重管理や食事に配慮し、分娩台で子の誕生を迎えるという様式が誰にとっても当たり前の経験になった戦後の変遷を改めて振り返る。具体的には、①女性の経験としての出産の位置、②出産儀礼の変化、③出産の医療化の変遷、そして最後に④出産の今後、について考えてみたい。

民俗社会での妊娠を祝い安産を願う習俗は、生命を脅かす危険が常に潜在するからこそ、生命を守るためにさまざまな祈りの形が存在していたことを教えてくれる。もちろん、産むためだけでなく、望まない妊娠を避けたり子どもをもたないために人々が用いていた方法や俗信も伝承されてきた。柳田国男が企画し、橋浦泰男が整理した『日本産育習俗資料集成』[2]には数多くの習俗が記録されている。しかし全国でおこなわれた聞き取りをカード化してまとめたこの膨大な資料集には、子どもを産む経験は当事者である女性にとってどんな身体経験なのか、その視点が抜けていた。

一九七〇年代末からの漁村や山村に住む高齢者からの聞き取りによって、吉村典子はお産とは「産ませてもらうもの」ではなく、ほかならぬこの「わたしが産むもの」だということに思いいたった経験をつづっている。[3]一九六〇年代末、自分が体験した「死ぬような思い」の出産が、当時、広くおこなわれていた病院出産の一つであったことを吉村はのちに知る。

後述するように、一九六〇年代末から七〇年代にかけて、病院や診療所の出産には日常的に医療介入がおこなわれ、その問題がようやく七〇年代後半になって少しずつ表面化してきていた。

産む身体の社会問題化

女性が自分の身体について詳細に知りコントロールすることは、それまで好ましいこととは考えられていなかった。一九六九年にボストンで開かれた女性会議がきっかけになり『私たちのからだ、私たち自身』が七三年に出版され、日本では七四年に翻訳された。さらに八四年の改訂版は、日本のフェミニストたちによって『からだ・私たち自身』(4)という大部の本として八八年に出版された。『からだ・私たち自身』は身体の仕組みや妊娠、出産、避妊に関する情報が、自分で自分の健康を守るために自分自身を徹底して知る立場から書かれている。巻末には日本の産婦人科病院・医院に送られたアンケートをもとに作成した一覧表が掲載されていて、そこには人工妊娠中絶手術の実施の有無や金額など実践的な情報も盛り込まれている。

一九七二年、優生保護法改定案（人工妊娠中絶の許可条項のなかから「経済的理由」を削除する案）が国会に提出された際、ウーマン・リブ勢力を中心とした女性たちが「産める社会を！産みたい社会を！」というスローガンを掲げ、法律「改正」を阻止した。

一九八〇年には、埼玉県所沢市にある富士見産婦人科病院の理事長の無資格診療と医師による不必要な手術によって子宮や卵巣が摘出されるという「乱診乱療」事件が明るみになった。健康だったはずの子宮を摘出されて妊娠の機会を奪われ、子宮全摘による後遺症に悩まされた被害者女性六十一人が原告になり病院を訴えた事件である。実際の被害者は数百人ともいわれ、また現職の厚生大臣が辞任するなど大きな社会問題になった。被告の元院長は八四年以降も産婦人科医院を開設し診療を継続していた。二〇〇五年に元院長の医師免許取り消しが決定するまでに、実に二十五年もかかった。

産科医療は一九八〇年代に産む当事者からも問題化されていく。八八年に「陣痛促進剤による被害を考える会」、八九年に「産科医療被害を考える会」が結成されている。当事者の多くは七〇年代から八〇年代にかけて出産を経験し、その際の「計画出産」による被害(母親または子どもの死や重度の障害など)を裁判で訴えていた。産む当事者によるこれらの活動や医療裁判の報道は、病院に行くことによって健康や命を損なう危険性があること、言い換えると産む身体への医療介入を社会問題として顕在化させたといえる。

2 儀礼の変遷

農村と都市

現代の日本社会では出産全体の約九九%は病院か個人医院でおこなわれている。残り一%が助産所か自宅などである。こうした傾向は一九五〇年代後半からの急激な変化として知られている。それまで出産は自宅でおこなわれることがほとんどであり、産婆が産家に出かけては取り上げるか、あるいは郡部では女性が一人で出産したり知り合いに頼んで介助を受けて産んでいたのである。こうした出産の場所の変化は、立ち会い者が助産婦から医師に変化しただけではなく、出産に関わる儀礼も変化させていった。

依田明らが一九六九年におこなった、産育儀礼の実施に関する調査をみてみよう。この調査は、新潟県西川町（農村地域）、茨城県猿島町（農村地域）、八丈島（半農半漁）および東京・山手と、それぞれ地域特性が異なる四地域で、調査時に十歳以下の子どもをもつ母親を対象としておこなわれた(5)。

それによると、病院・産院で出産している割合は新潟三八％、茨城三〇％、八丈島七二％、そして東京・山手では九八％という結果だった。一九六〇年代は都市と地方の違いが明らかに存在していた。

依田らの調査結果を比較可能なものに整理したのが表16である。十三項目にわたって産育儀礼の実施状況を調査しているが、表から興味深いことがわかる。農村地域では儀礼が保存される傾向にあり、都市になるほど消失しがちかというと必ずしもそうではなく、都市であるからこそ実施率が高くなっているものがある。へその緒の保存、手形・足形の保存、お宮参り、お食い初め、初節供、誕生祝い、七五三のお祝いである。ことに手形・足形の保存は東京の調査でだけ実施率が示されている。当初は調査項目になかったものが東京の調査中に追加されたものと理解される。

これらの産育儀礼が都市でこそ盛んになる傾向は、商業主義の浸透によるものだと依田らは説明

表16　1960年代産育儀礼の実施状況

		新潟・西川町	茨城・猿島町	八丈島	東京山手
1	帯祝い	24	50	14	37
2	安産祈願	24	98	—	63
3	産の忌み：神仏を拝まない	71	43	—	19
4	産の忌み：不幸の席を避ける	24	63	—	28
5	へその緒の保存	43	73	97	93
6	生児の手形・足形の保存	—	—	—	36（手） 16（足）
7	乳つけの貰い乳の習俗	0	0	—	—
8	お七夜の祝い	62	95	86	62
9	お宮参り	5	80	58	78
10	お食い初め	5	50	61	69
11	初節供の祝い	24	88	78	92
12	初誕生の祝い	95	73	97	92
13	七五三の祝い	19	48	56	89

（出典：依田新／加藤翠ほか「農家における産育儀礼ならびに年中行事の実態調査」〔「日本女子大学紀要 家政学部」第17号、日本女子大学、1970年〕から作成）

している。これにもう一つ付け加えるなら、家族単位で祝うことが可能な儀礼に収斂しているといえるだろう。

　これとは反対に、農村地域では伝承されているが都市では実施率の低かったのが、産の忌みに関わるタブーである。産後、神仏を拝まないことは新潟で七一％、茨城で四三％が守られているのに対して東京では一九％である。また不幸の席を避けることは茨城で六三％守られているのに対し、東京では二八％だけである。実施率が〇％だったもらい乳の習俗とは、「出生した児にはじめて乳を与えるについて、乳つけに男児ならば女児を生んだ母親から、女児ならば男児を産んだ母親から、はじめての授乳をして貰う」ことをさし、「成人した時の結婚運と結びつけられていた」習俗だとされるが、茨城県猿島町では調査当時は実施されておらず、新潟県西川町では伝承の記憶もなかった、と報告している。

同じ農村地域であっても、茨城県猿島町では産育儀礼の実施率が新潟県西川町に比べて高い傾向にある。この違いを依田らは階層差から説明している。すなわち新潟県西川町の場合、調査対象者は農地解放以前に小作農だった一方、茨城県猿島町の調査対象者は「農地の中に我が家の点在する以前からの自作農」であり、こうした経済階層の違いが産育儀礼の伝承の有無に関連しているという。

旭川でアンケート調査を実施し二世代間の比較をおこなった松岡悦子も、現代では出産・育児はより「格好の消費の機会」とみなされ、「伝統的な儀礼を下敷きに新たな要素が付け加えられて、家族プラス祖父母の記念すべきイベントとして受け継がれている」としている。この意味で、儀礼は再活性化され創出されるから、親世代よりも子世代のほうが産育儀礼を実施する傾向にあるという(6)。

こうした消費行動を支えるうえで、戦後の育児雑誌はとりわけ重要な役割を担ってきた。次節では出産情報の流通という視点から、育児雑誌、出産に関連する書籍の発行や自主グループの活動を追う。

3　出産情報の流通と展開

育児雑誌の時代

先に紹介した依田らの研究が実施された一九六〇年代には、『赤ちゃん百科』（主婦の友社編、主婦の友社、一九六二年）をはじめとする出産・育児書が数多く出版されている。妊娠や出産に関する心得や育児のための栄養学的あるいは衛生学的知識の伝達は戦前期から家政学書の重要な一章を構成していたし、婦人雑誌にも登場していた。しかし、六〇年代以降の出産・育児書は一つの独立したジャンルとして確立され、再生産期に入った団塊の世代を中心に読まれることになった。

婦人雑誌の付録ではなく、独立した出産・育児雑誌が一九六〇年代後半から登場する。「赤ちゃんとママ」（赤ちゃんとママ社）が六六年に創刊され、続いて「ベビーエイジ」（婦人生活社）が六九年に、「わたしの赤ちゃん」（主婦の友社）が七三年に登場する。「ベビーエイジ」と「わたしの赤ちゃん」の合計発行部数は七〇年末には三十三万部に達し、数字上ではこの時期の年間に誕生した子の親五人に一人は読んでいたことになる、と育児雑誌を分析した天童睦子は推計する。(7)

出産・育児雑誌が独立したジャンルとして登場し普及していった背景には、戦後の社会構造の変動と家族の変化があった。戦後の急速な高度経済成長は都市化をもたらし、都市型の小規模な家族が地方にも急速に広がっていった。こうした変化は、出産や育児という身体が直接関わる経験領域からみると、年若い家族にとっては未知との遭遇である。定期検診時の医師の診察と言葉以外に、何を頼りに安心すればいいのか。

出産・育児雑誌は、こうした出産期そして子育て期の、とりわけ専業主婦を中心に、広く読者層を獲得していった。天童らの研究をもとに妊娠・出産・育児雑誌（以下、育児雑誌と略記）の出版状況をみてみよう。

細分化する雑誌

一九八〇年代に入ると、育児雑誌は読者をより特化させ、ジャンルは細分化していく。まず、妊娠・出産情報誌ブームといっていい状況が展開する。八五年四月に「マタニティ」（婦人生活社）、同年十月に「P. and」（小学館）、八六年には「Balloon」（主婦の友社）が登場する。おなかの大きなママたちが表紙を飾り、妊娠・出産ドキュメントが掲載された。[8]

育児雑誌もより多様化し、三歳から八歳児向け、一歳から四歳児向け、乳幼児の母親向け、さらには母子のペア雑誌など複数の雑誌が出版された。[9] 育児雑誌を含む子ども市場が形成され、育児雑誌はそのカタログ誌としての機能を果たしていくことになる。

一九九〇年代に入ると、ジャンルの細分化は一層進行する。妊娠・出産期向けに「たまごクラブ」、育児期向けに「ひよこクラブ」が九三年に創刊された。九六年には一歳半から三歳児の子どもをもつ親を対象にした姉妹誌「たまひよ・こっこクラブ」が創刊され、二〇〇〇年代にはこれら三誌（いずれもベネッセコーポレーション）の合計発行部数は毎月七十八万部（二〇〇一年）を超えるまでになった。

こうした新しい雑誌の創刊のかたわら、「ベビーエイジ」や「わたしの赤ちゃん」といった三十年以上続いた雑誌や一九八〇年代から登場している雑誌が休刊するなど、新旧入れ替わりながら、八〇年代初頭に約十誌だった出産・育児雑誌は二〇〇〇年代には約六十誌に増加した。

これらの育児雑誌は出産・育児情報を求める側にとって、親や親戚・知人に次いで重要な情報源である、というのが天童らの結果だった。山岡テイがおこなった調査によると、育児情報は領域によってその比重が変化するという。育児用品やしつけ・教育に関しては近所の友人が一位、育児雑誌が二位に頼りにされる。しかし個別的な「体のことに関する気がかり」という項目で、育児雑誌の順位は下がる。[10]また、情報を得ることでかえって不安になるという割合はマスコミが最も多いという結果も出ている。

語られる出産経験

一九九〇年代の育児雑誌を分析した小林亜子は、体験を重視、記録・公開するという、それまでにない特徴を育児雑誌がもつようになったとまとめている。[11]
一九九〇年代は雑誌だけでなく、出産本が登場する。例えば石坂啓『赤ちゃんが来た』(朝日新聞社、一九九三年)、まついなつき『笑う出産――やっぱり産むのはおもしろい』(情報センター出版局、一九九四年)、グループSUN編『それにしても楽しいお産だったなぁ――自由なスタイルで産む』(学陽書房、一九九三年)、内田春菊『わたしたちは繁殖している』(〔ぶんか社コミックス〕、ぶんか社、一九九四年）などである。図12は東京・新宿にある書店の店頭だが、この当時のブームが見て取れる。女性たち自身が出産経験とそれに続く育児を語る行為は、「苦しいばかりがお産じゃない」というメッセージとともに、未知との遭遇を新しいかけがえのない経験として楽しむ現代のママたちの実態を伝えている。

この当時はまた、自然育児友の会（一九八三年設立）、つるがおへその会（一九八四年設立）、カンガルーの会（一九九〇年設立）、ぐるーぷ・きりん（一九九三年設立）など出産経験をもつ女性たちが交流し、出産・育児情報を交換して助け合う活動が全国各地で生まれた時期でもある。ウェブ上で妊娠・出産・育児情報とともに会員交流の場を提供していた情報サイト「REBORN」も一九九三年設立である。生きた情報を必要とする若い親たちは自前で情報交換ができる場を立ち上げていった。交流は双方向的になり、誰もが情報発信の主体になりうる点が特徴だった。家族に囲まれた心豊かな出産ドキュメントがときおりテレビで放映され、自然な出産を実現しようとする助産婦や医師の活動と顔がメディアに登場するようになった。

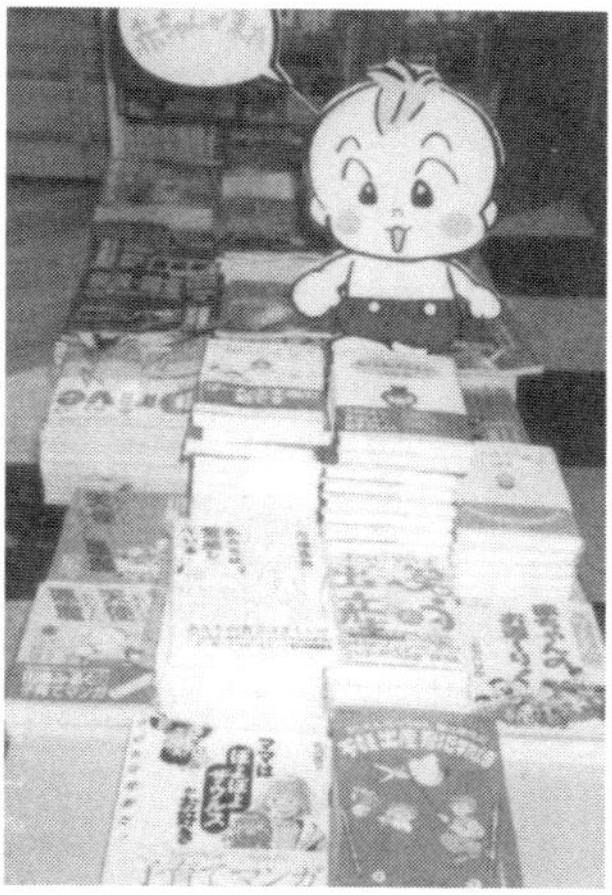
図12　出産本が並ぶ書店店頭（東京・新宿）

出産情報がメディアを通して伝達される様式はこのように戦後、とりわけ一九八〇年代以降、一挙に大衆化していくが、戦前とまったく断絶した形で起こったわけではなかった。戦前から戦後へと出産様式が連続する形の出産は都市を中心にすでに起こっていた。

4　戦前と戦後の連続性

正常産における医師の登場

図13は日本が戦時体制に入っていた一九四〇年の「主婦之友」六月号付録「新式安産育児全書」表紙である。全書というには薄い三十二ページの冊子だが、三段組みで、二色刷りの図版が多く使われ、絵を眺めているだけで医学的解説が理解できる構成になっている。上段には「妊娠十ヶ月と安産の心得」があり、それぞれの時期に必要な注意事項や母胎の変化について大学病院の産科医が解説している。中段と下段には「生後一ヵ年半までの育児法」と「胎児の発育順序」があり、小児科病院長が解説を担当している。

小冊子のはじめに「お産の正しい知識は安産の鍵」という見出しがあり、「素人の生半可な知識は徒らに恐怖を持たせる因」という人がいるが、本当は「正しく知って正しく処するのが安産の鍵」だとして出産の医学的理解の必要性を説く。続く「妊娠した母体の徴候は?」「健康診断を受けましょう」では、自覚できる妊娠の「症状」を挙げて、「しかし、確実にはやはり、医師の診察によらねばなりません」として妊娠初期に妊娠という「はっきりとした診断を受け」、それによって適切な行動をとることを示している。

医師の診察を受ける妊婦の絵（図14）の横に「健康赤ちゃんを安産したい方は、妊娠の初めに必ず健康診断を受けませう」とあり、妊婦のおなかには「健康赤ちゃん」がいて「結核」や「性病」の化身たちが逃げていく様子を描いている。

妊娠初期のつわりなどは、「自然経過で治る」ものだが「三八度以上に発熱し、動悸がひどくなったような場合」は「何をおいても医師に相談しなければならない」とある。妊娠初期に医師は絵入りで健康な赤ちゃんを産むために欠かせない存在として登場する。

入院分娩時には、持ち出しできる荷物をひとまとめにしておき、「お産婆さんの電話番号や道順は、判り易く書いて」おくことが必要だが、「万一の場合に備えて産婦人科医にお願いしておくこと」も大切としている。

臨月を迎えたら「妊婦は医師、産婆に任せきつた気持で、安心して最後の努力をすること」とし

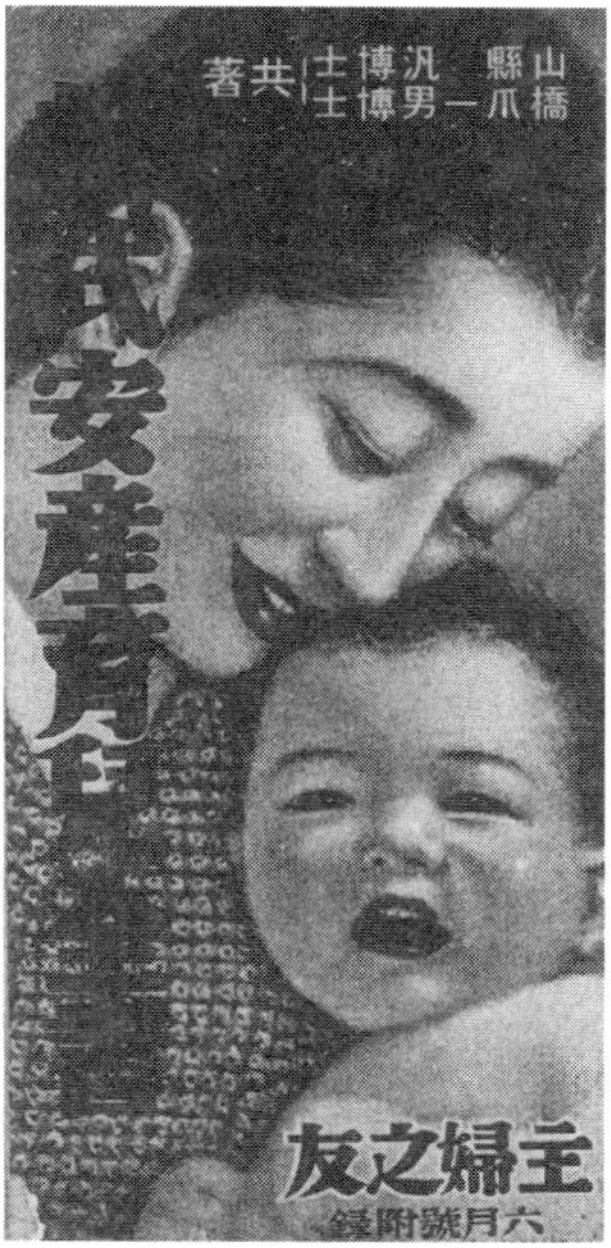

図13　「主婦之友」1940年6月号付録「新式安産育児全書」表紙

て「お産には安心して努力せよ」と見出しがつく。図15は、自宅（実家）の座敷に敷かれた布団に正座して出産を一人で待つ臨月の若い妊婦の姿に「お産は、産婆に任せきつて努力することです」と解説が入る。ところが、当時、身近な存在であったはずの産婆や家族の姿はなく、白衣の医師だけが図に登場する。妊娠期を健康に過ごして安全に出産するために必要なのは医師である、という

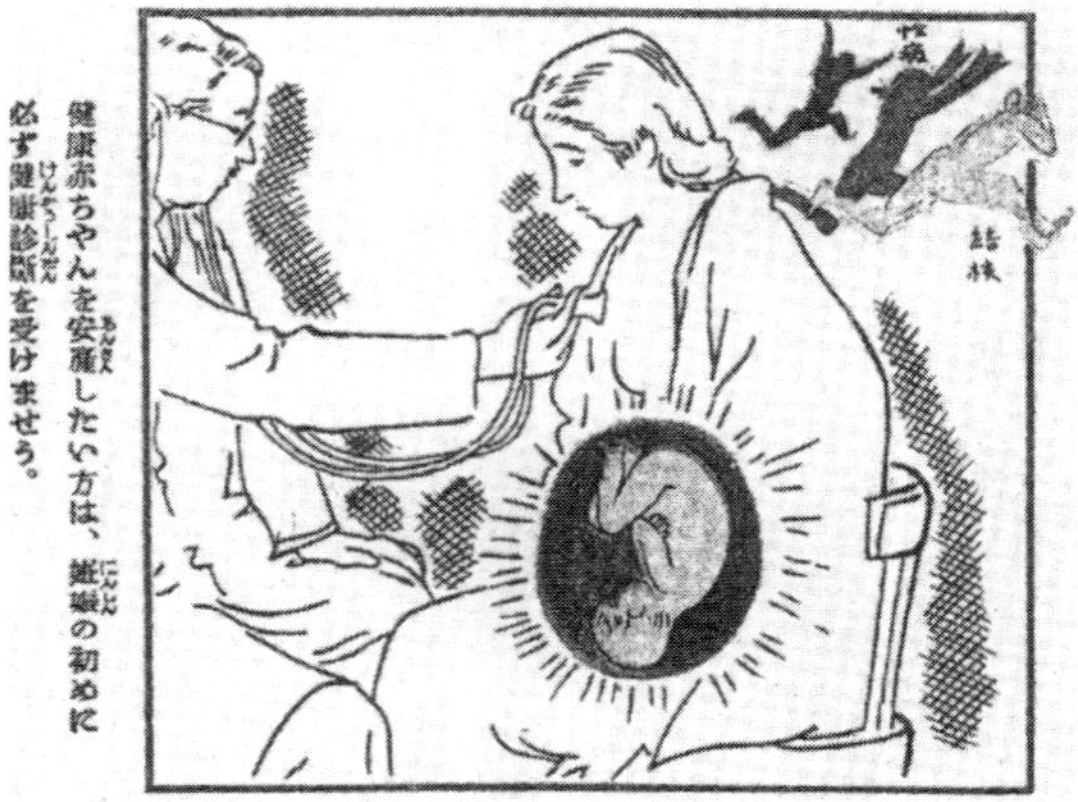
健康赤ちやんを安産《あんざん》したい方は、妊娠《にんしん》の初めに
必ず健康診断《けんかうしんだん》を受けませう。

図14　医師の診察を受ける妊婦
（出典：前掲「新式安産育児全書」6ページ）

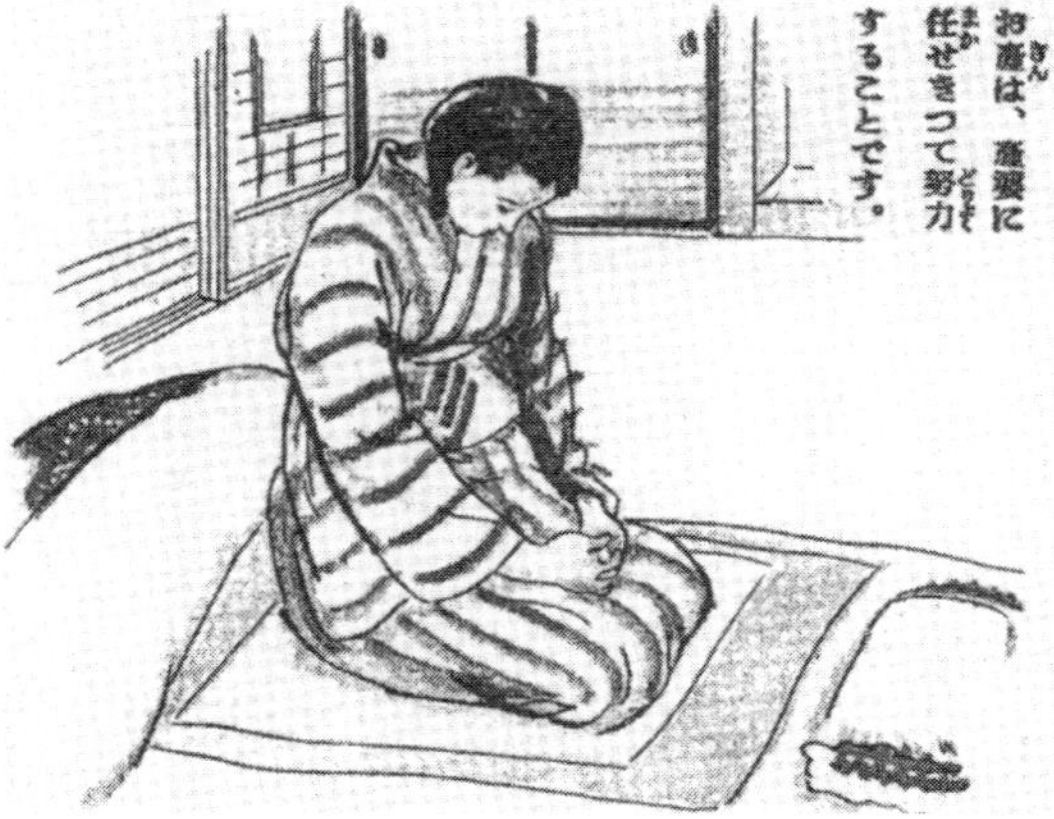
お産《さん》は、産婆に
任《まか》せきつて努力《どりよく》
することです。

図15　出産を待つ臨月の妊婦
（出典：同冊子30ページ）

メッセージが十分に伝わってくる。

図16は一九三六年の「東京朝日新聞」に登場した賛育会病院院長を紹介した記事である。産院で生まれたばかりの赤ちゃんを抱いてニコニコしている。記事は賛育会が運営する三つの産院（本所、錦糸、大井）で生まれた子どもの数が、三〇年の一年間に一万二千百九人だったとして、東京市の出産数全体の一〇％だと伝えている。異常がみられなくとも病院（産院）で分娩することが、都市では定着してきていたことがわかる。

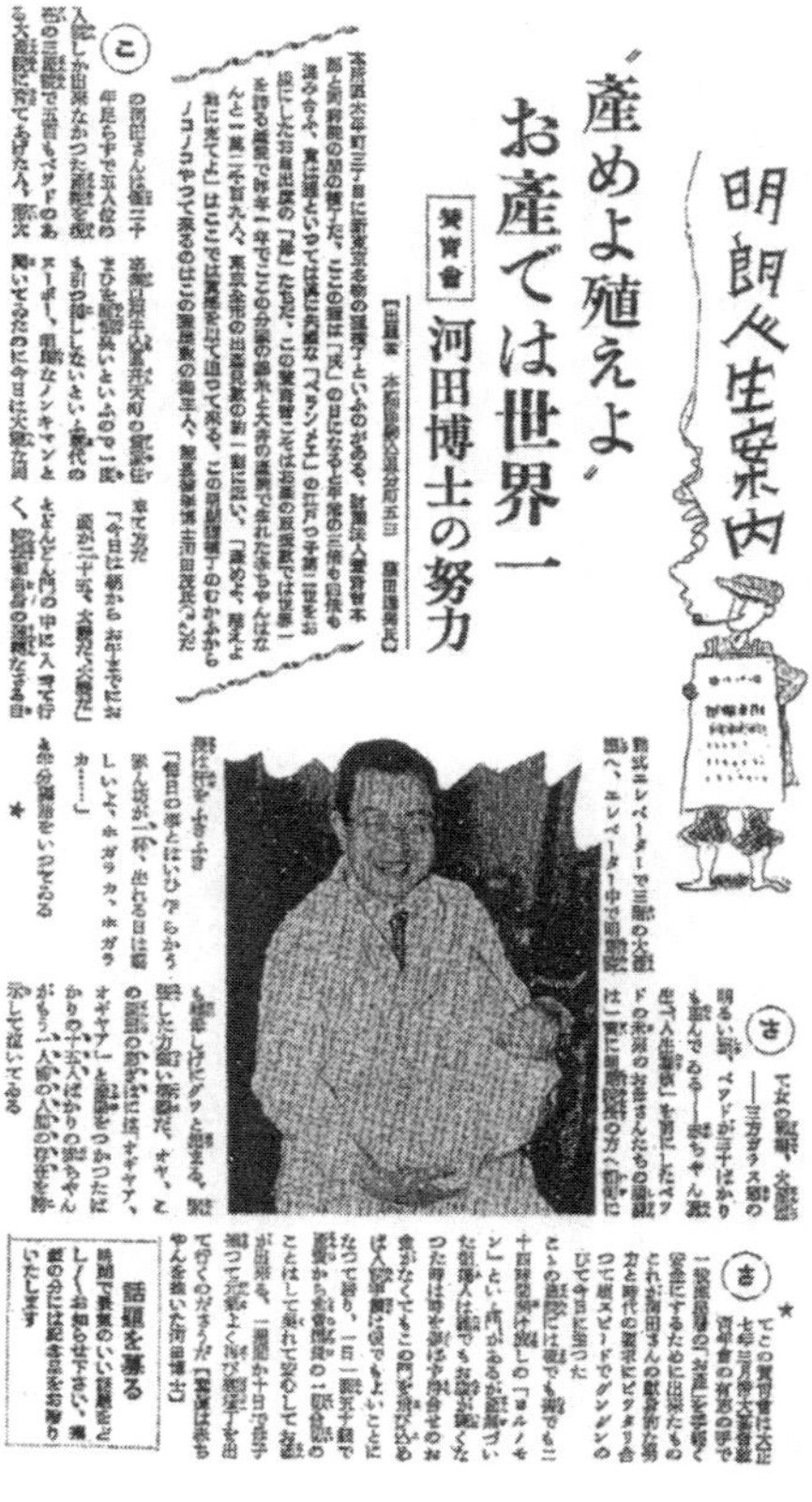
"産めよ殖えよ"
お産では世界一
賛育会 河田博士の努力

図16　「東京朝日新聞」1936年10月3日付に登場した賛育会病院院長

この時期は、陣痛促進剤も普及してきていて、鉗子手術ではなく帝王切開術が母子二つの命を救うために最新の優れた方法であるという認識も病院・産院の医療者には浸透しつつあった。当時の産婆は医師全体数に匹敵するほどの数であり、大正期や昭和期の家庭百科事典(12)、家事教科書や家庭看護書には必ず、出産の準備はまず産婆選びからと記載されるほど、社会通念として定着していた。しかし、その一方で戦後に連続するような医療化が都市を中心に一九二〇年代前後から進行していたのである(13)。

医療化が加速した戦後

正常産であっても病院出産をすることが都市では戦前からすでに定着してきていたが、この現象は地域によって大きなばらつきがあった。東京に隣接する神奈川でさえも、一九五〇年前後の山間部では女性が一人で産んだり夫の介助だけで出産することもあったし、トリアゲバアサンも六〇年代はじめ頃までいたと聞く。神奈川県北部で五〇年代から開業していた助産婦からの聞き取りによれば、地域の出産を一手に引き受けていた助産所の前を妊産婦が「素通りして、目と鼻の先」の産婦人科医院に行くようになったのは、七〇年代前後からだった(14)。日本社会全体でみると、病院出産が半分以上を占めるのは六〇年以降である。

「朝日新聞」夕刊に男性記者が「お産革命」というタイトルで出産をテーマにルポルタージュの連載を始めたのは一九七八年十月からである。藤田真一は山梨県梱原村の高齢者から聞き取りをし、それ村々でおこなわれていたかつてのお産と七〇年代の徹底して管理された病院出産を対比して、それまでメディアとはほとんど無縁だった出産を報道した。藤田の命名による第一次お産革命と第二次お産革命とは、前者が、戦前期の西洋医学教育を受けた開業産婆が担い手となった「衛生的に産ませる」出産への変化をさし、後者は医師が担い手となった病院出産の普及をさしている。[15]

当時、立川市にあった三森助産院の取材を通して、藤田は「第三次お産革命」の到来を希望的に予測した。その担い手は「産ませる側ではなくて、これから産もうとする夫婦」へと変わるのではないかと。しかし、第三次お産革命は起こらなかった。なぜか。人間的な出産、温かなお産だとわかっていても、もしもの場合、緊急の医療介入が助産院ではできないのではないかというのが予想される大半の理由と考えられる。

ここで、全国規模でおこなわれた三つの出産調査を概観してみたい。一九五九年十一月、出産場所について神奈川、新潟、広島、大分で実施された調査結果がある。労働省婦人少年局が男子既婚労働者千二百人を超える事業所でおこなったものだ。[16] これによると、自宅での出産率は新潟三七%、広島二六%、神奈川一一%、大分一〇%という結果だった。新潟の場合、実家という回答が一〇%あるため、病院などの施設分娩は五三%と、ほぼ半分である。これを正常産、難産、手術など出産の状態でみてみると、新潟が正常産九五%、難産五%だったのに対し、神奈川では正常産八一%、難産一〇%、手術九%だった。広島も大分も、新潟より正常産の割合は低かった。

病院出産が多い地域では正常産の割合が下がり、難産と手術の割合が高いという結果は示唆的である。

病院による出産の管理

次に、国際婦人年大阪連絡会が一九七七年から七八年にかけて出産体験者一万人を対象に実施したアンケート調査結果をみてみよう。三千三百六十一人の回答者から得られた調査結果は七九年三月、『出産白書――3361人の出産アンケートより』（国際婦人年大阪連絡会）として発表された。それによると、回答者の出産場所は公立病院が二九・八％、民間病院と個人病院が五六・八％、助産所は六・八％だった。「陣痛誘発をするなど計画分娩でしたか」という質問に対し、回答者全体の三分の一が「はい」と答えている。これらの回答者を対象に第二次調査を実施したところ、百八十六人の回答が得られ、このうち七〇％が陣痛がなかったのに陣痛誘発がおこなわれたと回答している。この報告書は、産む女性の側からのまとまった実態調査報告として画期的なものだった。

出産への医療介入について、一九九三年、自然なお産を考える会ぐるーぷ・きりん（育児サークルが母体になって茨城県に誕生）が全国の出産経験者にアンケート調査を実施している。四百九十三人（回収率六四％）から回答を得たうち四百人が出産時に会陰切開を受けていることがわかった。しかもこのうち七〇％は、「やむを得ない理由があってのこと」として身体の一部切開という医療介入を了解していた。

陣痛促進剤については全体の五〇％を超える二百五十一人が使用したと回答している。出産間際に医師から使用を提案され、しかもその効果について説明を受けている者は半数以下であるのに、自分にとって薬剤の使用は「どうしても必要だったと思う」と五七・八％が回答している。会陰切

開よりは下回るが、陣痛促進剤の使用に関しても半数以上は医療者側の視点を内面化して合理化しているのである。(17)

図17・18は、この四半世紀の間に出産数がどう変化したかを曜日別と時間別に示したものである。厚生労働省によれば、人口動態統計での出生数が日別と時間別に保管されるようになったのは一九八一年からである。このため図17と図18は八一年と二〇〇四年の比較になっている。二〇〇五年調査時点で出産の戦後史を通して出産情報はさまざまなメディアによって流通してきたことをすでにみてきた。また、自らも情報を発信する主体になって育児サークルを作り、情報交流に積極的な女性たちについてもみてきたとおりである。その意味で、かつてないほど産む側の存在がアピールされたこの二十年間だったといっても過言ではないはずである。

しかし、この二つの時期における出産数の分布が曜日別にも時間別にもほとんど変わらないという事実は、産む女性がやはり出産といえば病院を志向するという現実と、病院の出産を管理する態勢にほとんど変化がみられないことを明確に示している。

日本母性保護医協会（一九九四年三月に日本母性保護産婦人科医会と改称、二〇〇一年十一月からは日本産婦人科医会）が「社会的適応による誘発分娩時に用いる用語」として「計画分娩」という用語を公に用いることにしたのは一九七三年である。それから二十年後の九三年十一月、同協会は「日母医報」で「計画分娩」という用語を廃止すると発表した。その理由は病院側の都合で分娩時期を選んでいるのではないこと、「安全な出産」にとって必要な医療コントロールであることを示すためだった。(18)病院の安全認識とは、産む女性の身体の時間に合わせることよりも、人員配置に不

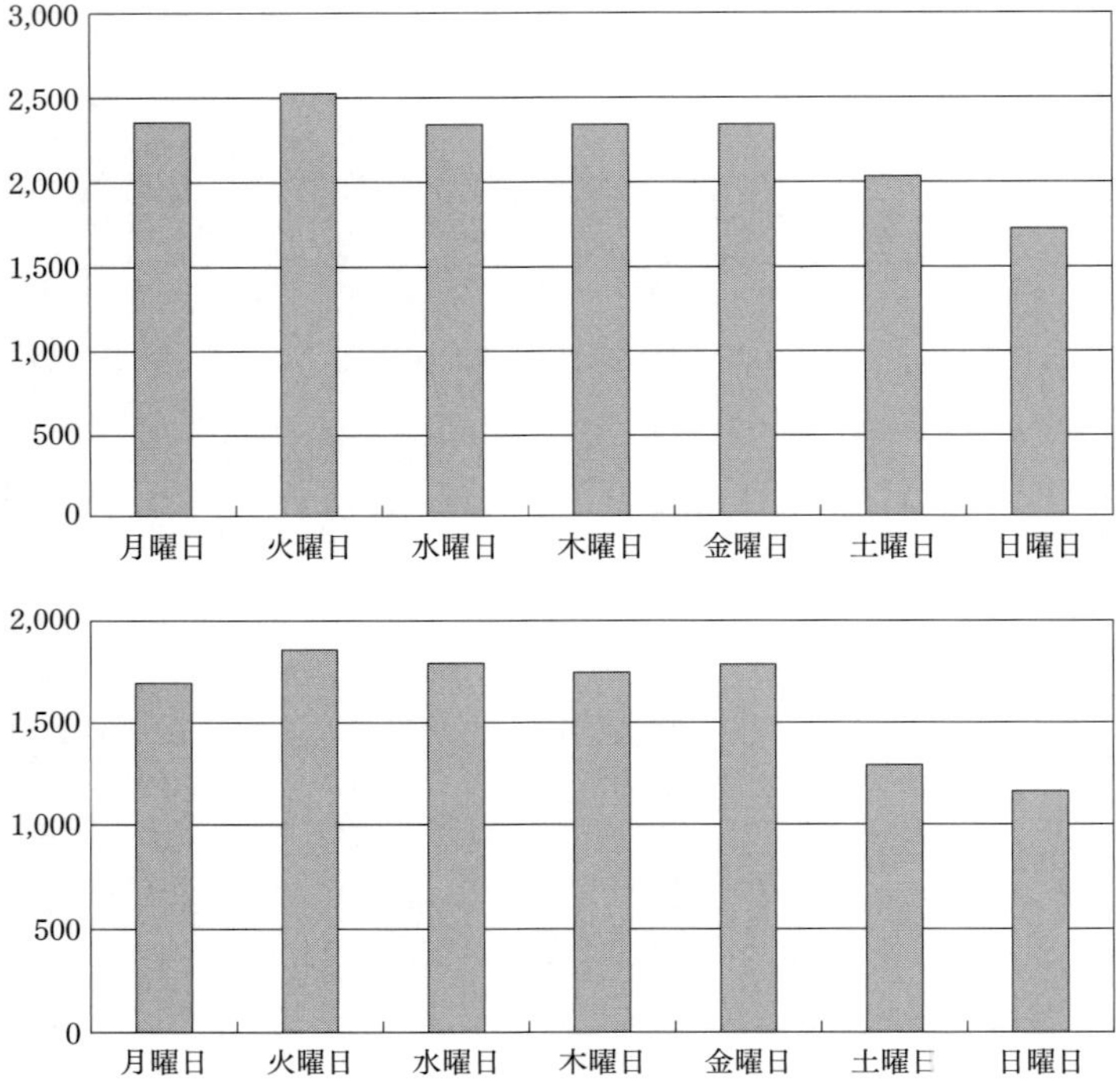

図17　病院での曜日別平均出生数（上：1981年、下：2004年）
（出典：厚生労働省『人口動態統計』をもとに作成）

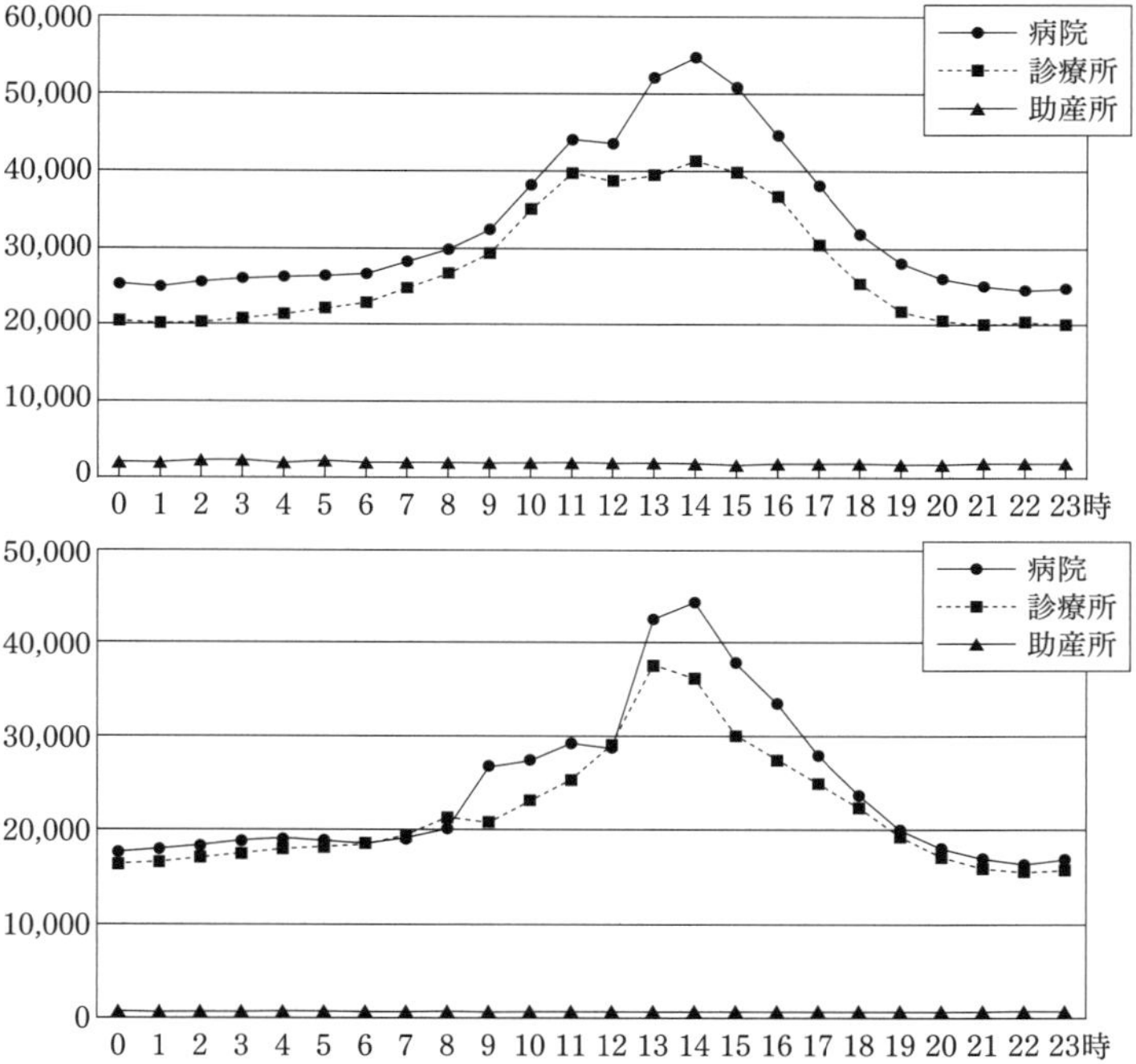

図18　時間別出生数（上：1981年、下：2004年）
（出典：厚生労働省『人口動態統計』をもとに作成）

足が起こらない曜日と時間帯に調整することにある。

助産所出産は全体の一％ほどであるため、図18ではほとんどその変化が示されないが、朝九時から夕方五時までの出産数をそれ以外の時間での出産数と比較してみると、見事に三分の一の割合になっている。これは二十四年間ほとんど変化しない。他方、病院における朝九時から夕方五時までの出産数の全体に占める割合は、一九八一年では五〇％、二〇〇四年では五二％

表17　帝王切開術割合の年次別変化（1984-2014年）

年	病院（％）	診療所（％）
1984	8.2	6.1
1987	9.9	6.5
1990	11.2	8.3
1993	13.8	9.1
1996	14.7	9.9
1999	17.4	11.4
2002	17.9	11.9
2005	21.4	12.8
2008	23.3	13.0
2011	24.1	13.6
2014	24.8	13.6

注：2011年については宮城県の石巻医療圏、気仙沼医療圏および福島県の全域を除いた地域である
（出典：厚生労働省『医療施設調査・病院報告』から作成）

を占め、日中の出産にいかに集中しているかがわかる。

表17は帝王切開術がどの程度おこなわれているかを示している。三年ごとに九月の一カ月間だけおこなわれる調査のため、あくまでも一つの目安としてみるほかはないが、この二十年間に二倍に増加している。産む側の要因も考慮に入れるべきだが、管理する出産がここでも進行し続けていることがわかる。医療による徹底した管理の下でおこなわれる出産は現代の日本社会で支配的様式であり続けている。しかし、すべてこの様式に画一化されているわけではない。

次節では、戦前の産婆の伝統を生かし、産む女性の身体に寄り添う出産を目指して活動する助産師の取り組みを紹介したい。

5　「産む私」が本当に主役になる出産を目指す

あゆみ助産院の取り組みから

左古かず子は京都に助産所を開業して二十年目を迎える助産師である。開業助産のかたわらブラジルへの国際協力短期研修の助産専門家として関わった経験があり、現在は国内の開業を目指す助産師教育に力を入れている。左古が院長を務めるあゆみ助産院には三人の助産師のほかに、栄養士と事務員が一人ずつ勤務する。入院室は四畳半が三室あり、産む女性の必要や希望に応じて集会室なども随時入院・分娩室になることもある。

左古が語るライフヒストリーを縦軸に、彼女がイメージする地域の産婆と出産のあり方をみていく。以下は二〇〇〇年二月に実施したあゆみ助産院での聞き取りによる。

左古が開業助産師を目指したきっかけは、左古自身の誕生に由来している。

私自身が未熟児で生まれたんですよ。母が私を産んだのは十二回目のお産なんですけど、生きているのは七人なんですね。死産したりとか、生まれたけど途中で亡くなったりとか。ほんとに私が最後のお産なんです。敗戦直後の〔昭和〕二十一年の一月十八日に、畑で生まれたんです。畑の仕事をしていて産気づいて、それで生まれたんです。〔仮死状態で〕真っ黒だったみたいです、父が見たのは。もう、産み落とした、という感じですね、草のなかに。父は慌てて拾い上げて。で、泣かない、真っ黒、おかしい。〔母のお産を〕二回ほど取り上げているんです、父は。畑から産婆さんの家が自分の家よりも近かったので、飛び込んだんですね。臍の緒だけ自分で切って、私を懐に入れて母親をリヤカーに乗せて飛び込んだ。

二千九百グラムですね、いまでいえば。十カ月入らなかったと言ってましたから。九カ月の終わりで生まれたんだと思います。でも、父も母も死んだ子を産んでいるし、〔助からなくても〕いいですわ、と言ったみたいです。

このときに夜も昼も温めてもらい、乳まで飲ませてくれたのが産婆の森川かず子だった。

産婆さんが、とりあえず預かりましょう、と言って。自宅分娩一〇〇パーセントの時代でしたけど、自分の家に預かったのが私が第一号ということで。とにかく温めて温めて抱いて抱いて、もう一晩中抱いてくれたみたいです。

出産後、大量出血した母はそのまま入院し、左古は三カ月間、森川に育ててもらった。

三カ月過ぎて連れて帰ったら、みんな、死んだと思ってたみたいですね。だって六人も子どもがいて、じいちゃん、大じいちゃんがいるでしょ。で、疎開の人たちが二組も来てたんですよ、納屋に。だからもうグチャグチャですよ、家は。だから、〔家人が〕えっ、生きてたんですか？って言ったら、産婆さんが名前を付けてあげてちょうだいって。えーっ、そんな、どうしようって。産婆さんの名前をもらっていいですか、どうぞ、と言って。産婆さんは森川かず子先生。それで私が「かず子」という名前をもらったんです。だからもう常に声をかけてもらって、いまから赤ちゃんお風呂に行くのよ、と言うと、行く、行く、と言って。もう遊ぶ場所もないから、そんなんが楽しみでしょ、村なんて。だから産婆さんの後ろをついている子って、有名だったんです。

左古は小学校四年の作文に「将来は産婆さんになる」と書き、その後、働きながら学校に通って助産婦の資格を取った。病院勤務ののちに開業したのは一九八六年だった。

私のイメージする産婆さんは病院で働いている助産婦とかそういうのじゃなくて、地域に根ざしている人。〔森川さんは〕常にそれぞれの家に来て、母のこともよく見にきてくれました。出血したあとの女は大変とか。で、姉たちが嫁ぐときも、三日前に産婆が来るんですよ。森川先生、何で来ているの？と言ったら、子どもは入ったらいけないとか言って。それで母と姉とおばあちゃんがしゃべっているんですやん。それで、こうして見ていたら、おじいちゃんが怒るんですね、コラッとか言って。大人の話とか言って。婚前指導していたんです。すごいでしょ、その時代に。すばらしい方なんですよ。私はそれがモデルだったから。おばあちゃんというのは、母にとってはお姑さんですね。お姑さんと、それから嫁ぐ姉とがいて、産婆さんが来て、話しにきた。話の内容は、姉たちは恥ずかしがって、私が助産婦になるまで言わなかったですわ。私は助産婦になったんやから、あのときの話教えてほしい、と言うたんですよね。そしたら、そんなこと、いまさら。もう忘れたわ、って言うけど、もしかして、お嫁に行ったらセックスがあるとか妊娠したら月経が止まるとか、そんな話やった?と言ったら、そうや、と言いました。

うちの田舎《いなか》は、嫁ぐと七日帰りというのがあるんですよ。まだ籍を入れてもらえないんです。足入れ婚なんです。で、七日に帰ってきたら、うまくいったかどうかというのをまた産婆さんが来てお話ししてるんです。また産婆さんが来てはるの?、何なん?という感じなんですよ。それで正式にうまくいったら〔婚家に〕戻ってきなさいと、お婿さんが迎えにくるんです、八日目の朝に。家への報告なんですね、うまくいったという。

農繁期には畑に来ては産婆が注意を与えていく姿もしばしばみられた。

畑に来たりしてましたよ、産婆さんが。お茶摘みのときなんか、家にだれもいませんでしょ。一斉に茶畑に出るわけですから、女も男も。そうすると茶畑に産婆さんが来てるんですよ。妊婦がいるでしょ。そうしたら、そんなに長いことそんなところに座ってたらいかんとか。産婆さんが言ったら、みんなも〔お嫁さんに〕気をつけて、もうお帰りなさいとか、ちょっと休憩しましょうとか。なるんですよ。産婆さんが来よったでちょっと休憩させよか、という感じなんですよ。それぐらい威厳があったんです。産婆さんの言うことは、みんなものすごく聞いてましたね。医者もいないわけじゃないけど、でも医者は、医者のいるところに〔患者が〕行く。でも産婆さんは、産婆さんが茶畑に来たり、家に来たりする。

左古の話には、母親の出産に産婆の森川がどのように関わったのかが短く語られる。

〔自分がかつて上向きでいきみにくい経験をしていたので〕産むのはこうじゃないはずやと思ってたし、母は畑で産み落としたと言いましたからね。で、何か上がり框に、こうして産むんだとか、言うでしょ。〔それもお母さんから聞かれました?〕いやいや、それは森川先生から。母はそういうこと言うのいややったんですよ、何か。お産の話っていうのはタブーみたいに勝手に思ってたんですね。だから産婆さんに全部教えてもらったんですけど。あんたのお姉ちゃんのときは、上がり框でお母さん四つん這いで産みはったわとか。

お産なんていうものは上を見て産むもんじゃないと、その産婆さんは言いましたよ。座って産むのが本当は楽やって。座産というのはものすごくその人にはあったみたいですけどね。その当時のお産婆さんは会陰保護なんてされたのかしら?〕会陰保護はしっかりされました。その産婆さんは、うちのきょうだい、私を入れて五人取り上げてくださっているんですけれども、〔母のときは〕会陰保護はせんでもよかった、と言ってました。おしりを押さえてあげたって。

肛門だけを。肛門だけは痔になるとかわいそうやから押さえたよ、と言って。

左古にとって、地域で開業をすること、地域のなかで家族を対象に妊娠・出産を援助すること、そして性教育をすること、現在実践しているそれらのことはすべて左古が幼い頃後ろをついて回った森川かず子が重要な手本になっている。

森川かず子は資格をもった開業産婆だったが、必ずしも仰臥位の出産だけがすべてだと思っていたわけではないようだ。それぞれの産みやすさを援助することに徹していたことも、左古のその後の助産のスタイルに大きな影響を与えている。

かけがえのない出産の実現に向けて

一九六〇年代以降を中心に出産の戦後史を、①産育儀礼の伝承、②育児雑誌・出産本からみた産む女性の変化、③出産の医療化、を軸に概観してきた。産育儀礼の伝承は地域性がみられなくなり、商業主義と結び付いた子どもの誕生儀礼と成長儀礼を中心におこなわれるようになった。神仏へのお参りを避けることや不幸の席や祝いの席に参加しないことなどは、都市ではみられなくなっていた。これらは、お産をケガレとみる信仰にまつわる産育儀礼の伝承もしくは創出をみるかぎり、地域的共同性とは結び付かないものが広がりを見せているといえる。お七夜を祝って産婆に参加してもらうとか、もらい乳のように地域の異性の子どもの母親から乳を飲ませてもらう習慣など、濃密な人間関係を必要とする儀礼はすっかり消失した。

こうしたなかで病院や助産所でほぼ同時期に妊娠・出産をした母親たちがサークルを立ち上げて交流するのは、かつての産小屋での女性たちの共同性とも重なり、地域性に代わる新たなネットワークに基づく育児文化の創出を見いだすことも可能かもしれない。

出産の医療化が過度に進行し、そのために健康や自己の身体に関する決定権が侵害されることを危惧する女性たちは、医療介入を最小限に抑えた「自然」出産の実現を強く願っている。産む女性たちの一人ひとりの経験が多様なメディアを通して語られるようになった。総じて、これらの傾向を含む産む女性の存在は一九八〇年代以降特に顕著になり、現在にいたっている。

しかしながら、出産時間、立ち会い者、出産場所をみるかぎりではこの四半世紀の間、基本的な変化がなかったことはこれまでみてきたとおりである。産む側の声を組み込もうとしない医療者側の問題なのか。あるいは「自然」な出産を志向しながらも、母子の生命の安全は最終的に医師によって保障されるという産む側の女性または家族の強い信念が病院出産という様式を変えがたくしているのだろうか。少産少死の現代では、出産によって自分の子どもや自分の命が失われることは想定しがたい。そうなると、一層の安全策を講じることもまた現代では合理的選択になってくる。

では、産む女性と子どもの生命が保障されるならば、出産時の医療介入はみな正当化されるのだろうか。女性が出産を通して心身ともに傷ついたことは、子どもの誕生によってすべて帳消しになるのだろうか。これは難しい問題である。しかし〈生命の保障〉や〈安全な出産〉を実現することが、産む側の了解、納得、安心、精神的充足を切り捨ててきたこともまた事実である。

自己の身体能力を十分に生かしきった出産体験は何度でも語りたくなる性質をもち、生命を支える深い経験になっていくだろう。しかし反対に、出産を通して心と身体が深く傷つけられた場合、その体験はなかなか言葉にしにくく、言葉にできるまで何年もかかることも少なくない。出産は病気ではなく生理的現象であるという事実が、ここではむしろ産む女性に抑圧的に作用する言説になってしまうのかもしれない。

出産は、生命を支える深い身体経験になる可能性をもつ。これは非常に重要であり、もっと深く理解されるべきだろう。出産を科学とテクノロジーの管理下でだけ理解する行為は、生命を産み育てる文化を極めて貧しくしてしまう。

あゆみ助産院に研修を受けにくる若い助産師たちは、徹底して出産を管理する従来型の病院出産のあり方に限界を感じ（こうした閉塞感は病院に勤務する助産師の多くに共通する悩みでもある）、〈本当の出産〉を求めてやってくる。

心豊かな出産を経験することは助産する側にもまた力を与える。出産は新しい生命が生み出されるかけがえのないプロセスであり、そのかけがえのなさが産む人にも助産する人にも共有され、そのことが生命を生かし守る力につながっていく。出産を豊かな経験として次の世代に伝えることができるだろうか。わたしたちの責任が問われている。

注

（1）アンソニー・ギデンズ『親密性の変容——近代社会におけるセクシュアリティ、愛情、エロティシ

ズム』松尾精文／松川昭子訳、而立書房、一九九五年
（2）恩賜財団母子愛育会編『日本産育習俗資料集成』第一法規出版、一九七五年
（3）吉村典子『お産と出会う』勁草書房、一九八五年
（4）ボストン女の健康の本集団編著『からだ・私たち自身』日本語版翻訳グループ訳、松香堂書店、一九八八年
（5）依田新／加藤翠ほか「農家における産育儀礼ならびに年中行事の実態調査」、日本女子大学家政学部編「日本女子大学紀要 家政学部」第十七号、日本女子大学家政学部、一九七〇年
（6）松岡悦子「妊娠・出産いま・むかし」、前掲『一生』所収
（7）天童睦子編『育児戦略の社会学――育児雑誌の変容と再生産』世界思想社、二〇〇四年
（8）このような現象を天童は〈「産む私」の主役化〉と名づけた。同書三一ページ
（9）例えば「セサミ」（婦人生活社、一九七五年）、「プチタンファン」（婦人生活社、一九八一年）、「Sweet Baby」（主婦と生活社、一九八三年）、「えくぼ& EKUBO CLUB」（講談社、一九八九年）など。
（10）山岡テイ「出産・子育てをめぐる意識の変容」、市川孝一編集『生活意識の変容――日本人の戦後50年』（現代のエスプリ）所収、至文堂、一九九五年
（11）小林亜子「育児雑誌の四半世紀」、大日向雅美／佐藤達哉編集『子育て不安・子育て支援』（現代のエスプリ）所収、至文堂、一九九六年
（12）例えば大日本女学会編『婦人宝典』（郁文舎ほか、一九〇四年）など。
（13）前掲「出産の正常と異常の境界をめぐるポリティックスと胎児の生命観」、または本書第3章を参照。

(14) 前掲「産む文化――ある開業助産婦のライフ・ヒストリー(その1)」

(15) 前掲『お産革命』

(16) 湯沢雍彦/高橋久子/原田冴子監修『戦後婦人労働・生活調査資料集第二十六巻――生活篇8』クレス出版、一九九一年

(17) 大出春江「産む文化7 現代女性の出産観――陣痛促進剤の使用について」、東京文化短期大学編「東京文化短期大学紀要」第十三号、東京文化短期大学、一九九五年、前掲『私たちのお産からあなたのお産へ』

(18) 大出春江「〝計画分娩〟について考える――日母見解をめぐって」「助産婦雑誌」一九九四年六月号、医学書院

参考文献

大出春江「産む文化6 現代女性の出産観――会陰切開への適応」、東京文化短期大学編「東京文化短期大学紀要」第十二号、東京文化短期大学、一九九四年

左古かず子/赤塚庸子/高橋珠美/犬山由美子「座談会 あゆみ助産院の後輩育て――開業をめざすための研修」「助産婦雑誌」第五十六巻第一号、医学書院、二〇〇二年

新谷尚紀「性」、新谷尚紀/波平恵美子/湯川洋司編『一日』(「暮らしの中の民俗学」第一巻)、吉川弘文館、二〇〇三年

杉山次子/堀江優子『自然なお産を求めて――産む側からみた日本ラマーズ法小史』(医療・福祉シリーズ)、勁草書房、一九九六年

波平恵美子『いのちの文化人類学』(新潮選書)、新潮社、一九九六年

農文協編『いいお産がしたい』農山漁村文化協会、一九九五年
母子衛生研究会編『母子保健の主なる統計』母子保健事業団、二〇〇四年
吉村典子『子どもを産む』(岩波新書)、岩波書店、一九九二年

第6章　戦後の助産婦教育

はじめに

産婆は戦前期日本では女性の職業として広く知られ、実際その数は最も多い一九五二年には十万人近くに及んだ。その後は一貫して減少し、二〇一二年の就業助産師総数は三万人前後を推移している。このうち九〇%近くが病院や診療所に勤務する。病院や診療所では助産師は看護師と区別がつきにくい。地域の開業助産師を探すのはもっと困難である。助産婦（師）の戦後はなぜこれほどに変化したのだろうか。本章では戦後の助産婦教育を方向づけた政策と制度が保健婦助産婦看護婦法（以下、保助看法と略記）に始まるという視点に立ち、その後の助産婦教育がいかに分娩介助という実習から離れていったか、その変化をたどる。具体的には、戦前の産婆教育が一九四二年（昭和十七年）の国民医療法の成立を経て戦後の保助看法成立のなかで大きく変容していくプロセスを中心に、九〇年代までの助産婦教育を概観する。

１　ＧＨＱ公衆衛生福祉局の助産婦「民主化」政策

日本の教育制度は第二次世界大戦敗戦後のＧＨＱ／ＳＣＡＰ占領下で、一九四七年（昭和二十二年）四月に公布された学校教育法によって新制度に変わった。新学制のもとで、助産婦資格の制度的枠組みは、ＧＨＱ公衆衛生福祉局（ＰＳＷ）の設置と医療福祉政策によって決定づけられた。ＧＨＱ公衆衛生福祉局長に就任したクロフォード・Ｆ・サムスは看護課長にＧ・オルト少佐を迎え「看護改革」に乗り出した。サムスの問題関心は、当時の日本の医療や看護をどのように改革するかにあり、それはどのようにしてアメリカの医療モデルを日本社会に根づかせるかという方法に直結していた。サムスがとった方法は、占領期以前の日本の医療や看護を徹底して前近代的と捉え、アメリカの医学教育や看護教育および病院組織を参照し、これをモデルとして日本の医療や看護を「民主化」するというものだった。[1] この看護制度改革の象徴であり助産婦教育の根拠法になったのが保助看法だった（名称は二〇〇二年四月から保健師助産師看護師法に変わった）。

2 戦前の産婆教育との不連続性

三つの職能はそれぞれにまったく異なる歴史的過程を経て成立していて、そのなかで最も歴史が古く、日本の近代化過程で最初に資格規定されたのが産婆だった。一八九九年（明治三十二年）七月、勅令によって産婆規則が公布され職能が明確にされた。続いて同年九月、内務省令によって産婆名簿登録規則と産婆試験規則が公布された。この産婆規則の制定によって、産婆であるための資格要件が全国規模で統一されたのは画期的なことだった。移行措置としては従来開業と限地開業の産婆を認めながら、免許をもつ産婆を増やしていった。

産婆規則の第一条には、産婆試験に合格した年齢満二十歳以上の女子であり、地方長官が管理する産婆名簿に登録を受けた者でないと産婆の仕事をしてはいけない、産婆試験は地方長官が挙行すること、と定められた。先に、産婆規則は産婆の職能を勅令によってはじめて明確にしたと述べたが、その記述の形式は、産婆がしてはならないことを規定し、産婆の職能を積極的に規定するものではなかった。言い換えれば、産婆規則は産婆取締規則という性格を最初から与えられていたのである。

一九一〇年（明治四十三年）五月、産婆規則のうち産婆の資格要件に関する第一条の文言が修正され、内務大臣が指定した学校・講習所を卒業した者は無試験で産婆名簿の登録が受けられることになった。道府県単位の試験に合格することが原則だったが、産婆養成所を卒業することで産婆資格が認められることになった。職能に関しては産婆規則第七条と第八条で、産婆が医療行為や投薬をすることは禁じられていた。しかし昭和に入っても医師や産婆がいない町村は全国で三千を超えていて、山間僻地と都市部では産婆が期待される役割の地域間格差が極めて大きかった。このため「臨時救急ノ手当」を目的にカンフル程度の注射を認めてほしいという要望が群馬県、滋賀県、神奈川県などの産婆会から大日本産婆会大会に提出されるのだが、そのつど、医師の業務範囲への越境であるとする議論が繰り返された。[2]

一九三八年（昭和十三年）一月に厚生省が誕生し、戦時体制下での国民体力増強や人口増加（出生増加と死亡減少）を目的として、医療者は「人口資源」の増強に向けて協力を求められていった。そして四二年二月、国民医療法が戦時立法として成立する。この法律で、産婆は医師、歯科医師、保健婦、看護婦とともに「医療関係者」と位置づけられ、戦時体制に組み込まれていった。名称も「助産婦」と改められた。ただし法律の施行は規定ごとに異なり、保健婦は四五年六月、助産婦と看護婦については四七年五月からそれぞれ助産婦規則と看護婦規則として施行された。

ところが敗戦後の占領下で、これら三者の規則を一緒にして保健婦助産婦看護婦令が政令として一九四七年七月に公布されることになった。その前年には三者の職能を一本化した「保健師法案」が検討されたが、廃案になっていて、この保健婦助産婦看護婦令が法律として引き上げられ、保健婦助産婦看護婦法として国会で成立したのである。

三つの職能を広義の看護として一本化することには、当時の産婆会からの反対が特に強かった。

それでも最終的には一九四六年十一月、日本産婆看護婦保健婦協会（一九五一年には日本看護協会と改称される）が半ば強引に設立された。この協会設立がどのようにGHQ幹部の意向に沿って実現されたかについては大林道子が記している。[3]

最終的にこの三者を看護職として一本化したことによって、助産婦教育は看護婦教育を受けるか看護婦の資格を取得した後でないと受けられない仕組みになった。このことが戦前の助産婦教育との連続性を失わせたのである。

廃案にはなったものの保健師法案に象徴されるように、PSWからすれば産婆の固有性への関心などまったくなく、改革の対象だった。かろうじてGHQ助産婦係のエニード・マチソンが当時の助産婦のはたらきかけによって日本の家庭分娩や出産の現状について理解を深めたことで、助産婦の再教育を条件に助産婦制度が残された。[4] この時期は助産婦や保健婦を対象とする再教育のための講習会が全国でおこなわれていた。[5]

3　戦後助産婦教育カリキュラムの変遷

では、助産婦の養成は具体的にどのように変化したのか。保助看法の制定によって看護婦養成所への入学資格は高等学校卒業が条件になった。養成所で三年以上の教育を受け国家試験合格によって看護婦の資格が与えられる。助産婦と保健婦になるには、看護婦資格をもつか、三年間の看護婦教育課程を経たのち、それぞれ六カ月以上の教育を受け、はじめて国家試験受験資格が与えられることになった。前原澄子によると、新制度の教育が始まった年の指定規定を満たした助産婦養成所は八校、第一回の助産婦国家試験合格者は八人だった。(6)

表18は戦後の助産婦教育カリキュラムの一九五一年から九六年までの変化を示している。七一年のカリキュラムは、保健婦助産婦看護婦学校養成所指定規則の改正に伴って変更されたものである。前原によると教育課程の背景にある医療概念の変化、すなわち「健康の増進・疾病の予防・疾病の回復・リハビリテーションの一連の過程を包括する、総合医療（comprehensive health care）の概念」に基づく医療実践がなされるようになったため、助産婦教育課程もそれに従った変化を求められることになったという。具体的には、それまで産科学・新生児学を基盤とした助産の分野に限った教育内容だったものが、「母子保健を担う職種」として助産婦を位置づけ、それがカリキュラムに反映された。(7)助産婦の守備範囲はより広くなった分、助産の専門家である比重は小さくなった。分娩介助実習についてみると、「学生一人につき十回以上行わせること」という規定は八九年の改定カリキュラムまで継続していた。

学校制度についていうならば、①助産婦学校養成所、②短期大学専攻科、③大学の三つの養成課程のいずれかを経て、助産婦国家試験で資格が得られていた。ところが一九九〇年代末から始まった看護教育の大学化の進行とともに、助産婦教育も大学化が進み、①と②が漸減していった。養成所は大学院、大学専攻科、大学別科、短期大学専攻科、専修学校と多様化し、修業年限がさらに延びる傾向にある。分娩介助実習は九六年以降「十回以上」が「十回程度」と変更された。大学カリ

1989年（平成元年）		1996年（平成8年）	
学科	時間数	学科	単位数
助産学概論	15	基礎助産学	6（5）
生殖の形態・機能	45	助産診断・助産技術学	6
母性の心理・社会学	45	地域母子保健	1
乳幼児の成長発達	15	助産管理	1
助産診断論[5]	105	臨地実習	（計 8）
助産技術学[6]	105	助産学実習[9]	8
地域母子保健[7]	15（45）		
助産業務管理[8]	15（45）		
計	720（うち360）時間	計	22（21）単位
実習	時間数（再掲）		
計	360時間		

（出典：保健師助産師看護師法60年史編纂委員会編『保健師助産師看護師法60年史——看護行政のあゆみと看護の発展』〔日本看護協会出版会、2009年〕98—99ページから作成）

表18　助産婦（師）学校養成所カリキュラムの推移

1951年（昭和26年）		1971年（昭和46年）	
学科	時間数	学科	時間数
産科学	90	母子保健概論	15
新生児学	40	母子保健医学	40
助産原理及び実際	（計130）	助産論[1)]	240（うち135）
助産倫理及び助産史	15	助産業務管理[2)]	60（うち45）
助産法	80	母子保健管理[3)]	225（うち120）
母性保健指導	20	地域母子保健[4)]	105（うち60）
乳児保健指導	15	家族社会学	15
母子衛生行政	20		
衛生教育	10		
社会学	15		
栄養	15		
医療社会事業	15		
研究	35		
計	370	計	720（うち360）時間
臨床実習	週数	実習	時間数（再掲）
分娩室	8		
新生児及びじょく婦室	6		
産科外来	6		
保健所実習	1〜2		
計	21〜22週以上	計	360時間

（　）は実習時間数
備考1）実習中分娩の取り扱いを、助産婦または医師の下に学生一人につき10回以上おこなわせること
備考2）45時間は助産所実習を含む実習にあてること
備考3）120時間は保健所実習を含む実習にあてること
備考4）60時間は保健所実習を含む実習にあてること
備考5）実習中分娩の取り扱いを、助産婦または医師の下に学生一人につき10回以上おこなわせること
備考6）助産診断学、助産技術学として、実習は270時間
備考7）保健所実習を含む
備考8）助産所実習を含む
備考9）実習中分娩の取り扱いを、助産婦または医師の下に学生一人につき10回程度おこなわせること

キュラムのあおりと実習先の分娩数の減少とで、実習数は半分にも満たない事態も起こるようになった。(8)

4 等閑視された助産の専門家養成

助産婦を養成する視点から、戦後日本の助産婦教育はどのように捉えられているだろうか。医師で医学史家の蒲原宏が「新潟県助産婦教育史」という講演録で新潟県の例を述べている。新潟県では、一九三九年（昭和十四年）に千九百六十八人いた助産婦が六三年には千四百人を割り、戦後、減少の一途をたどった。蒲原はその理由として産婆学校の衰退が大きく関わっているという。新潟県は一八八〇年代（明治十年代）から新潟産婆教場をはじめとして「私財を投じて」産婆養成をおこなった学校の歴史がある。その歴史も一九五〇年に宮川産婆学校の廃止とともに終わり、六六年時点では新潟大学医学部助産婦学校だけになった。六〇年代の助産婦教育について「開業助産婦というよりも大病院勤務の助産婦希望者が養成されたり、大病院産科看護婦が病院の法制上移託《ママ》入学の型で入学させられており、県下における助産婦教育はきわめて消極的に続けられている」(9)と述べている。そして、この懸念は保助看法の施行時までさかのぼることができる。

保助看法が施行された直後の一九五二年の「助産婦雑誌」には、「これからの助産婦教育」として当時の厚生省看護課の鈴木隆子司会による座談会が掲載されている。そこでは、看護教育ののちに助産婦を養成する戦後教育への移行に対するさまざまな問題点が表明されている。開業助産婦で当時、日本看護協会助産婦部会書記長だった瀬谷かねは、「助産婦の学校は看護婦の学校を出た方が入ることになっておりますが、今度の看護婦の学科内容で浸透教育というものはすぐに助産婦に役立つようになっておられるんですか」と疑問を投げかけている。続けて、助産婦教育課程が「六ヶ月はもちろん一年でも駄目だ」とも発言している。発言の意図は、座学中心の知識詰め込み型教育によって助産婦教育の根幹である分娩介助実習の時間が確保できないことへの疑問にある。規定上、分娩介助実習は少なくとも十例以上だったが、助産婦教育に五十例から六十例の分娩介助経験が必要だと考えていた瀬谷からすると、とうてい満足がいく数字ではなかった。これは当時の開業助産婦の声を代表するものだったにちがいない。(10)

戦後の助産婦教育は、ＧＨＱ公衆衛生福祉局の監督・統制のもとに作成された保助看法に基づいていた。それは看護婦養成の充実を図ることを第一義とし、助産婦教育はそれに積み重ねるようにしておこなわれることになった。保助看法設立時にさかのぼって助産婦（師）教育をみてみると、これを看護職の一つと位置づけたために、病院化が進む日本社会で急務の看護職養成という課題に常に振り回され、その結果、助産の専門家養成が構造的に後回しにされてきた歴史だったことが改めて確認できる。

注

(1) C・F・サムス『DDT革命――占領期の医療福祉政策を回想する』竹前栄治編訳、岩波書店、一九八六年
(2) 前掲「病院出産の成立と加速」二五―三九ページ
(3) 大林道子『助産婦の戦後』(医療・福祉シリーズ)、勁草書房、一九八九年、六―一五ページ
(4) 同書一六一―一六二ページ
(5) 日本看護協会編『日本看護協会史 第一巻――昭和21―32年』日本看護協会出版会、一九六七年、二六五―二七一ページ
(6) 前原澄子「助産婦教育の変遷」、周産期医学編集委員会編「周産期医学」第三十巻第十二号、東京医学社、二〇〇〇年、一六四三―一六四七ページ
(7) 同論文
(8) 前掲「看護系大学の拡大に伴う助産師教育の変容」二六七―二八〇ページ
(9) 蒲原宏「新潟県助産婦教育史」、医学史研究会編「医学史研究」第十九号、医学史研究会、一九六六年、一〇〇七ページ
(10) 鈴木隆子/瀬谷かね/清水すみ江/松井瞳/飯野クマ/木村文子/小櫃美智子/海老原クラ「これからの助産婦教育」「助産婦雑誌」一九五三年六月号、医学書院、二五―三七ページ

参考文献

保健師助産師看護師法60年史編纂委員会編『保健師助産師看護師法60年史――看護行政のあゆみと看護の

発展』日本看護協会出版会、二〇〇九年

終章　「助産」という実践を見えなくさせたもの

――助産所と助産施設の違いを中心に

はじめに

本章では、助産という実践がその評価とともに戦後一貫して周辺化されてきたのはなぜかを考察する。構成は以下のとおりである。

第一に、助産所分娩が病院分娩と並行して一九七〇年前後まで拡大したことを確認する。この点は従来の出産の施設化論では着目されてこなかった。この事実にもかかわらずなぜ助産所の過小評価が起こったのか、その要因として公式統計に現れた助産実践に関わる施設のカテゴリーに内在する曖昧さや混乱に注目する。

すなわち第二に、戦後に誕生した「助産所」が統計上の分類カテゴリーとして曖昧な位置づけをされたこと、その結果として、有床助産所に関する年次別変化を統計上、追うことができないという問題を明らかにする。

第三に、戦前から存在していた「産院」と、戦後誕生した「助産所」と「助産施設」とは何が違うのかを述べる。

第四にこれまでの考察から、公式統計の助産をめぐる分類カテゴリーのわかりにくさや、施設名称の明確ではない区別は「助産」という実践の固有性、とりわけ有床助産所を中心とした「助産所」の固有性を曖昧にすることに寄与してきたことを指摘する。また、医療化された出産がますます主流になっていく今日では、現代の産む女性たちが医療化された出産を自ら選び取ってきた結果でもあることを確認する。

助産という実践は戦後日本で制度的に周辺化され、助産職も助産所分娩も一九七〇年代以降は見えない存在へと変化したが、それにもかかわらず日本社会で助産所分娩がわずかながらでも継続していることは、産む女性の人権と尊厳にとって極めて重要な示唆をもつことを結論で述べる。

1　助産実践の周辺化

助産という行為とそれを遂行する助産専門職は医療の領域に包摂されない固有の存在意義をもつ。助産職は医療行為を禁止された存在である。そのためにこそ、助産を遂行する際に長時間（ときには数日間）にわたる丁寧な観察と的確な判断に基づく対処が求められる。助産職は産む女性と身体がもつ可能性を最大化すること、それによって医療の介在を最小限に抑えることを職務とする。したがって、産む身体への侵襲を可能なかぎり最小化したいと望む女性にとって、出産という大きな事業を達成するには、助産職との信頼関係とそれに基づく協力関係は極めて重要な要素になる。しかし、戦後、こうした助産職の固有性は正当に評価されなくなった。その要因はいくつか考えられるが、基本には戦後の経済成長が挙げられる。消費者としての購買力が高まり、産む女性が医師立ち会いが保障される医療付き助産サービスを選択した結果だといえる。他方で、出産は産む女性と助産者との共同作業であるという視点に立つと、助産職を取り巻く環境はもとより、産む身体の変化とその社会環境の変化も大きい。

とはいえ、これらの戦後の変化だけをみているのでは、日本社会での助産職の意味と意義を理解し評価することができない。本章は産婆―助産婦―助産師と呼称が変わってきた助産職を歴史的・社会的文脈の視点から捉えることで、出産と助産という行為の現在を相対化することも目的とする。

一般的には戦後、一九六〇年代を境に病院や診療所における医師の立ち会い分娩が一般化するなかで開業助産婦は仕事を失い、勤務助産婦は医療機関のなかで見えない存在になったと考えられている。しかし戦後の出産に関する統計によれば、助産所分娩は病院・診療所分娩（以下、病院分娩と呼ぶ）に取って代わられたのではなく、病院分娩拡大期に、地域差を伴いながら七〇年代前後までともに拡大していたことがわかる。こうした事実にもかかわらず、助産所分娩の戦後の拡大は注目されることもないまま、それ以降は減少の一途をたどることになる。

ところが、漸減傾向にあった助産所分娩が一度だけ一九八二年に限って増加に転じ、しかもそれがほぼ全国的傾向として起こった。正確にいえば、福井県・石川県・岡山県・佐賀県の四県だけは八二年ではなく八一年に助産所分娩の割合がいったん増え、そして八二年に前々年の割合に戻るという現象を見せている。つまり八一年から八二年にかけて助産所分娩のミニリバイバルが全国的に起こったのである。しかし、この現象はわずかこの二年間だけで、翌年以降、何事もなかったかのように急速に減少していった。

この助産所分娩ミニリバイバルがなぜ起こったのか。考えられるのはメディアの影響である。「朝日新聞」記者だった藤田真一が「朝日新聞」夕刊に「お産革命」を一九七八年十月二十四日から連載し、同名の書籍が七九年六月に刊行された。もし藤田による「お産革命」の効果だと仮定すると、助産所分娩を選択した女性や家族は病院分娩のあり方に疑問をもつか、それとも夫婦または家族で出産に臨むことを新しいライフスタイルとして実践したいと考えた可能性が高い。

そこで次節からは助産所に注目して、助産という実践の評価が戦後、一貫して周辺化されてきた要因を考えていく。

2　一九五〇年代に進行した出産の二つの施設化

日本での出産の施設化は一般に一九五〇年代から七〇年代にかけて進み、六〇年前後に自宅分娩

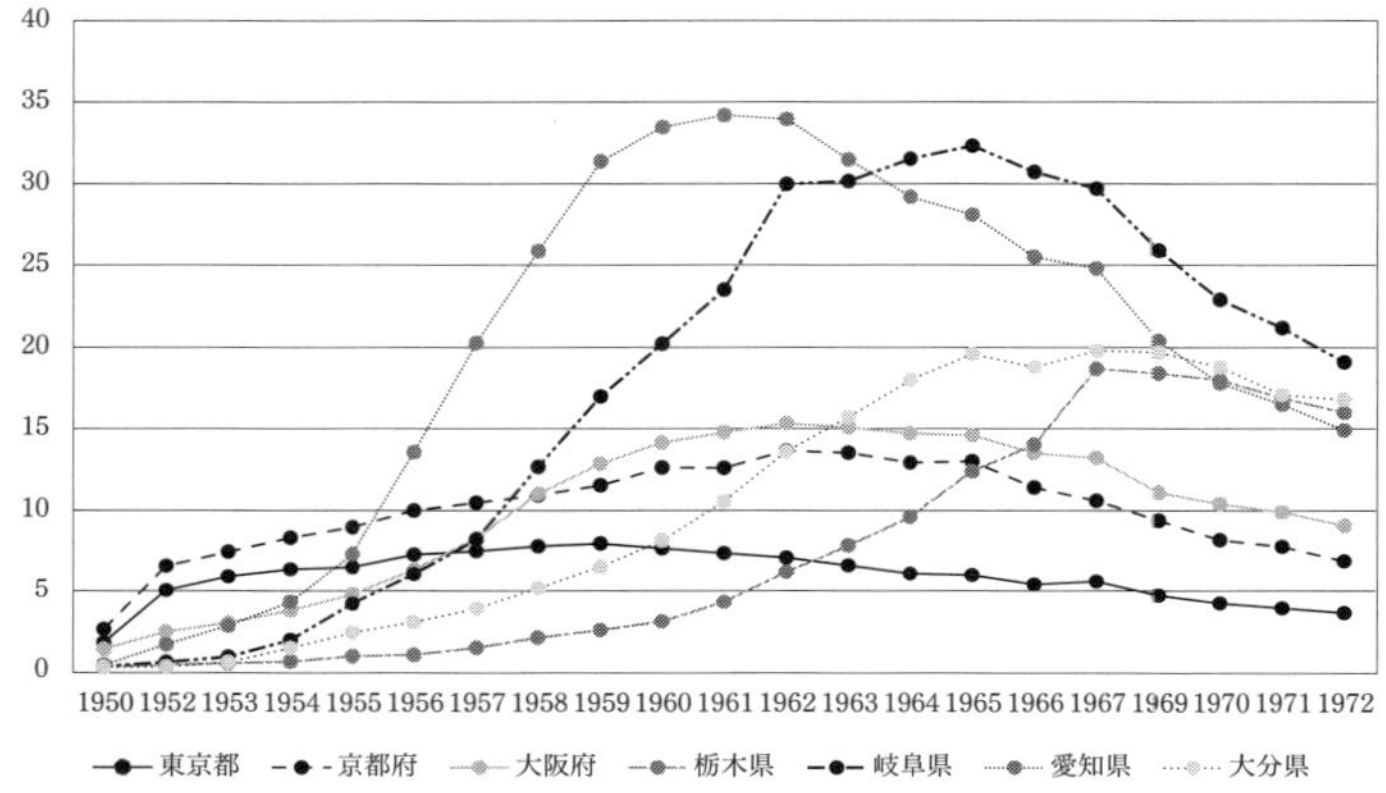

図19　1950年以降の助産所分娩割合の推移

が施設分娩に代わったとされている。それまで自宅に出張してお産を取り上げていた開業助産婦はその過程で仕事を失っていった、というのが一般的理解である。この場合の施設分娩とは、病院または診療所での分娩として捉えられている。

　ところが一九五〇年から八九年までの出生の場所別・立ち会い者別の統計を助産所に着目して都道府県別に追っていくと、別の事実が浮かび上がってくる。それらは以下の三点にまとめることができる。

①戦後まもなく、助産所分娩は大都市（東京、京都、大阪）から始まった。

②大都市の助産所分娩の数は一九六〇年代前半まで増え続けた後、減少に転じた。

③大都市を除く地域ではこの傾向が遅れて始まり、助産所分娩が占める割合は一九七〇年近くまで増え続け、その後、減少に転じた。

　大都市で助産所分娩が戦後すぐにおこなわれていたことは、これまで注目されてこなかった。この傾向は東京で一九五九年まで、京都と大阪では六二年まで続き、その後、病院・診療所分娩へと移行していく。これに対し、地方の助産所分娩の割合は長期にわたって漸増し続けた。愛知や岐阜では最大で三人に一人は助産所分娩を選択していた時期があった。このように県によっては助産所分娩の割合が実に全出生数の三〇%を占める時期もあり、この傾向は六〇年代後半まで続いた。六七年現在、助産所分娩が出生数全体の一五%以上を占めた地域は十五県にのぼる。上位から岐阜、山梨、静岡、愛知、長野、和歌山、福島、大分、岩手、栃木、岡山、奈良、兵庫、愛媛、高知の各県である。地方でなぜ助産所分娩が増加し、またその傾向が長期にわたって継続したのだろうか。

大都市から助産所分娩が始まった点については、戦前との連続性から説明できる。すなわち、戦前日本では「産院」が社会事業という枠組みで始まり、その後、働く女性や新中間層にも定着していったためである。[1]このように「産院」に入院して出産するという行動は、都市では戦前と連続しながら戦後もおこなわれていた。

では、大都市以外の地域ではどうか。地方や郡部については地理的条件とそれに伴う病院・診療所の不足という理由がまず考えられる。しかし、これだけでは相対的に助産所分娩がほかの県に比べてそれほどの広がりを見せなかった地域が存在する理由を説明できない。例えば秋田県、新潟県、山形県、石川県がそれである。地方では公設産婆という制度が各自治体の工夫によって設置された歴史があったから、[2]それらの歴史と地域性のうえに助産所が選択的に受け入れられたとみるべきかもしれない。

都道府県別に戦後の助産所分娩に着目してみると、出産の施設化とは、自宅から病院・診療所へという単純な変化ではなく、①自宅から病院・診療所、そして②自宅から有床助産所という二つの方向が同時に起こったことがわかる。そして両者の割合はともに増え続け、地域による違いを含みながら、全国平均でみると、助産所分娩は一九六五年にピークを迎え（実数では一九六七年にピーク）、その後、減少していくのである。

民間の助産所とは別に、一九五八年から二十年間にわたって母子健康センター・助産部門という公設公営の助産所が全国に開設されていく。この母子健康センターは毎年数十施設単位で各地に設置されたが、七八年を境に新規設置は減少し（総センター数は一九七八年には六百八十施設）、八三年度をもって終了している。このうち助産部門を運営していたのは八一年当時、母子健康センター全体の半数であり、その後はセンター自体の減少と助産部門の廃止とでごく少数になっていく[3]。

この公設公営の助産所が個人の開業助産婦による助産所と一緒になり、一九七〇年前後まで地域差を伴いながら、病院分娩の拡大と並行して助産所分娩もまた拡大していった。では、この事実はなぜ看過もしくは過小評価されてきたのだろうか。

次節では、助産所の社会的位置づけを法律と統計上のカテゴリーから考察していく。具体的には現在の公的統計では有床助産所の数を年次別に捉えることができないこと、そしてこのことは公的統計が助産所に一貫性がない曖昧な分類カテゴリーを与えてきたことの結果であり、それがまた助産職や助産という実践の周辺化に寄与しているのではないかという点を論じていく。

3　助産所とは何か――医療法と『母子衛生の主なる統計』の記述から

毎年刊行される『母子保健の主なる統計』（母子保健事業団）は一九五〇年度から九三年度まで『母子衛生の主なる統計』として出版されてきた。全国と都道府県別の人口動態を知ることができ、戦後の日本の出産とその環境について調べる際に、この統計書は欠かせない。

ところがこの統計を用いて、助産所数が戦後どのように変化したのかを追う作業は予想されるほど簡単ではない。その理由は、統計上の助産所と私たちが助産院と呼ぶ施設とが一致しない点にある。社会で最も一般的に流通する「助産院」という呼称は有床助産所をさしているが、制度上の正式名称は「助産所」である。では「助産所」とはいつ誕生したのか。またどのように定義づけられているのか。

戦後日本の医療や健康に関する制度の基本方針は医療法（一九四八年七月三十日公布）によって決定づけられた。「助産所」はこの医療法によって定められ、制度として誕生した。ここで注意しなければならないのは、法律のなかで規定され制度化されたことは助産婦が戦後になってはじめて入院施設をもったという意味ではない。あくまで「助産所」という名の制度が誕生したことを意味するのにすぎない。

医療法は助産所の管理者は助産婦であることを義務づけ、開設に際し「嘱託医師を定めて置く」

ことにした。嘱託医師とは医師一般であって診療科目に関する規定はなかった（この規定は医療法が二〇〇七年三月三十日に改定されるまで継続した）。

助産婦という名称は、国民医療法（一九四二年）で産婆から名称変更されたが、実質的には医療法と同日に公布された保健婦助産婦看護婦法によって一九四八年から使用されるようになった（二〇〇二年以降は保健師助産師看護師法によって「助産師」に変更された）。

医療法によれば助産所は入院施設をもたなくても開設できる。これは現在も変わっていない。医療法「第一章　総則　第一条」で病院と診療所が定義され、助産所は「第二条」で次のように定められた[4]。

> 第二条　この法律において「助産所」とは、助産婦が公衆又は特定多数人のためその業務（病院又は診療所においてなすものを除く。）をなす場所をいう。
>
> 2．助産所は妊婦、産婦、又はじょく婦十人以上の収容施設を有してはならない。
>
> （第三条、第四条は省略）
>
> 第五条　公衆又は特定多数人のため往診のみによって診療に従事する医師若しくは歯科医師又は出張のみによってその業務に従事する助産婦については、それぞれその住所をもって診療所又は助産所とみなし、第八条、第九条及び第三十九条又は第四十一条の規定を適用する。（傍点は引用者）

第十九条　助産所の開設者は、嘱託医師を定めて置かなければならない。

医療法の規定では、入院設備がなくても助産所として届け出ができたこと[5]によって、開業助産婦＝助産所開設者になったのである。公式統計では入院設備をもたない開業助産婦と、（ときには自宅分娩を扱いながら）入院設備をもち助産所分娩をおこなってきた開業助産婦とを区別してこなかったのである[6]。そのために、入院設備がある有床助産所の数を把握することが統計上、極めて困難になった。

中山まき子もこの問題を指摘し、有床助産所総数とその年次別変化を捉えることは「容易ではない」と断ったうえで、四種類の資料をもとに一九八二年から二〇一四年までの有床助産所と助産所での年間出生数の一覧表を示している。中山が作成した一覧表にある三十三年間のうち有床助産所数が示されているのは一九九〇年、二〇〇〇年、〇六年、一四年のわずか四年である[7]。これをふまえて中山は「後者〔助産所で助産・分娩をおこなっている有床助産所総数〕の年次変化を正確に追跡するには資料が乏しい。こうした詳しいデータの公表は、今後の日本助産婦会の重要な課題である[8]」と述べている。

職能団体として有床助産所を把握する義務を負うのはいうまでもないが、基本的には、国が地方自治体を通じて医療施設や「衛生」施設を監督する立場から有床助産所を正確に把握する意志をもたなかった結果といえる。医療法は戦後たびたび改正されているが、「助産所」に関する規程は基本的になんら変化もしていないし削除もされていないからである。

表19 『母子衛生の主なる統計』における助産所の分類カテゴリーの変遷

年次	助産所数が計上された表タイトル	報告主体
1992年	分娩を扱う助産所数	日本助産婦会
1993年	都道府県別産科・産婦人科標榜施設数	助産所は「衛生行政業務報告」 病院と診療所は「医療施設調査・病院報告」
1996年	都道府県別、診療科目（重複計上）別、医療施設数、及び助産所数	同上

注：年次は助産所数が計上された年を示し、刊行物の発行年とは異なる

この点は、同じく医療法に定められた診療所との違いをみれば明らかである。医療法第五条にみるとおり、診療所もまた往診だけによって診療に従事しても個人の「住所をもって診療所」とした。しかしながら、厚生労働省が実施する医療施設調査で、診療所は病院と同様に設立主体別、有床・無床別、診療科目別、都道府県別にその数が公表されている。(9)したがって、同様な作業は助産所についても可能なはずだった。しかし、実施されなかった。

一九六〇年代以降、助産所が都市部で急速に減少し、開業助産婦(師)は見えない存在になっていく。しかし、その数の減少は(絶滅危惧種ほどの数であっても)数える努力を怠る理由にはならない。系統立った数え方をしてこなかったのは保護する意志がなかったというべきだろう。

一九五〇年以降の統計が公表されている『母子衛生の主なる統計』(10)には、出産の場所別・立ち会い者別に助産所での出産もしくは病院や診療所の助産婦(師)による出産数は掲載されている。にもかかわらず『母子衛生の主なる統計』に有床助産所が登場するのは、日本助産婦会によって報告された九二年分の「分娩を扱う助産所」数が初めてである。しかも翌九三年分は「都道府県別、産科・産婦人科標榜施設数」の一つと

して組み込まれる。このうち病院と診療所は「医療施設調査・病院報告」によっているが、助産所は「衛生行政業務報告」による。この報告スタイルは現在まで続く（二〇〇五年から「衛生行政報告例」と名称変更）。九六年分からは「都道府県別、診療科目（重複計上）別、医療施設数、及び助産所数」として医療施設から分離されるのだが、この助産所数というのは冒頭に述べたとおり、有床・無床の両方を含み、分娩を扱うものと扱わないものとが混在する（表19を参照）。

母子健康センターについてみると『母子衛生の主なる統計』には一九九〇年から九八年まで登場する。その後、三年間は統計に現れず、二〇〇二年から「都道府県、公立・私立別、助産施設の施設数、定員、入所者数」として再登場する。出典元は「厚生省母子衛生課調べ」（一九九〇—九二年）、「厚生省報告例」（一九九三年）、「社会福祉行政業務報告」（一九九四—九八年）と変遷し、〇二年以降は「社会福祉施設等調査（報告）」となっている。

この統計表では助産施設を公立と私立とに分けているが、それぞれが何をさすのかは説明されていない。また助産所と助産施設が同じなのかどうかも記載していない。しかし助産所と助産施設は異なるカテゴリーとして分類され別々の表に登場することから、両者が異なるものだとわかる。にもかかわらず、後述するとおり、助産所でありかつ助産施設であるものと、助産所ではあるが助産施設でないものがある。助産施設が何をさすのかますますわかりにくい。

有床助産所の数の把握をより困難にするのが「都道府県別、診療科目（重複計上）別、医療施設数、及び助産所数」とは別に掲載されている「助産施設」統計である。次節では、この「助産施設」なる言葉がどのような経緯で誕生したのか、また何をさしているのかを整理しておきたい。

ていた。

4　助産施設とは何か——児童福祉法の成立過程と記述から

「助産施設」も助産所と同様、戦後に登場した用語である。ただし助産所が医療法によって誕生した言葉であるのに対し、助産施設は児童福祉法によって生まれた。医療法に基づく助産所は当初lying-in agenciesと英訳され、一九五〇年発行の『母子衛生の主なる統計』にはこの英訳が使われていた。

一方「助産施設」は、一九四七年十二月に成立した児童福祉法に基づいた児童福祉施設として、次のように定義されている。「助産施設：保健上必要があるにもかかわらず、経済的理由により入院助産を受けることができない妊産婦を入所させて、助産を受けさせる施設」

児童福祉法成立以前の法案の審議段階で、GHQに提出された助産施設の英訳はlying-in agencyだった。[11] ここでもまた助産所と助産施設は（単数形か複数形かの違いを除き）英語の区別がされていない。日本語としても両者の違いがわからないうえに、英語でも区別がつかないのである。付け加えておくと、二〇一四年度現在の助産施設は全国で公立・私立を合わせて三百九十三施設あると報告されている。[12] 一六年三月に出版された『母子保健の主なる統計』でみる助産所の英訳はmaternity home、助産施設はmaternity homesとあるから、公式統計における現在の英訳でも両者の区別はできない。

そこで、東京都と神奈川県が発行する助産施設リストを参照してみることにする。二〇〇五年に東京都福祉保健局総務部企画課が発行した『社会福祉施設等一覧（平成十七年度版）』と神奈川県社会福祉協議会発行の『二〇〇四年版神奈川県社会福祉施設・団体名簿』にはそれぞれ助産施設の一覧を記載している。これを参考に作成したものが表20である。

それによると二〇〇五年現在、東京都の助産施設総数は四十九施設、内訳は病院が四十五、助産所が四施設である。また、〇四年現在、神奈川県の助産施設総数は三十八施設で、内訳は病院が二十八、助産所が十施設である。一四年になると、東京都の助産施設数は三十九、神奈川県は十二施設に減少している。内訳の記載はない(13)。

東京都と神奈川県を例に、助産施設とされる機関を対照させて判明するのは、児童福祉法による「助産施設」の定義が施設利用の意義や目的を意味するだけで、実体をもつ特定の組織を示さないということである。既存の出産を扱う病院や母子健康センター・助産部門、あるいは個人または共同で運営する有床助産所を児童福祉法に基づいて認定し、認定された機関が「助産施設」になるというわけである（これまでみるかぎり、診療所は含まれていない。診療所が制度的に助産施設の対象外なのかどうかも不明である）。

まとめておく。助産所の統計には有床助産所と無床助産所が混在する。助産施設とは児童福祉法の定義にあるとおり「入院助産」させる「施設」だからすべて有床であるはずだが、そのなかには病院と有床助産所がともに含まれる。また助産所のうち有床助産所は、さらに助産施設であるものと助産施設でないものに分かれる。日本語としては非常に似通っていても、助産所だからといって助産施設とはかぎらないのである。

日本語としてこのように混乱しやすい言葉がなぜ法律に規定されたのだろうか。一九四七年の児童福祉法案をめぐる衆議院厚生委員会議事録によれば、「助産施設」という言葉に対し、法案の審議段階からわかりにくさは指摘されていた。委員会議事録にはなぜ慣れ親しんだ「産院」を用いないのか、という委員からの質問が記録されている。(14) これに対し当時の厚生省事務次官の米沢常道は、「産院」のほうが「社会によく知られてよく理解されて」いるが、「助産施設」の意味するところは「国民医療法の産院」の範囲とは異なるから「了承願いたい」と答弁している。

その後も、委員会では何度か「助産施設」について疑義が出されている。

表20　東京（2005年）と神奈川（2004年）助産施設数の内訳

		東京都	神奈川県
助産施設	助産所	4	10
	病院	45	28
計		49	38
2014年現在助産施設		39	12

前記の米沢の答弁からわかるのは、「産院」という半世紀以上にわたって使われてきた言葉を、戦時立法で成立した国民医療法で用いられているという理由から否定すべきものと捉え、GHQ占領下で厚生省が戦後日本の新しい立場を示す意味で作り出した言葉が「助産施設」だったということである。

児童福祉法（案）審議過程で英訳が提出されていて、関連する法案は以下のように記載されている。

Article 22: The head of city, town and village shall admit the indigent expectant mothers to the lying-in agency for delivery when it is necessary for their health. Provided, it does not apply in the case it cannot be carried out for any adequate reason, such as the absence of the lying-in agency within reasonable reach.

Article 35: Josan-shisetsu (lying-in agency) is the agency to admit and render maternity services for such expectant mothers who are in need of such services for their health but are not able to pay for the expenses.[15]

助産施設の英訳である lying-in agency は一九五〇年の『母子衛生の主なる統計』に登場する「都道府県別施設及び立会者別出生」統計の助産所の英訳と同じである（ただし助産所は lying-in agencies と複数形）。病院は Hospital、診療所は Clinic となっているから、統計をとる側も助産所と助産施設を当初から区別せずに使用していたと考えられる。

こうして助産所は一般社会で流通する助産院とは一致せず、社会福祉施設としての助産施設とも一致せず、しかも公式統計では有床か無床かの区別もされていない。医療法では病院、診療所とともに規定されながら、医療施設のカテゴリーから除外され、統計報告は「医療施設調査」ではなく「衛生行政報告」であり、しかもその一部は社会福祉施設の一つとして計上されてきた。

ただし、地方公共団体レベルでは現実の必要から区別をおこなっていたところもある。例えば神奈川県川崎市の場合がそれである。川崎市の衛生統計をみると、自治体単位では助産所を有床／無床で区別して記録している。一九五八年に有床助産所と無床助産所が分けて数えられ、一時中断後、七八年から再び有床と無床の区別が統計で示されている。

このように助産所を有床／無床で区別することは自治体によってはおこなわれていたが、年次別にみるとこの区別は一貫してはいなかった。おそらくほかの自治体でも同様な状況だったと考えられる。このことから、助産所に関するこれらの把握を国（当時の厚生省）が必要だと認識していなかったと理解することができる。

児童福祉法成立過程で委員から「産院」という言葉をなぜ使用しないのかという疑問が提出されていたことに示されるとおり、出産施設としては「産院」が定着していたのであり、当時の人々の認識からは助産所も助産施設もまったく新規の言葉として捉えられたのである。

では、「産院」は助産所と同じといえるのだろうか。現在、「産院」という名称は妊産婦・新生児のための病医院または産科の病院として理解されているが、筑地産院（一九九九年廃院）、葛飾赤十字産院のように固有名詞として流通するだけである。病院・診療所・助産所のように医療法のなかで定義された機関ではない。前述したように一九四二年に成立した国民医療法に登場するが、調べてみると国民医療法以前から法律に規定され取り締まりの対象とされていた。

5　戦前期の産院との断絶

戦前期日本では、病院と診療所の区別は医師法（第五次改正）の「診療所取締規則」によって定められ制度化されていた。診療所取締規則で、病院は十床以上をいい、それ未満を診療所とした。[16]では、産院についてはどうか。

戦前期に妊産婦を収容する「産院」は明治時代から存在していた。最も古いのは通称「京都産院」と呼ばれる一八九一年（明治二十四年）に佐伯理一郎が同志社病院に設立したものとされる。また九九年には私立病院・産院規定が出され、開業産婆がもつ産院もそのなかに規定されることになった。[17]

大正期に入ると、社会事業としての「産院」が都市を中心に広がっていく。ここでいう「産院」は常駐する医師や事務職員、そして産婆・助産婦や看護婦がいる病院組織である。入院施設としては病院がもつ産科病棟をいう場合と、病院とは別の独立した施設をいう場合と二通りある。

このように併設にせよ独立施設にせよ、病院組織だけが産院と呼ばれたわけでなく、戦前期の開業産婆のなかには、個人で産院をもつ場合も珍しくなかった。

一九三三年（昭和八年）十一月、警視庁衛生部医務課編纂の『医師法・歯科医師法・診療所・産院関係法令集』（警視庁衛生部医務課）によると、「産婆並産院取締規則」が診療所取締規則や歯科診療所取締規則とともに公布され、同日施行されている。この取締規則は「警視庁令第四十九号」として以下のように定められている（原文のカタカナを仮名に変え、濁点を補足している）。

第一条　本令に於て産院と称するは助産の目的を以て妊婦、産婦又は褥婦を収容する場所にし

て産婆の開設するものを謂う
第二条　産婆に非ざれば産院を開設することを得ず

同規則第七条には「収容定員三人以上の産院を開設せんとするときは（略）所在地所轄警察署長を経て警視総監に願出て許可を受くべし」とあり、第八条に「収容定員二人以下の産院を開設したるとき（略）所在地所轄警察署長に届出」するようにと書かれている。しかも付則第十六条として「昭和六年九月警視庁令第四十三号産婆の届出等に関する件は之を廃止す」とあり、一九三一年時点で同種の規則が存在していたことがわかる。

第十七条には「本令〔前述の警視庁令第四十九号〕施行前許可を受け現に存する産院は本令に依り許可を受け又は届出でありたるものと看做す」とある。産婆の開設した入院施設を「産院」と呼び、それを直接に取り締まるのが警察だったことがわかる（診療所取締規則の場合は内務省令として公布されている）。

このように戦前期の産院は、社会事業の枠組みで全国に広がっていった病院組織としての産院と、開業産婆が開設・運営する産院の二種類があったことを昭和初期の警視庁令が示している。「産院」は病院内もしくは独立した病院組織として存在したもののほかに、二床以下の（届け出れば、三床以上の場合もある）小規模な入院施設もまた「産院」と呼ばれていたわけである。後者は戦後の有床助産所と連続する。

戦前期の都市を中心とする日本社会で普及していた「産院」は、国民医療法で病院、診療所とともに、改めて制度として規定された施設として存在することになった。ところがＧＨＱ占領下に生まれた医療法や児童福祉法で国民医療法はすべて否定され、その際に制度としての「産院」も同様に否定された。

戦前期日本では、医療の対象としてではなく出産を専用に扱う施設が、病院組織か助産職が管理する施設かを区別せずに「産院」と呼ばれ、そのいずれでも産婆が主体になって出産を扱う施設として定着していたのである。戦後の呼称はこれらとまったく断絶したものになったことが、これまでの考察から明らかになった。

ここまで有床助産所に着目して、制度の面から戦後なぜ助産所や助産職が見えにくい存在になってきたのかを考察してきた。しかし、制度面からだけでは説明が十分ではない。最後に、産む身体という観点からこのことを考えてみたい。

6　産む身体への配慮と出産の医療化

現代の日本の女性はほとんどの場合、妊娠しているかどうかを確認するのに病院か診療所に行き、医師の診察を受ける。確認された妊娠は届け出され各自治体を経由して国家がその数を把握する。女性たちの妊娠届け出は児童福祉法によって義務づけられている。しかし児童福祉法成立以前から、国家への妊娠の届け出義務は一九四二年の妊産婦手帳規定によって制度化されていた。明治期後半から大正期にかけてはさまざまなメディアを通じて性と生殖が統制されていくのだが、妊娠の段階から届け出させているわけではなかった（地域単位で妊娠を警察が把握するところはあった）。国家が届け出制によって妊娠する身体を統制管理するのは「妊産婦手帳規定」制度からである。

妊産婦手帳は戦後、一九四八年の児童福祉法で「母子手帳」として規定され交付されることになった。さらに六五年の母子保健法の成立に基づき、「母子健康手帳」と呼ばれることになった。これらの手帳は、戦中から戦後にかけて配給物資や各種サービスを受ける際の証明書の役割を担った。妊娠の届け出がこのように一九四二年以降には義務づけられたものの、女性たちは必ずしもそのとおりに行動したわけではなかった。『母子衛生の主なる統計』には戦後日本の女性たちが妊娠を届け出た時点の月数が集計されていて、六三年以降から現在までの届け出状況を参照することができる。七九年分以降は週数による記載のため、ここではそれ以前の月数も週数に統一し、作成したのが図20である。[18]

図からわかるとおり、統計が公表されるようになった一九六三年時点では身体の外見がやや変化し着帯する頃の妊娠四、五カ月が半数近くを占め、残りの半数近くが妊娠六カ月以上になってから届け出されている。その後、届け出時の月数（のちに週数）は年を追うごとに早まっていき、二〇一三年には妊娠した女性の九〇%は妊娠十一週未満の時点で届け出をしている。

かつて多くの女性たちは、自分の身体の変調に配慮しないばかりか、妊娠も身体上の特別な出来事として扱うことがなかったようだ。周囲の家族はなおさらのことだったと考えられる。『母子衛生の主なる統計』をみるかぎり、全国の自治体に届け出された妊娠が統計としてまとめられるのは

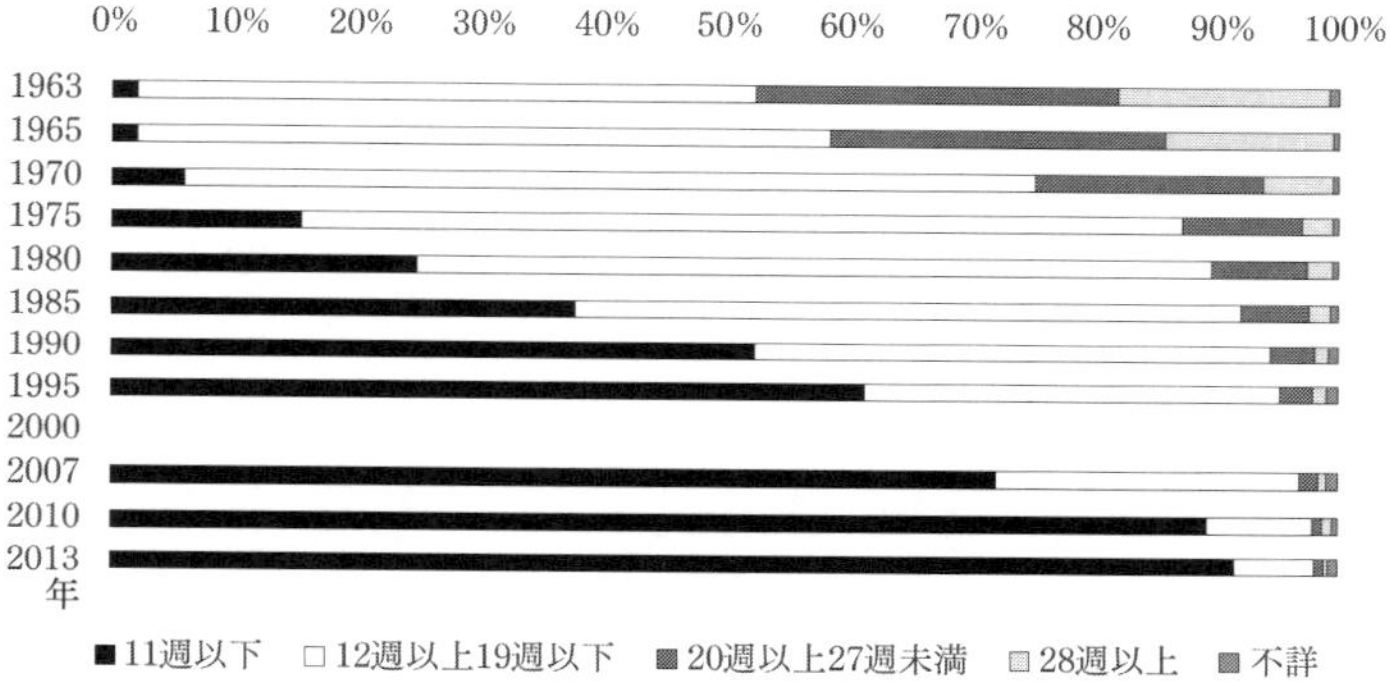

図20　妊娠届け出時の週数（年次別）
注：2000年が空欄になっているのは、12年刊まで1996年の数値が最新として計上されていたことによる。2013年刊からは07年以降の毎年の数値が記載されるようになったため、07年、10年、13年を記載している
（出典：1963年から90年までは『母子衛生の主なる統計』、95年以降は『母子保健の主なる統計』から作成）

一九五四年からである。このときの出生に対する妊娠の届け出割合は七六・五％だから、四人に一人は妊娠を届け出していなかった。届け出時に妊娠月数（のちに妊娠週数）が記録されるようになるのは六三年からである。

　わずか十年もたたないうちに、妊娠の届け出は九〇％を超える。産む身体への配慮は女性全体に行き渡り、妊娠を個人の出来事としながらも届け出するものと捉え、それを公的な事実とすることに対する意識が徹底したことがわかる。こうした産む身体への配慮が初期の段階から胎児への関心に結び付き、より「安全なお産」への志向が強化されていくことは十分に推測できる。

　現在の日本では帝王切開率が年々上昇し、病院だけに限ってみると二〇一五年現在で四人に一人が帝王切開手術を受けている。[19] また、東京都内のある大学病院では、無痛分娩を目的とした硬膜外麻酔の実施率が出産全体の八〇%だと報告している。[20] 現代の若い女性たちのほとんどは妊娠や出産は医師が取り扱うものだと思っている。そもそも助産師という存在を知らない。[21] 確かに、出産は生理的な現象であって病気ではない、と多くの出版物に書かれている。しかしこの言葉も「出産は何が起こるかわからない」一いざというときに助産所は危険」という言葉の前では説得力に乏しい。こうして「より安全な出産」を目指してさまざまな医療行為の前に多くの女性たちが自らの意志で身体を差し出すことになる。

医療は出産を予測可能なものに整形し、それによって周産期死亡率の低下を目指した。そして産む身体と生まれる子どもの命は安全圏に確保されてきた。しかし生命の安全を最優先にした結果、身体の持ち主である女性の感情や意志は配慮の対象外になった。

医療化された出産はますます主流になっている。この事態は、現代の産む女性たちが医療化された出産を自ら選び取ってきた結果である。だが同時に、それは医師が立ち会わない出産という選択肢が見えないからでもある。助産という実践は戦後日本で制度的に周辺化され、助産職も助産所分娩も一九七〇年代以降は見えない存在へと変化してきたことはこれまで述べてきたとおりである。日本社会全体の出産数が百万を割るなかで、助産所分娩はそれらのわずか一%にも満たない。

二〇〇九年の医療法改正によって、出産を扱う助産所の維持運営は一層困難になっている。本章の考察からすれば、そうした近年の変化のなかで有床助産所あるいは自宅に助産師が訪問しておこなう出産がそれでも継続していること自体が注目されるべき現象であることがわかる。なぜ女性たちはさまざまな情報やネットワークを手がかりに助産所分娩にたどり着くのだろうか。このような選択をする女性の存在を、医療化された出産が主流の現代でどのように捉えるべきだろうか。この点は稿を改めて考察する必要がある。しかし、一つ指摘しておくべきことは、助産という実践が産む身体をもつ女性の人権と尊厳と極めて高い親和性をもつということである。出産という営みは産むメカニズムを内在させた身体によって命を生み出す行為である。それは極めて私的な出来事であり、同時に生理的な営みである。産む女性自らがその私的な営みの主体であろうとすることを、助産の実践は女性に気づかせる可能性をもっているのである。

注

（1）前掲「未完の産師法と産婆の近代」六四―六九ページ
（2）東京市政調査会編『都市に於ける妊産婦保護事業に関する調査』東京市政調査会、一九二八年
（3）前掲『身体をめぐる政策と個人』一四八―一五一ページ。母子保健センターの設置以前にも地域ごとの公設助産所は存在していた。開業助産婦が起業することで入院施設をもち、その際に自己資金が不十分な場合は公設にする案を町や村の役場にかけあうなどして設立し、施設化を進めていた。また戦前には済生会や愛国婦人会などの民間団体が（特に地方で）社会事業として産院を設置したから、これらの施設が戦後どのように助産所として活用されたのか、連続性について調べる必要はある（愛国婦人会『愛国婦人会より見たる婦人を対象とせる社会事業』愛国婦人会、一九三五年）。
（4）大蔵省印刷局編「官報」（一九四八年七月三十日）、国会図書館デジタルライブラリー。公布当時のまま、ただし新字に改めて引用した。

(5) 医療法が公布された一九四八年当時、ほとんどの開業医師や開業助産婦は自宅の一室で診察をしながら、診察かばんを手に患家や産家を訪問して治療や助産をしていたのだから、入院施設の有無に関係なく診療所や助産所が定義されたことは、当時の社会的状況からすれば当然だったといえる。

(6) 医療法によれば、助産所は助産婦(師)でなくとも開設することができる。その場合は助産婦(師)を管理者としておかなければならない。したがって厳密に表記するなら開業助産婦=助産所管理者と書くべきところだが、ほとんどの助産所は開設者=管理者のため、ここではわかりやすさを優先し助産所管理者ではなく助産所開設者と記した。

(7) 厚生省児童家庭局母子衛生課『母子衛生の主なる統計 一九九二年版』(厚生省児童局母子衛生課、一九九四年)には日本助産婦会(一九九二年当時)が発表した分娩を扱う助産所数を出典として「都道府県別助産所数」が公表されている。ただし、日本助産婦(師)会発表の統計が利用されたのは一度きりである。中山まき子が作成した「表 終―3」では空欄の一九九二年に日本助産婦会発表の三百六十五施設という数値を記入すると、助産所数の急速な減少傾向がより一層わかる(中山まき子『出産施設はなぜ疲弊したのか――日母産科看護学院・医療法改定・厚生諸政策のあゆみ』日本評論社、二〇一五年)。

(8) 前掲『出産施設はなぜ疲弊したのか』三六三―三六四ページ

(9) 厚生労働省大臣官房統計情報部編『平成26年医療施設調査(静態調査・動態調査)・病院報告』厚生労働統計協会、二〇一六年

(10) 病院、診療所だけでなく助産所についても立ち会い者が医師か助産婦に分かれているが、ほとんどは助産婦が占める。

(11) 児童福祉法研究会編『児童福祉法成立資料集成』上、ドメス出版、一九七八年、五七九、五八二ペ

ージ

(12) 施設数が多い順にみると、①東京三十九、②北海道二十七、③大阪二十一、④長野十三、⑤神奈川十二、⑥埼玉十一、⑦京都十、である。岩手、茨城、栃木、群馬、山梨、広島、愛媛、熊本の各県には助産施設がない。厚生労働省大臣官房統計情報部編『平成26年社会福祉施設等調査報告』厚生労働統計協会、二〇一六年

(13) 同書五六ページ

(14) 児童福祉法研究会編『児童福祉法成立資料集成』下、ドメス出版、一九七九年、五三ページ

(15) 前掲『児童福祉法成立資料集成』上、五七九、五八二ページ

(16) 厚生省五十年史編集委員会編『厚生省五十年史（記述篇）』厚生問題研究会、一九八八年、六七七―六七八ページ

(17) 金子幸子／黒田弘子／菅野則子／義江明子編『日本女性史大辞典』吉川弘文館、二〇〇八年、三〇〇ページ

(18) 第三月以内は「十一週以下」、第四月から第五月は「十二週以上十九週以下」、第六月から第七月は「二十週以上二十七週未満」、第八月以上は「二十八週以上」に対応している。

(19) 前掲「日本の最近の帝王切開率の動向」三八三―三八七ページ

(20) 板倉敦夫「産科医の悩みとその解決――24時間無痛分娩受け入れでこう変わった」、日本周産期・新生児医学会「日本周産期・新生児医学会雑誌」第五十二巻第二号、日本周産期・新生児医学会、二〇一六年、四七七ページ

(21) 前掲『妊娠』

参考文献

神奈川県社会福祉協議会『2004年版神奈川県社会福祉施設・団体名簿』神奈川県社会福祉協議会、二〇〇四年
警視庁衛生部医務課編『医師法・歯科医師法・診療所・産院関係法令集——附・願届様式』警視庁衛生部医務課、一九三三年
厚生労働省大臣官房統計情報部編『平成26年度衛生行政報告例』厚生労働統計協会、二〇一六年
東京都福祉保健局総務部企画課『社会福祉施設等一覧（平成17年度版）』東京都生活文化局広報広聴部広聴管理課、二〇〇五年
厚生省児童局母子衛生課（厚生省児童家庭局母子衛生課）『母子衛生の主なる統計』一九五一—九四年
厚生省児童家庭局母子保健課（→厚生労働省雇用均等・児童家庭局母子保健課）『母子保健の主なる統計』一九九五—二〇一六年

あとがき

本書の初出は以下のとおりである。なお、基本的に初出のままとしているが、第2章から第5章については図表の加筆・修正をおこない、第4章については初出で削除した文章を加えて、全体を通して表現の統一をはかっている。

序　章　書き下ろし
第1章　「明治期日本の助産婦に向ける医師の統制と期待――出産の正常と異常の境界をめぐって」、東京文化短期大学編「東京文化短期大学紀要」第二十号、東京文化短期大学、二〇〇三年
第2章　「性と出産の近代と社会統制――雑誌メディアからみた衛生観念・家族規範・国民意識の形成とその回路」、国立歴史民俗博物館編「国立歴史民俗博物館研究報告」第一四一号、国立歴史民俗博物館、二〇〇八年
第3章　「産婆の近代と出産の医療化――『助産之栞』を口述史料として読む」、野上元／小林多寿子編著『歴史と向きあう社会学――資料・表象・経験』所収、ミネルヴァ書房、二〇一五年
第4章　「未完の産師法と産婆の近代」、白井千晶編『産み育てと助産の歴史――近代化の200年を

ふり返る』所収、医学書院、二〇一六年
第5章 「出産の戦後史」、新谷尚紀/岩本通弥編『都市の生活リズム』(「都市の暮らしの民俗学」第三巻)所収、吉川弘文館、二〇〇六年
第6章 「戦後の助産婦教育」、白井千晶編『産み育てと助産の歴史——近代化の200年をふり返る』所収、医学書院、二〇一六年
終　章 「「助産」という実践を見えなくさせたもの——戦後日本の医療法と児童福祉法が規定する助産所と助産施設の違いを中心に」、大妻女子大学人間関係学部編「人間関係学研究」第十八号、大妻女子大学人間関係学部、二〇一七年

一九八〇年代に中野卓先生の個人に焦点を当てその歴史性とともに社会性を捉えようとする「口述の生活史」の方法に大いに刺激を受け、大出ツルへのインタビューを進めていた。出産や助産所の仕事に対する質問はなんでも答えてくれるのだが、その一方で「活字にしてもいいですか?」と尋ねたとき、難色を示され、以降、そのことにふれるのは遠慮してしまった。

「昔の産婆は自律的だった」とツルが捉える戦前期の日本の産婆とその社会的環境についても知る手がかりを探していた。『近代日本婦人雑誌集成』(マイクロフィルム版、日本図書センター、一九九二年)に「助産之栞」の創刊号から第百二十五号までが収録されていることがわかった。それを図書館の隅で十分な見通しもないまま閲覧し、症例や論説を中心に読み始めた。十九世紀末期の日本で産婆(助産婦)を教育して社会に送り出そうとする熱気がその時代の制約とともに伝わってきた。

そのなかで書いたものが第1章である。

「助産之栞」は学会誌だから症例報告や論説が中心なのだが、その後に続く「今橋講筵」や「雑報」のおもしろさにしばらくしてから気づいた。今橋講筵というのは緒方助産婦学会が毎月一回開催する学会員による症例報告会であり、それに対する質疑応答によって構成されている。一方的な「講演」ではなく症例検討会であり勉強会である。医師や助産婦（産婆）の考え方や態度はこの今橋講筵に登場するエピソードから読み取ることができる。また「雑報」には妊娠・出産・多胎・胎児死・堕胎などに関し、大手の新聞のほかに地方新聞からの転載と思われる記事が掲載されている。学術誌の転載記事もあるかと思えば、緒方助産婦学会に関わる慶事、弔事、緒方助産婦学校の卒業・入学式、産婆（助産婦）資格試験問題など、実に多様である。これらの記事には、産婆の近代を考えるうえでそれまでふれたことがないニュースや話題がいくつも登場した。

それらをつなぎ合わせていくうちに生まれたテーマが、①一九二〇年代前後から進行する出産への医療介入、②産院が大正期以降の社会事業の一つとして都市を中心に広がっていくこと、③量的に拡大していた開業産婆が職能団体としての地歩を固めるために長期にわたる政治的運動（産師法制定運動）を展開し、のちに戦時体制下で挫折（消滅）したことである。これらは相互に独立的ではなく、③は①と②を直接の要因として生まれたと理解できた。

つまり、出産の医療化は戦後進んだといわれてきたが、そうではなく戦前期と連続しているということだった。特に第一次世界大戦後の好景気とグローバル化のなかで、「社会事業」という考え方と実践が海外から紹介された影響は大きかった。米騒動が全国各地で起こった一九一九年に東京では本所区（現在の墨田区南部）に初めて産院が誕生している。東京帝国大学で法科の教授だった吉野作造が同大学学生基督教青年会有志とともに、同医科大学産婦人科教授だった木下正中を理事長に迎え賛育会本所産院ができた。その一年後に大阪では篤志家による寄付を原資として産院が建設されている。こうして東京と大阪でほぼ同時期に産院建設がおこなわれ、そのいずれもが貧困層の妊産婦を対象としていたことは日本の産院の普及を考えるうえで押さえておくべき重要な点である。産院が出産専門施設として都市で普及し、貧困層にとどまらず、新中間層の女性たちを取り込んでいく過程については第4章で述べたとおりである。

このように、本書は「助産之栞」を通じて得たものをヒントに組み立てたものが中心になっている。戦前の産婆（助産婦）関連の雑誌はほかにも「秋山産婆学校」（秋山産婆学会）、「産婆学雑誌」（日本産婆学協会）、「助産の友」（東京府産婆会）、「産婆界」（のちに「産師界」「安産と愛護」と名称変更。主幹は土屋清三郎）などがあるが、学会誌としての体裁を維持し一九四四年まで半世紀にわたって継続した点で「助産之栞」は抜きん出ている。産婆（助産婦）の近代を知るうえで十分に評価されるべき史料であるにもかかわらず、問題は資料の所蔵が分散し、半世紀にわたる資料の閲覧が容易ではないという点である。

かつてマイクロフィルム版で二〇〇〇年頃に日本女子大学西生田校図書館で閲覧したが、現在は検索しても出てこない。第百二十六号以降は日本医科大学図書館（千駄木）、東京医科歯科大学図書館（御茶ノ水）、大阪府立図書館（中央図書館、中之島図書館）で資料の閲覧をさせていただいた。その他は本務校の大妻女子大学図書館を通じて複写サービスを受けた。現在、日本医科大学ではO

PACで所蔵は確認できても外部利用者の閲覧は許可されていない。東京医科歯科大学ではOPACでの所蔵が確認できなくなっている。創刊号から第百二十五号までは（インターネット公開ではなく、図書館送信資料として）国会図書館のデジタル送信サービスで閲覧はできるが、それ以降は国会図書館でさえごく一部しかデジタル化されていない。

現在、「日本の出産文化の歴史社会学的研究――リプロダクティブヘルスと助産所の機能を中心に」（研究代表者：大出春江、課題番号：17K04151）で共同研究を進めている奈良女子大学・松岡悦子さんから北海道大学医学部の図書館に産婆（助産婦）に関わる戦前期の出版物が残されていることを教えていただいた。同大学院博士課程の阿部奈緒美さんが作成したリストによると、北海道大学医学部図書館には先述の戦前期の産婆関連資料が保管されており、そのなかに「助産之栞」も含まれていることがわかっているが、OPACをみるかぎり全号のおよそ五分の一である。

以上の状況をふまえ、産婆（助産婦）の近代を知る雑誌のデジタル化が進み、出産の歴史や変容に興味をもつ人に雑誌の閲覧がより広く開放されることによって、本書で描いた産婆・助産婦の近代が一つの仮説として検討されることを願うものである。

論文を書籍にするまでずいぶんと長い時間がかかってしまった。大妻女子大学で仕事をすることになってまもなく、慶應義塾大学の澤井敦さんが青弓社の矢野未知生さんを紹介してくださった。出版企画として構成案まで作っていただきながら、わたしは未完に終わらせてしまった。その後、いくつか論文をまとめながら、産婆の近代を捉える視点に修正を加え、これで出版物になるという気持ちになった。よく言えばそういうことなのだが、恥ずかしいほど無精の限りを尽くしてしまった。

友人の古川早苗さんには論文を書くたびに草稿を読んでコメントをいただいた。迅速かつ丁寧に読んでからいただくコメントをもとに、論文をあらためて読み返し、修正することができた。古川さん、どうもありがとう。

矢野未知生さんと青弓社で初めてお会いしたときはまだ結婚していらっしゃらなかったと記憶するが、いまはもう二人のお子さんのお父さまになっている。時の流れを思うばかりである。矢野さんには本当にお世話になりました。ありがとうございました。

本書は二〇〇〇年に亡くなった大出ツルに捧げます。段取りを大切にし、慎重で思慮深い義母からすると、すべてが真逆と思われたに違いないわたしにとって、姑としての義母は大変手ごわい存在だった。その思慮深さと慎重さと見通しのよさによって、出産の際は全面的な信頼を寄せることができた。義母がいなければ、このような書籍をまとめることはできなかった。そして出産研究を通して、多くの助産師（助産婦）の方々と出会うことができ、たくさんのことを学ばせていただきました。本当にありがとうございました。

二〇一八年夏

大出春江

［著者略歴］
大出春江（おおで・はるえ）
大妻女子大学人間関係学部教授
専攻は社会学
編著に『看取りの文化とケアの社会学』（梓出版社）、共著に『産み育てと助産の歴史――近代化の200年をふり返る』（医学書院）、『歴史と向きあう社会学――資料・表象・経験』（ミネルヴァ書房）、『ライフヒストリーの社会学』（弘文堂）など

産婆《さんば》と産院《さんいん》の日本近代《にほんきんだい》

発行――2018年9月27日　第1刷
定価――2800円＋税
著者――大出春江
発行者――矢野恵二
発行所――株式会社青弓社
〒101-0061 東京都千代田区神田三崎町3-3-4
電話 03-3265-8548（代）
http://www.seikyusha.co.jp
印刷所――三松堂
製本所――三松堂

ISBN978-4-7872-3440-7 C0036

由井秀樹

人工授精の近代

戦後の「家族」と医療・技術

60年以上も前から実施されている非配偶者間人工授精＝AIDはどういった経緯で始められ、親子関係をどう変化させただろうか。不妊医療技術史と戦後の「家族」の変容をたどる。　定価3000円＋税

相澤真一／土屋 敦／小山 裕／元森絵里子 ほか

子どもと貧困の戦後史

敗戦直後の戦災孤児や浮浪児、貧困からの脱出、不可視化する経済問題――1950・60年代の社会調査データで当時の実態に実証的に迫り、子どもと貧困の戦後を立体的に照らし出す。　定価1600円＋税

本田由紀／伊藤公雄／二宮周平／斉藤正美 ほか

国家がなぜ家族に干渉するのか

法案・政策の背後にあるもの

家庭教育支援法案、自民党の憲法改正草案（24条改正）、官製婚活などを検証して、諸政策が家族のあり方や性別役割を固定化しようとしていることを明らかにする。　定価1600円＋税

早川タダノリ／能川元一／堀内京子／奥村典子 ほか

まぼろしの「日本的家族」

「伝統的家族」をめぐる近代から現代までの変遷、官製婚活、税制や教育に通底する家族像、憲法24条改悪など、伝統的家族を追い求める「斜め上」をいく事例を批判的に検証する。　定価1600円＋税